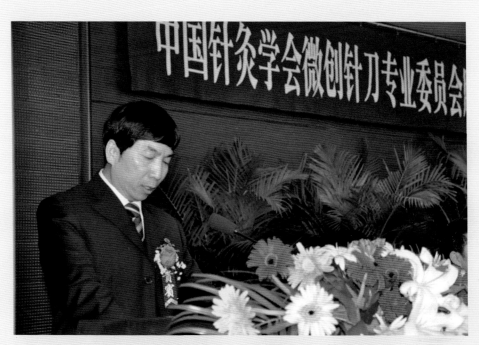

赵和平教授学术会议授课

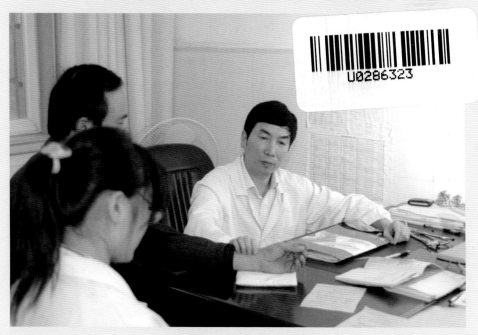

赵和平教授为患者诊病

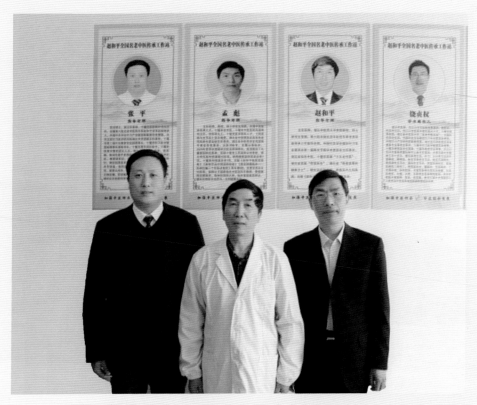

赵和平教授（中间）与徒弟张平（左一）、孟彪（右一）合影

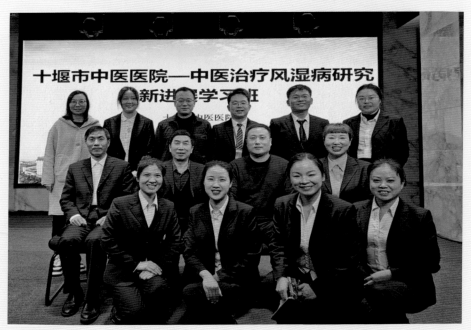

赵和平教授（二排左二）团队会议后合影

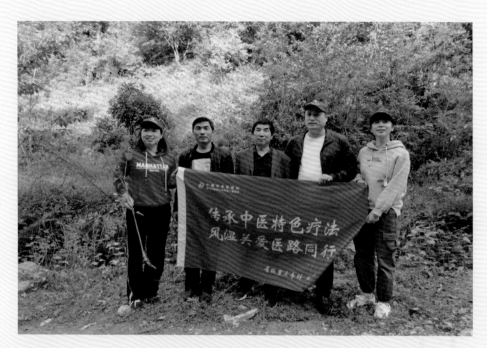

赵和平教授（中间）带学生采药

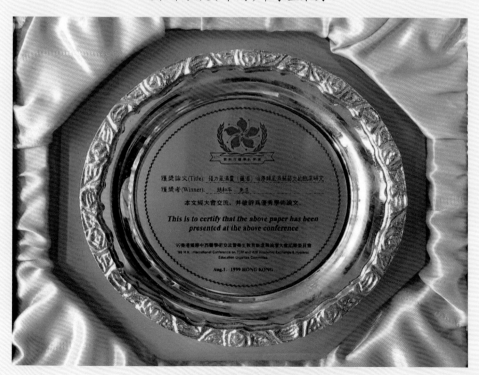

学术成果获香港紫荆花医学科研奖

名老中医临证医案精粹（综合卷）

赵和平

学术思想与临证实录

赵和平◎主审

张平　孟彪　裴久国◎主编

赵和平全国名老中医药专家传承工作室◎组织编写

中国健康传媒集团

中国医药科技出版社

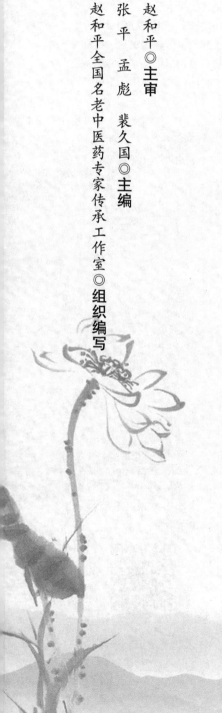

内 容 提 要

本书收录全国名老中医赵和平的学术思想和临证经验，涵盖中医各个领域的知识和技术，包括中医基本理论、诊断方法、治疗原则及各类常见病的辨证施治、养生保健等方面的经验。本书一共分为6章，第一章对赵和平本人及其传承团队做简单介绍；第二章介绍了赵和平相关学术思想，包括主要学术思想、用药精华及常用经验方；第三、四章则介绍赵和平专病辨治经验与常见病医案，其中专病辨治经验介绍疾病的中医病因病机、辨证分型及各证型的用药经验方；第五章对团队的研究成果进行总结；第六章则是常用临床特色技术的拓展。本书力求准确、全面地呈现赵和平的学术思想和临床经验，适用于临床、科研、教学人员参考使用，也可供广大中医爱好者参阅学习。

图书在版编目（CIP）数据

赵和平学术思想与临证实录 / 张平，孟彪，裴久国
主编 . -- 北京：中国医药科技出版社，2025.1.
（名老中医临证医案精粹）. -- ISBN 978-7-5214-4979-2

Ⅰ. R249.7

中国国家版本馆CIP数据核字第2024BS8669号

美术编辑 陈君杞
责任编辑 董　臻
版式设计 友全图文

出版　**中国健康传媒集团** | 中国医药科技出版社
地址　北京市海淀区文慧园北路甲22号
邮编　100082
电话　发行：010-62227427　邮购：010-62236938
网址　www.cmstp.com
规格　710×1000mm ¹/₁₆
印张　21 ⁵/₈
字数　359千字
版次　2025年1月第1版
印次　2025年1月第1次印刷
印刷　北京盛通印刷股份有限公司
经销　全国各地新华书店
书号　ISBN 978-7-5214-4979-2
定价　**69.00元**

获取新书信息、投稿、为图书纠错，请扫码联系我们。

编委会

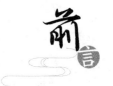

名老中医代表着当前中医药学术和临床最高水平，是当代中医药学术发展的杰出代表，他们的学术思想和临证经验是中医药学术特点、理论特质的集中体现，开展名老中医学术思想、经验传承研究具有十分重要的意义。有效传承名老中医学术思想和临证经验是促进中医药事业发展和弘扬中医药文化的重要途径。近几年，国家为名老中医传承研究工作创造了良好的发展机遇。《国家中长期科学和技术发展规划纲要》把"中医药传承研究"列入优先领域重点研究内容，"十二五"医学科技发展规划中明确把"名老中医传承"列为重点内容。

赵和平是第六批全国老中医药专家学术经验继承工作指导老师，中国针灸学会微创针刀专业委员会第一届膝关节病学术委员会主任委员，湖北省知名中医，荣获湖北省"我最喜爱的健康卫士"、十堰市首届"十大名中医"称号。曾任十堰市中医医院业务副院长、主任医师。从医40余年，秉持着救死扶伤、呵护民康、造福苍生的理念，坚持勤求古训、厚德精医、不忘初心。在长期诊疗实践的过程中，赵和平精读经典、博采众长，利用中医辨病辨证、内治外治、药疗食疗相结合的方式，在治疗内科、风湿科、儿科疾病及疑难杂症方面卓有建树。先后撰写并发表《风湿病治疗经验》《儿科治验录》《赵和平临床经验集》等医学专著7部，对中医学术、临床、教学、研究等做了全面深入的研究。

中医药事业想要取得长远发展，传承是至关重要的一环。尤其是各个流派不断出现，传承前辈们的学术思想和临床经验尤为重要。赵和平不拘泥于自我医术的提升，更将传承岐黄之术视为己任。不仅将自己从医近50年的宝贵经验毫无保留地传授给学生，还培养了多名优秀中医人才，很多都已成长为中医临床及科研领域的新生力量。本书将赵和平学术思想、临床经验、临证医案及团队研究成果进行汇总，较为完整地呈现赵和平学术思想及临证经验，以供广大中医爱好者和从业人员参考学习。

本书收录全国名老中医赵和平的学术思想和临证经验，涵盖中医各个领

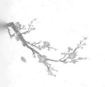

域的知识和技术，包括中医基本理论、诊断方法、治疗原则及各类常见病的辨证施治、养生保健等方面的经验。本书一共分为6章，第一章对赵和平本人及其传承团队做简单介绍；第二章介绍了赵和平相关学术思想，包括主要学术思想、用药精华及常用经验方；第三、四章则介绍赵和平专病辨治经验与常见病医案，其中专病辨治经验介绍疾病的中医病因病机、辨证分型及各证型的用药经验方；第五章对团队的研究成果进行总结；第六章为常用临床特色技术的拓展。

本书力求准确、全面地呈现赵和平的学术思想和临床经验，书中涉及穿山甲、虎骨等药物，虽现已不用，但为全面体现赵和平的用药用方特点与思想，仍予以保留，读者应酌以替代品用之。特色药物的使用剂量亦为赵和平学术特色之一，请读者参考。同时，本书结合西医学的发展和临床实践经验，对其中的一些观点进行了适当补充和解释，以期使读者更好地理解和应用。

中医药博大精深，在科学技术迅猛发展的今天，医学领域把许多疑难病的治疗寄托于中医。而中医学的发展要领先世界，就必须在传承和创新上下功夫，这就需要广大中医人的努力和付出。希望本书让同道有共飨，使读者有所悟，对广大中医爱好者和从业人员有所帮助，促进中医药的传承和发展，为中医发展贡献微薄之力。若有不足和疏漏，欢迎广大读者提出宝贵意见。

编委会

2024年春

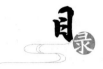

第一章
医家小传

第一节　医路简介

在"车城"十堰，有一位医德高尚，医术精湛，精深中医文化，备受广大患者赞誉的大夫——十堰市中医医院业务副院长、主任医师赵和平。

赵和平，1956年9月出生于郧县（今湖北省郧阳区），自幼聪颖好学，酷爱读书，受"不为良相，当为良医"的影响，从小就立志学医，治病救人。早年就读于湖北中医学院（今湖北中医药大学）中医专业，师从李培生、李今庸等教授，铸就了深厚的中医理论功底。1979年被分配到十堰市中医医院工作，先后担任内科、儿科、风湿病科主任；2001年5月经竞争上岗、民主测评、组织考核，当选为十堰市中医医院副院长，分管医疗业务工作至今。

风湿疾病

从20世纪70年代至今，赵和平全身心致力于类风湿关节炎、强直性脊柱炎等风湿类疾病及儿科疾病的研治工作。在长达40余年的临床实践中，他发现风湿类疾病缠绵难愈，反复发作，不仅给患者造成很大的痛苦，而且是家庭和社会的巨大负担。于是，他勤求古训，博采众方，运用中医理论，结合西医知识，不断探索并逐步总结出一套独特的治疗方法——中药为主，综合治疗。其以川乌、马钱子为主研制的新型系列纯中药制剂，如强力风湿灵药丸、强力风湿灵药酒、补肾通络丸等，因疗效好、副反应少而深受患者欢迎，获得湖北省批准文号。综合治疗即辨病辨证相结合、内治外治相结合、药疗食疗相结合、治标治本相结合、生理心理相结合。赵和平运用这一独特方法，使从理论

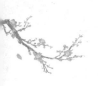

上讲不能治愈的，有"不死癌症"之称的类风湿关节炎、强直性脊柱炎患者摆脱了疾病缠绕的痛苦，恢复了生活自理能力，走上了工作学习岗位，建立了幸福美满的家庭。

广州患者李某，女，50岁，年轻时即被确诊为类风湿关节炎，经多方治疗，愈加严重，以至腰不能直，步履艰难，手指近指、掌指关节肿大变形。曾服西药及大剂桂枝附子汤、桂枝芍药知母汤多年，未见明显好转，已丧失治疗信心，后经朋友介绍，不远千里来到中医院求诊。赵和平考虑久痛入络，重用虫蚁搜剔之药，辅以补气养血之品，如蜈蚣、全蝎、白花蛇、土鳖虫、制草乌、甘草等，共研细末，每服5g，一日3次，黄芪、当归煎汤送服。3个月后患者症状明显减轻，半年后改服强力风湿灵药酒及补肾通络丸，1年后患者已完全不痛，手能提物，腰亦能直，关节肿胀消失，后长期服丸药巩固治疗。

颈椎病、腰椎病

赵和平对于颈椎病、腰椎间盘突出症亦颇有研究，他认为颈椎病、腰椎间盘突出症，主要与肝肾亏虚、经脉不畅有关，这也可以解释为什么在同样的生活、工作环境中，有的人得颈椎、腰椎病，而有的人则安然无恙。其治疗强调以内治为主，内外结合，仅用外治的方法，即使有效，效果也短暂，复发率高。经过多年探索，赵和平研制出养血定痛丸、补肾通络丸及养肾祛湿回春膏，在治疗颈椎病、腰椎间盘突出症方面取得了突破性进展，结合外治法则见效更快，且疗效更稳固。

儿科疾病

在儿科方面，赵和平也有极深的造诣。他诊病全神贯注，一丝不苟，边问病情，边望神志，详细切脉、切腹，听啼哭、咳嗽、气喘声。尤其令人敬佩的是，他在诊病时能注意到许多候诊患儿的特殊咳嗽和异常啼哭声，一旦发现，即不按挂号次序，随即叫入诊室，优先辨治处理。

他常对弟子们说："小儿科医生一定要具备几个基本功，一是看得准，二是听得清，三是问得明，四是摸（切）得细，缺一不可。那种诊治小儿疾病以望为主，脉无可诊的说法，是把四诊割裂了。单凭脉诊固然不足以全面识病，但亦须同样重视。"他还风趣地说："做小儿科医生，要有'眼观六路，耳听八方'的本领，但这还只做到了一半。还有更重要的，是要有一颗'幼吾幼，以及人之幼'的赤子之心。"教导振聋发聩，实为后学者之楷范。

赵和平认为，"小儿如幼苗，脏气清灵，随拨随转，药石治病，用量宜轻，中病即止，毋犯胃气，贵在清灵平和"，故其处方药味少，药量轻，而常奏奇效。在治疗上他十分重视小儿脾胃，常谓小儿幼芽嫩质，稚阴稚阳，百病以胃气为本，先天强者不可恃，先天弱者毋庸过忧，适当调摄脾胃，使后天化源充分，亦能转弱为强，证治之间尚须刻刻顾护脾胃，一见不足，及时救护。选方用药时存养胃护津之意，习用山药、扁豆、石斛、太子参等气味甘淡之品，深合脾胃之性；参入陈皮、佛手，润燥互济，和中悦胃，每能扶虚培本，祛病强身，使患儿体质由弱变强。

小儿服药困难是困扰儿科医生的难题，赵和平经过刻苦攻关，终于开发研制出了儿宝1号、儿宝2号、止咳化痰平喘膏等系列膏剂，因口感好、疗效高、服用方便而备受家长和患儿的青睐。

患儿舒某，1岁3个月，因发热、腹泻在外院已住院7天，病情未见好转，后慕名来门诊求诊。患儿面色黄白，双目不睁，食欲极差，有气无力，汗出较多，仍腹泻日5～6次，大便稀溏清冷，体温38.3℃，舌质淡，苔薄白，指纹淡。赵和平认为患儿平素脾胃本虚，再经抗生素及退热药治疗重伤脾胃阳气，导致一蹶不振，急当回阳救逆，健脾止泻。遂处以黄芪10g、人参5g、白术10g、炮附子3g、茯苓10g、苏叶5g、干姜5g、甘草5g，3剂，浓煎少量频服。次日患儿神清，腹泻2次，体温37.5℃，3日后痊愈。嘱其常服儿宝2号膏以健脾益气，改善体质。患儿现已5岁，体质强健，很少生病。

治未病、养生保健

随着生活水平的提高，人们逐渐开始重视身体保养和对疾病早期治疗及预防。赵和平在临床中很重视治未病，他常说，中医治未病的理念源远流长，在中医理论体系中独具特色。2000多年前的《素问·四气调神大论》说："是故圣人不治已病治未病，不治已乱治未乱，此之谓也。夫病已成而后药之，乱已成而后治之，譬犹渴而穿井，斗而铸锥，不亦晚乎。"未雨绸缪，"未晚先投宿，鸡鸣早看天"，凡事预防在先。中医治未病的理念正是扎根于中国文化的"肥沃土壤"。赵和平治未病主要体现在以下几方面。

一是冬病夏治。冬病夏治是指在夏季三伏时节，自然界阳气最旺盛之时，采用一些手段，如中药、针灸、穴位贴敷等，扶助人体阳气，以达到防病治病、强身健体的目的。

二是冬令进补。"冬令进补"是在寒冷的季节服用滋补之品，以补充人体的营养物质，调节和改善生理功能，增强体质，提高抗病能力一种方法。以赵和平为首的专家团队研制的儿宝系列膏、养肾祛湿回春膏、扶正安神膏等能满足风湿病、内科、儿科及亚健康等不同人群的需要。"春夏养阳，秋冬养阴""冬病夏治"与"冬令进补"完美结合，能为大众的健康保驾护航。

2003年"非典"和2009年甲型H1N1流感流行期间，赵和平一边撰文宣传防病治病知识，一边冲锋在临床一线。以赵和平为首的专家团队经过刻苦攻关，研制开发出扶正抗毒汤、扶正抗毒合剂、扶正抗毒颗粒，在"五县一市"推广应用，取得了很好的预防和治疗作用，惠及广大"车城"人民。

大善大爱，廉洁行医

中医作为中国文化的一部分，包含着大爱大善、平等诚信等深厚的中华传统美德。赵和平在党的教育下将这种品格淬砺得更为坚定。他视患者疾苦为自己的疾苦，视患者为亲人，把自己的爱洒向卫生事业，也在人民群众心中深植了共产党员亲民爱民的情怀。对穷困的患者，他常常会给予更多关爱，不但精心为他们治病，还经常为他们垫付医药费。

一位卖菜的老太太找赵和平看病，在来医院的路上仅有的200元被偷走，老太太很是着急。赵和平得知后，自己掏了200元给老太太，并让实习生带着老太太取药。

还有一位钉鞋的女患者，四肢长满疙瘩，痒得难受。赵和平确诊她患的是湿疹，知其家境贫寒就告诉她："你回去找一些铁扫帚，加1把花椒，配上3把艾叶，熬好了，多洗几次就会好的。"患者听了他的话，洗了5天果然好了。她见人便说："中医院的赵医生真是神医！折磨我几个月的怪病，让他一看，没花一分钱就彻底好了！"

诸如此类的事例，在赵和平几十年的行医生涯中举不胜举。

在赵和平眼里，无论是熟人还是生人，干部还是群众，农村百姓还是城市居民，都一视同仁。

一名舌咽神经痛患者，右咽疼痛放射至同侧舌面及下颌部2年，吞咽、讲话时疼痛难忍，每日发作20余次。曾到多家大医院治疗，效果不佳，且头发几乎脱尽，患者已觉得生活无望。赵和平辨证为肝火夹肝风上扰，气血凝滞于舌咽为病，采用经验方龙齿定痛丹（龙胆草15g、夏枯草15g、丹皮10g、煅龙齿30g、煅牡蛎30g、白芍30g、金钗30g、葛根30g、僵蚕10g、全蝎10g、蜈蚣1条、丹参10g、玫瑰花10g、尖贝10g、佛手15g、合欢皮15g、细辛3g、薄荷10g、藁本10g）加减，经过1个多月的精心治疗，患者完全恢复了健康，心中十分感激，为他送去500元的"红包"，赵和平婉言谢绝了，并嘱咐患者用这些钱多买些营养品补养身体，患者感动得热泪盈眶。

赵和平的接诊原则是"只看病情，不看背景"，患者没有贫富、贵贱之分，都是需要救治的对象。他尊重科学，呵护患者，拯救生命。他常说："救治患者是我的最大责任，患者康复是我的最大快乐。"为了方便患者就诊，他经常放弃自己的休息时间，即使周末、节假日也依然坐诊。无论是白天还是晚上，只要有疑难、危重患者需要他会诊，他都是随叫随到，毫无怨言。赵和平把廉洁行医作为自己医德的定格，在几十年的从医生涯中，对于患者的赠馈、吃请，他总是婉言谢绝；有人用高薪聘请他，他不为所动。

赵和平是一位学识渊博、见地独到的感召型良师，是一位平易近人、和蔼可亲的净友，更是一位幽默风趣、情趣高尚的智者。在他的身上可以领略到一位勇于探索、敢当人先的强者风范；在他的身上，敬业爱院、大医有魂的风尚彰显得无限和超常；在他身上，高超技术和高尚品德完美结合。他同情所有患者的疾苦，安抚无数患者的情绪，无时无刻不以仁心雅量寄情患者，以北国林莽的态度容纳患者，用博大的情怀做患者暴风雨中的驿站，用心雨浇灌患者焦渴的心田，让孱弱的心灵体味到人间的温馨。

为了大力发展中医药事业，创建特色重点专科，赵和平倾注大量心血。

由他创建的风湿病专科现已成为湖北省重点中医专科，拥有医护人员18人，其中高级职称4人、中级职称7人，开放病床40张。目前风湿病科已发展成为中医特色突出，技术力量雄厚，中医文化氛围浓厚，人才结构合理，集医疗、教学、科研、风湿疾病健康教育于一体，具有较强影响力的省级重点中医专科。多年来，赵和平一直以发展中医事业为己任，培养了多名硕士研究生和弟子，其中，孟彪副主任医师现为风湿病科主任，高立珍主任医师现为风湿病科业务骨干。此外他还带教了一大批本科生、专科生、进修生，如今可谓桃李满天下，为中医学的传承与发展做出了贡献。他还经常外出讲学，2011年6月应邀到新加坡讲学，受到国外学者的赞许。2012年被评为湖北省"我最喜爱的健康卫士"，并荣登榜首，是3位获此荣誉的医生中唯一一位地市级医院的医生。湖北省卫生厅的机关刊物《湖北卫生》第7期对他的事迹进行了报道，并将他作为封面人物进行介绍。

由于医术高超、医德高尚，全国各地有很多患者慕名而来，赵和平年门诊量达2万余人次，获得了很好的社会效益，在十堰乃至周边省市享有很高的声望，也得到了上级领导的肯定和同行的认可。

临床之余，赵和平也很重视科研，很重视将科学技术转化为生产力。由他主持完成的"强力风湿灵药酒治疗类风湿关节炎的临床研究"开我院科研之先河，1999年荣获香港紫荆花医学科研奖，2001年荣获十堰市科技进步三等奖；"乌蚧丸治疗类风湿关节炎肝肾不足、风寒湿阻症的临床研究""丹参酮Ⅱa对佐剂性关节炎大鼠血清IL-1、IL-6、TNF-α水平及滑膜MMP3/TIMP1表达的影响"等6项科研被评为湖北省重大科技成果，达到国内领先水平。多年来，他编写了《风湿病治疗经验》《儿科治验录》《赵和平临床经验集》等专著，其中《赵和平临床经验集》已于2011年5月由中国医药科技出版社正式出版，丰富了中医学宝库。

十堰市中医医院党委书记、院长殷义选在《赵和平临床经验集》一书的序言中对他进行了如下评价："名医赵和平，是伴随着十堰市中医医院发展而成长起来的，其名树在百姓心中。其高明的医术扎根于中医学理论，扎根于他辛勤耕耘的医学实践，很受各方面人士的尊崇，理论和实践造就了他。以赵和平为代表的勤奋而敬业的医者写就了十堰市中医医院跨越式发展新的篇章、新的辉煌。这本《赵和平临床经验集》总结出了赵和平为患者除疾疗伤的丰富经验，不仅是他本人的宝贵财富，而且是十堰市中医医院的宝贵财富，也是中医事业的宝贵财富。我很敬佩赵和平精益求精钻炼医术的科学态度、不知疲倦施术于人的高尚医德，成为一院、一方医者的楷模。"

第二节　传承团队

赵和平从医40余年，勤求古训、厚德精医、不忘初心，救死扶伤、呵护民康、造福苍生。40余载筚路蓝缕、春华秋实，在长期的诊疗实践过程中，赵和平精读经典、博采众长，利用中医辨病辨证、内治外治、药疗食疗相结合的方式，在治疗内科、风湿科、儿科疾病及疑难杂症方面卓有建树。他将数十年从业经验凝结成册，撰写出版《赵和平临床经验集》《杏林传薪》等医学专著7部，对中医学术、临床、教学、研究等做了全面深入的阐述。他并不拘泥于自我医术的提升，更将传承岐黄之术视为己任。在赵和平看来，中医药事业想要取得长远的发展，传承是至关重要的一环。为此，他潜心教学，创建知名专家工作室，牵头成立了风湿病科，助力发展针灸科，丰富壮大儿科。他将自己从医近50年的宝贵经验毫无保留地传授给自己的学生，培养了孟彪、高立珍等多名硕士研究生，带教了裴久国、张平等一批中医人才。现如今，他培养的学生遍布全国，很多都已成长为中医临床及科研领域的新生力量。其中，孟彪、高立珍被评为"全国中医临床优秀人才"，成为风湿病学科知名专家；裴久国、张平也成为针灸针刀领域领军人才。

承岐黄之术，筑济民之心

赵和平说，中医药的发展重在传承。他的大弟子孟彪生动地诠释了中医传承的意义。

孟彪，湖北中医药大学教授、硕士生导师，全国第四批中医临床优秀人才，十堰市名中医，十堰市中医医院风湿病科主任、学科带头人。擅长治疗各类风湿疼痛及内、儿科疑难杂症。从研究生时期便师承赵和平教授，毕业后业于十堰市中医医院。从门诊、病房，到外出采药、开展学术研讨，他都形影不离地跟随赵和平教授，认真记录、总结老师的经验方法并融会贯通，很快便独当一面。后任风湿病科主任，成功带领科室发展成为省级重点专科。

在读研究生时，孟彪跟随赵和平学习配制风湿制剂，他结合临床实践，以武当山、神农架道地中药材为主要成分，相继研制出补肾通络丸、养血定痛丸、补肾蠲痹散、追风定痛膏、养血通络酒等多种治疗风湿病的有效方物。在精研内服药物的同时，孟彪很重视外治法，对膏药配制方法和工艺进行了数次改进，把口服药物转变为外用的膏药，收获内服药物所不能达到的效果。他还擅长应用马钱子等纯中药制剂治疗类风湿关节炎、强直性脊柱炎、腰椎间盘突出症、颈椎病等风湿类疾病及内、儿科疑难杂症。他善于总结，先后提出"类风湿关节炎从毒论治""强直性脊柱炎从督论治""痛风从浊论治"等观点，用于临床，取得了较好的疗效。不断精进临床的同时，他从未停止对科研的探索，主持完成"丹参酮Ⅱa对佐剂性关节炎大鼠血清IL-1、IL-6、TNF-α水平及滑膜MMP3/TIMP1表达的影响""补肾通络丸治疗类风湿关节炎的临床研究"等5项科研课题，撰写发表学术论文50余篇。临床科研之余，他很擅长总结经验，尤其可贵的是，他每看一位患者必记到本上，每次就诊都有详细的记载，记录医案的笔记本四五十本，积累了大量的第一手资料。他利用业余时间整理出版《赵和平治疗风湿病经验》《常见风湿病中医特色诊治》《杏林传薪》等专著，理论与实践齐头并进，医术精湛，享誉一方。

高立珍，医学硕士，主任医师，湖北省中医中药学会风湿病学会委员，也是赵和平的弟子。她临床跟诊赵和平多年，潜心于风湿疾病的中医治疗，积累了丰富的临床经验。她擅长应用雷公藤制剂治疗类风湿关节炎、强直性脊柱炎、红斑狼疮等风湿免疫类疾病。她总结赵师专病辨治经验，如治风寒湿痹突出温补肾阳，疗风湿热痹重视清热解毒，除顽痹久痹补肾化痰逐瘀，治诸般痹证不忘健脾化湿等。内服药与外用药相结合，先服汤药，急则治其标，后施丸药，缓则治其本，临床疗效显著。她主持完成湖北省卫生厅项目"赵和平临床经验、学术思想研究""复方雷公藤药酒治疗类风湿关节炎寒湿痹阻证的临床研究"等多项科研项目；编写专著3部，发表学术论文20余篇。

2017年，孟彪和高立珍双双考取了第四批全国中医临床优秀人才，夫妻伉俪皆优才，这在湖北省乃至全国罕见。几年来，他们如饥似渴，四处求学，先后拜经方家黄煌及国医大师唐祖宣、伍炳彩等为师，极大丰富了中医临床经验，中医辨证施治、经方治疗疾病水平得到了极大提升。

风湿病科在孟彪、高立珍的带领下，新人辈出，其中路远征医师积极参与援非医疗团队，将中医技术传播至非洲大地；贾成林、贺凯力在夯实中医基础的同时，先后至上海市同济医院进修，将中、西医治疗风湿病经验相融合，极大提升了临床业务水平。孙君阳医生考取博士研究生，深耕中医沃土，汲取中医精华。

循岐黄之道，创技术之新

十堰市中医医院针灸科始建于2008年，是从当时的风湿病科抽调人员临时组建而成的。就是这个当初无人看好的6人小科室，在此后短短10年时间里迅速成长为医院优秀科室、省级重点专科。这离不开裴久国、张平等科室核心成员的领导与努力。

省级重点专科带头人、中国针灸学会微创针刀专业委员会副主任委员、全国名老中医药专家（赵和平）学术思想传承人……从医近20载，裴久国斩获了不少响当当的头衔。作为赵和平学术思想继承人，他虚心学习、孜孜不倦，在繁重冗杂的临床、行政工作之余，保证赵师门诊学习。他潜心研究，善于归纳，从赵师常用药物中总结遣方规律、用药精华，将常用效验药对烂熟于心。他目光独到、执简驭繁，能精准学习赵师辨治要点，例如从"虚""风""瘀""湿"四大方面治疗颈椎病，结合外治法，临床常获佳效。

创新是最好的传承。在弘扬国粹、精进治疗技术上，裴久国铭记这句话。过去，腰椎间盘突出较严重的患者采用针灸、中药、针刀、射频的治疗效果欠佳，传统手术又风险大、费用高。能否通过微创的方式达到最优的治疗效果是裴久国日思夜想的问题。裴久国带领团队到全国各大医院学习观摩，邀请专家指导实操。经过一年的钻研学习，他掌握并创制了独特、科学的孔镜下椎板间入路方法，成为十堰地区椎间盘孔镜手术领域的专家，为十堰及周边地区无数腰椎间盘突出患者解除顽疾。基于多年临床实践的积累总结，他带领针灸科医疗团队首创针刀整体松解术治疗颈椎病、腰椎病、膝关节骨性关节炎临床路径，并在全国范围推广，取得良好效果。多年来，裴久国利用针刀治疗强直性脊柱炎、股骨头缺血坏死、关节僵直、小儿痉挛性脑瘫等疑难疾病，走在同行前列，让医院的针刀技术成为湖北乃至全国同行的标杆。他参与中国针灸学会行业标准《针刀基本技术操作规范》、中国针灸学会针灸团体标准项目《循证

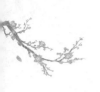

针灸临床实践指南：针刀》、中国针灸学会针灸病例注册登记研究《针刀松解术治疗肱骨外上髁炎》的主要制订工作；发表论文10余篇，主持课题6项；主编专著3部，参编专著10余部。在精研微创技术、深耕科研的同时，他勤求古训，始终坚信经典是临床的根基，临床是经典的载体，其中跟师学习是实现根基与载体有效融合的不二途径。没有中医经典理论支撑的中医临床将是无源之水、无本之木，心中不明，指下不清，则难以胜任繁杂的临床工作。如今，他已被调任为湖北省荣军医院副院长。

张平，副主任医师，十堰中医医院针灸科主任，第六批全国名老中医药专家（赵和平）学术思想继承人。他擅长运用中药、针灸、推拿、针刀松解术治疗各种类型颈椎病、肩周炎、腰椎间盘突出症、椎管狭窄症、膝关节骨性关节炎等常见病症；运用射频靶点热凝术、臭氧椎间盘注射消融术、颈腰椎间孔镜手术、无痛内热针软组织松解术、各种神经阻滞术治疗颈、腰椎间盘突出等疑难病症。在跟随赵师学习的过程中，他相信"处处留心皆学问"，随时总结归纳、时刻咨询讨教、尽快反思临床，在不断学习、交流、实践的过程中，逐渐提高医术。他的笔记里清晰地记载着赵师临证治疗骨关节炎的经验："骨关节炎多由肾精亏损、肝血不足、外感内伤诸因杂至而起病，临证变化多端，不外乎虚、瘀、痰三者为其辨治要点。赵师治疗上滋补肝肾、强筋壮骨、健脾和胃、除湿化痰，用药上多用虫蚁搜剔、健脾和胃之品"。在接待患者的过程中，张平用药谨慎，待人和善，用简便效验的中药为患者解除病痛。然而，他从不拘泥于传统诊疗技术，在继承中医辨证思维的同时，他不断学习针刀松解术、椎间孔镜手术、神经阻滞术等方法。他强调，不论中医、西医，皆是为解决人类病痛而服务的手段，能为患者带来福音才是医者最大的收获。他注重兼收并蓄中、西医优势，从理论、实践层面不断提升医技。他先后参加全国性各类针刀及微创疼痛专题培训班10余期，参与完成省级课题2项，参与编写针刀专著10余部，公开发表学术论文10余篇，参与制订中国针灸学会学会标准《针刀基本技术操作规范》，荣获湖北省"优秀青年人才"称号，是科室乃至医院发展的中流砥柱。

如今的针灸科共有医护人员27人，其中院级名医、硕士生导师1人，副高以上职称2人，中级职称5人，硕士研究生及以上学历6人，是一个年轻而充满朝气的集体。近年来，针灸科在科裴久国、张平的带领下，临床业务、科研、教学水平不断提高，学科建设不断发展，科室步入了良性、高速发展道路。科室坚持"以精湛技术为基础，以优质服务为载体，一切以患者为中心"的宗旨，与时俱进求创新，一心一意谋发展，取得了骄人的成绩。从6人的科室小团队到如今27人的省级重点专科；从针灸、推拿、理疗到针刀、射频、椎间孔镜技术，到成功实现"三根手指到无影灯下"的跨越，自身发展的同时，针灸科也积极推广针刀技术，致力于中医文化的弘扬与传承，如举办国家级、省市级针刀培训班、老中医学术思想传承学会等，培养青年医师至北京、成都等知名医院进修学习，鼓励年轻医生考研、考博进一步深造。2012年至今，科室积极参与医疗援疆工作，将新疆分院建设成为北疆地区最具影响力的中医专科医院和湖北援疆品牌。

对于未来，年逾古稀的赵和平仍然信心满满。"未来几年，我希望把我的工作室创建成国家级工作室，把自己的经验毫无保留地传播出去，培养出更多、更优秀的学生，造福苍生！"

第二章
学术思想探讨

第一节　主要学术思想

一、浅淡《周易》与《黄帝内经》中的象数思维

（一）《周易》象数思维的含义

在中国古代文化中，思维方式众多，而《周易》中的象数思维可谓独树一帜，已渗透到中华民族文化的各个领域。所谓象数思维，顾名思义就是假借象与数进行思考，取象比类，触类旁通，象以定数，数以证象，以发展理性思维的一种思维模式。古代对于象数的认识发轫于占筮，《左传·僖公十五年》曰："龟，象也；筮，数也。物生而有象，象而后有滋，滋而后有数。""象"和"数"是通过占筮的形式表现出来的。"象"是《周易》最重要的范畴，既指卦象，又指物象，物象中既有有形状、可见的"形"，又有无形状可见但却可以感受的"象"。

《周易》中的"象"是圣人对深奥之理的诠释，而象又是通过数来表示的。《易经·系辞上》曰："天一地二，天三地四，天五地六，天七地八，天九地十。天数五，地数五，五位相得而各有合。天数二十有五，地数三十，凡天地之数，五十有五，以所以成变化而行鬼神也。"一、二、三、四、五称为生数，六、七、八、九、十称为成数。

（二）《黄帝内经》对"象"的发挥应用

《黄帝内经》继承了《周易》象思维的内含，并进行了创造性发挥。书中不仅有《阴阳应象大论》等以"象"命名的专论，还提出了"五脏之象，可以类推"（《素问·五脏生成论》）的原则，并在《素问·金匮真言论》中指出："东方色青，入通于肝，开窍于目，藏精于肝，其病发惊骇，其味酸，其类草木，其畜鸡，其谷麦，其应四时，上为岁星，是以春气在头也，其音角，是以知病之在筋也，其臭臊。"将人的五脏与自然界的四时、五方、五味、五音、五谷、五臭、七窍等视为有机整体。《黄帝内经》对于人的划分也常依象而分，一种是按五行取象而划分的"五行人"，如《灵枢·阴阳二十五人》指出"先立五行金木水火土，别其五色，异其五行之人，而二十五人具矣"；另一种是按阴阳禀赋取象而划分的"五态人"，如《灵枢·通天》曰"盖有太阴之人，少阴之人，太阳之人，少阳之人，阴阳平和之人，凡五人者其态不同，其筋骨气血各不等"。

赵师认为，《黄帝内经》虽然对《周易》的象进行了很大的发挥，但在卦与疾病的关系上并未得到太大发展，这是《黄帝内经》的一大缺憾。如《周易》中已含有八卦藏象，它是用八卦之藏象来占测病变脏腑的，其各卦所应如《易传·说卦》所言："乾为小肠，坤为脾，震为肝，艮为大肠，离为心，坎为肾，兑为肺，巽为胃"。这种占测脏腑的印迹在《灵枢·九宫八风》中稍有发挥。是篇从观测之8个方位而定八风，八风所伤害乃应于九宫八卦之位的8个脏腑。离卦位之南方大弱风伤心，坤卦位之西南方谋风伤脾，兑卦位之西方刚风伤肺，乾卦位之西北方折风伤小肠，坎卦位之北方大刚风伤肾，艮卦位之东北方凶风伤大肠，震卦位在东方婴儿风伤肝，巽卦位在东南方弱风伤胃。可惜《灵枢·九宫八风》现已很少有人研究。

当然，也可能有人说这是《黄帝内经》摒弃了《周易》中的糟粕，因为《周易》中的占筮本身就是迷信。但这是没有真正掌握《周易》预测疾病的手段而产生的错误观点。其实，《黄帝内经》继承《周易》的象思维并推而广之，把一些似乎并不相干的事物联系到了一起，对临床有很大的指导意义。如果我们也能按象思维进行思考、发挥，找到更新的东西纳入中医理论，那将是对中医的发展。

（三）《黄帝内经》对"数"的发挥应用

《黄帝内经》把《周易》中的生成数与五脏、五方等进行了有机结合，如《素问·金匮真言论》曰："东方色青，入通于肝……其数八……南方色赤，入通于心……其数七。"这些数字皆有深意，它们与五脏、五方之间可能存在着尚未被揭示的特殊关系，绝不会如后世所说的"这里的数已不具有量的含义，而是象的一种符号"。这些数字与五脏的关系很可能就像肝开窍于目、肾开窍于耳和二阴一样，至少在《黄帝内经》和张仲景时代是这样的，只不过是后世医家已经淡忘了。试看治厥阴病的乌梅丸，方中用乌梅300枚，为什么不用200枚？因为三是肝木的生数；小柴胡汤中柴胡用八两，黄芩用三两，为什么？因为三是胆（肝）木的生数，八是胆（肝）木的成数。如果柴胡不用八两，黄芩不用三两，它还是小柴胡汤吗？可见张仲景对数的应用是有严格法度的。

数在传统中医里绝不仅仅是一个纯粹的、抽象的数，它是数中有象，象数合一。数变则象变，象变则阴阳变，因为阴阳是以象起作用的。我们应该在经方药物配伍比例方面做一些理论或实验研究，这样就有可能揭开古人生、成数和经方效果极佳之谜，同时也能指导我们遣方用药。目前，中医该搞的实验是古籍中存在而尚未定论的问题，而不是证明"肺合皮毛，针刺足三里治疗胃炎"等中医已有定论的问题。否则，白白浪费了钱财，于中医发展无补。

对于数的应用，在《黄帝内经》中可谓比比皆是。如《素问·上古天真论》曰："女子七岁，肾气盛，齿更发长；二七而天癸至，任脉通，太冲脉盛，月事以时下，故有子……七七，任脉虚，太冲脉衰少，故形坏而无子也。丈夫八岁，肾气实，发长齿更……八八，天癸竭，精少，肾藏衰，形体皆极，则齿发去。"说明人的生长、发育和衰老都与数有着密切的关系。

对于忌年的问题现在已经很少有人问津。忌年说的是从7岁起始，叠相加9依次为16岁、25岁、34岁、43岁……九是一个巨数，也是一个极数。每至9年为人体生命活动的一个阶段，是生理变化和容易发生疾病的阶段，告诫人们应当注意保健，因此叫作"忌年"。赵师认为，人与自然界相通应，自然界有很多节律，人相应也有很多节律，只不过有的显而易见，如月经节律，容易感觉到，有些节律不易觉察到。但觉察不到并不等于不存在。

数字十在《黄帝内经》中也有应用。《灵枢·天年》曰："人生十岁，五脏始定，血气已通，其气在下，故好走。二十岁，血气始盛，肌肉方长，故好趋。三十岁，五脏大定，肌肉坚固，血脉盛满，故好步……百岁，五脏皆虚，神气皆去，形骸独居而终矣。"《黄帝内经》用数研究人体的记载还有很多，如十二经脉、五十营等。

总之，《黄帝内经》中的象数思维源于《周易》，但较《周易》有了很大程度的发展，它创造性地把象数与人体的生理、病理、养生等有机结合起来，值得深入研究和发展。

二、论痹病

风湿病，中医多称为痹证。痹证是因风、寒、湿、热等外邪侵袭人体，闭阻经络而导致气血运行不畅的一种病证。正如《素问·痹论》所云："风寒湿三气杂至，合而为痹也。"痹证是临床上常见的疾病，诊断容易，治疗却较为困难，临床多以肌肤、血脉、关节等处酸麻重着、疼痛，甚或屈伸不利为主要表现，是目前致残率较高的疾病之一。西医可见于风湿热、风湿性关节炎、类风湿关节炎、反应性关节炎、肌纤维炎、强直性脊柱炎、痛风、坐骨神经痛及骨质增生性疾病，亦可见于血栓闭塞性脉管炎、硬皮病、结节性红斑、结节性脉管炎、系统性红斑狼疮、多发性肌炎等。中医对痹证的治疗有几千年的历史，因疗效肯定、毒副作用小而有广泛的基础。赵师从事风湿病研究30余载，积累了丰富的临床经验，其治疗的学术思想主要体现在扶正气，重视气血肝肾；祛邪气，突出痰瘀互结；求速效，常需多法共施；防复发，注重养生调摄等方面。

（一）治痹总则

1.扶正气，重视气血肝肾

经云："正气存内，邪不可干；邪之所凑，其气必虚。"赵师认为，正气旺盛是身体健康的基石，如果正气亏虚，则风、寒、湿、热等外邪常可乘虚而入，正如《素问·痹论》所云："风寒湿三气杂至，合而为痹也""风雨寒热，不得虚，邪不能独伤人"。对于正气的亏虚，赵师认为主要是气血的亏虚和肝肾的不足。气血是构成人体的基本物质，也是人体功能发挥的物质基础。气主煦之，血主濡之，气血充足则筋骨肌肤得养，外邪难以入侵。补气赵师多选用黄芪配党参，养血多选用当归配鸡血藤。赵师认为，黄芪长于补卫气，益气固表，且能祛邪外出，大剂量的黄芪能够增强机体的防御能力；党参长于补中益气，中气健则气血生化有源，气虚甚者也可用红参；当归长于养血且能活血，鸡血藤长于活血通络且有养血之能，两者相伍，养血活血功能得到增强。现代药理研究也表明，益气养血药大都有不同程度的促进机体免疫功能的作用，能增强免疫力，促进关节炎症减退和关节功能恢复。赵师认为，肝肾在痹证的发病和治疗中起着重要的作用，因肝藏血主筋，肾藏精主骨，肝肾同源，肝血和肾精互相滋养，筋脉和顺，则筋骨坚强。若肝肾精血亏虚，则外邪易乘虚而入，痹病由生。养肝可用白芍、当归、木瓜、甘草，酸甘化阴，肝之阴血充足，则拘挛可解。补肾精用鹿茸、紫河车、菟丝子，温肾阳用鹿角、淫羊藿、制附子，养肾阴用鳖甲、龟甲、熟地、枸杞子、桑椹、女贞子等。肾精足，肾气旺，则筋骨强健。

2.祛邪气，突出痰瘀互结

痹者，实为经脉闭阻不通之意。究其痹阻之因，不外外感之风、寒、湿、热及内生之痰浊、瘀血诸邪。痹证的初起阶段往往以外邪为主，此时用祛风散寒除湿的方法治疗，往往取效较速。如久痹不已，则"血停为瘀，湿凝为痰"。正如《类证治裁·痹证》所谓痹久"必有湿痰败血瘀滞经络"，痰浊与瘀血作为病理产物，又是导致痹证加重和反复发作的因素。痰瘀互结，深入骨骱，常可导致关节僵硬不利、肿大变形、活动障碍或皮下结节等症，往往病情缠绵，反复难愈。此时非一般祛风散寒除湿药物所能奏效。赵师常采用化痰逐瘀法，多能取效。赵师化痰常用法半夏、天南星、白芥子、僵蚕、皂角刺、竹茹等，活血化瘀多采用鸡血藤、大血藤、土鳖虫、地龙、丹参、红花等。基于以上认识，结合多年的临床经验，赵师制有化痰逐瘀汤、河车骨痹汤、补肾通络丸等有效良方，治疗各种顽痹取得了较好的疗效。

3.求速效，常需多法共施

口服中药益气血、补肝肾以扶正，化痰逐瘀、活血通络、祛风除湿以逐邪，虽能取效，但日久病深，取效较缓。如果配合针灸、熏蒸、中药塌渍等疗法，内外合治，优势互补，则取效快且效果持久。对于顽痹难愈者，赵师常在应用口服中药的同时配合追风定痛膏（十堰市中医医院制剂室生产）外贴塌渍

0号外用，或辅以针灸等，根据患者病情选择应用，常能获效。

4.防复发，注重养生调摄

痹证治愈颇难，复发却非常容易，故预防调摄就显得非常重要。赵师临证时常对患者反复交代注意事项。赵师认为，尽管痹证寒热错杂，虚实互见，但受寒常是痹证复发的关键因素，故患者平时应少用冷水，夏天少吹电扇、空调，勿贪凉饮冷。此外，赵师亦常嘱患者避免劳累，以免过劳而耗伤正气；同时要注意保持心情舒畅，以免气机郁滞，加重痰瘀痹阻之势。赵师在注重药物治疗的同时也重视食疗，如寒盛阳虚者，赵师常嘱其服用当归生姜羊肉汤或鹿茸鸡以温阳散寒；湿重者，可以用薏苡仁熬粥长服，亦可多吃冬瓜、白扁豆等健脾利湿；热盛者可食苦瓜、丝瓜、赤小豆等清热利湿。

（二）治痹十法

1.温阳散寒法

适用于痹证属寒湿痹阻者。症见关节冷痛，肿胀，屈伸不利，遇热痛减，遇寒加重，阴雨天气亦可加重，舌质淡苔白腻，脉沉细或沉紧等。赵师认为，此类患者多平素肾阳不足，命门火衰，阳气卫外功能差，故外邪易乘虚而入，即《素问·评热病论》所谓"邪之所凑，其气必虚"。故治疗本证在散寒除湿的基础上必重用温补肾阳之品，盖温补肾阳乃治本之举，祛风散寒除湿仅为治标耳。赵师临床常治以自拟二仙蠲痹汤加减，取效较速。方方中以二仙、狗脊、杜仲、制附子温壮肾阳，防风、羌活、独活祛风散寒除湿，配用当归、鸡血藤等养血活血之品，可以制约诸般热药之燥性，以防过用耗伤阴血，且能达到"治风先治血，血行风自灭"之效果。

2.清热利湿法

适用于痹证属于湿热痹阻者。症见关节红肿胀痛，局部灼热，关节屈伸不利，步履艰难，可伴有低热、汗出，大便多溏而黏滞不爽，舌质红苔黄腻，脉濡滑数。赵师常用三仁通痹汤加减，以清热利湿，宣痹通络。赵师认为，临床中湿热痹亦不少见。随着时代的变迁及人们饮食习惯的改变，疾病谱也在悄然发生变化。现在湿热或痰湿体质的人越来越多，素体内有湿热或感受湿热之邪，均能导致湿热痹。方中三仁汤宣上、畅中、渗下，所加之品多为清热利湿、活血通络定痛之品，湿热分消，经络通畅，痹痛自愈。

3.清热解毒法

适用于热痹，主要见于类风湿关节炎、风湿热及痛风等风湿病的活动期。此类患者多素体内有蕴热或阳气偏胜，或阴虚阳亢之体感受外邪，外邪每易从阳化热，或风寒湿邪久滞经脉郁而化热。症见关节红、肿、热、痛，痛势剧烈，舌质红，苔黄厚腻，脉滑数等。赵师常治以自拟牛角解毒汤加减。方中重用水牛角清热凉血；紫背天葵、蒲公英、地丁乃取五味消毒饮之意，甘寒解毒而不伤正；赤芍、地龙、鸡血藤活血通络；薏苡仁、僵蚕化痰祛湿消肿。单用解毒之品，恐有冰伏之弊，故赵师反佐以辛温宣散之桂枝，使热邪易透，湿邪易除。热之所至，其阴必伤，故配以长于"逐血痹，填骨髓，长肌肉，除痹"之生地。高热甚者加生石膏、羚羊角粉（冲服），肿甚加防己、泽兰，关节变形者加猫爪草、山慈菇。

4.寒温并用法

适用于痹证属寒热错杂者。症见肢体关节疼痛、肿胀，局部触之发热，但自觉畏寒，或局部触之不热但自觉发热，全身热象不显，关节活动不利，可涉及一个或多个关节，舌红苔白，或舌淡苔黄，或苔黄白相兼，脉弦数或弦紧。赵师常治以桂枝芍药知母汤加减。方中桂枝、麻黄、防风散湿于表；芍药、知母、甘草除热于中；白术、附子祛湿于下；用生姜最多，以降逆止呕。寒重热轻者，可重用麻黄、桂枝等祛风散寒药，并可加细辛；热重于寒者，加生石膏、金银花；阴虚发热者，加青蒿、鳖甲。

5.健脾化湿法

主要用于湿痹的治疗。症见关节、肌肉肿痛或重着，阴雨天加重，可伴见腹胀、腹痛、纳呆、嗳气，舌质淡胖，苔白腻或厚腻。赵师认为，湿邪是形成痹证最基本的因素。正如《素问·痹论》所说："风寒湿三气杂至，合而为痹"。如果没有湿邪的参与，就不会有痹证的形成。痹证之所以久治不愈或易反复，究其原因，就是湿邪作祟。因为风邪易散，寒邪易温，热邪易清，而湿性黏腻，不易速除。赵师认为，脾虚为生湿之源，健脾乃治湿之本，临床常用自拟二术饮加减。方中苍术、白术益气健脾燥湿，藿香芳香化湿，杏仁开宣肺气而利水道，白豆蔻理气燥湿于中，薏苡仁、茯苓利湿于下。脾气得健，以绝生湿之源，宣上、畅中、利下、芳香化湿诸法并施，湿邪得除，痹证自已。气虚甚者加黄芪、党参，肿胀甚者加泽泻、泽兰，小便不利者加车前子、炮附子。

6.益气养血法

适用于痹证属气血两虚者。多见于素体虚弱，或产后、久病耗伤气血，复感受风寒湿邪；或痹证日久导致气血亏虚，经脉失养者。症见关节疼痛，僵硬，活动不利，面白少华虚浮，形体消瘦，食少乏力，舌质淡红，苔薄白，脉沉细弱。赵师临床常用自拟八珍五藤汤加减，方中八珍、黄芪益气养血；五藤蠲痹通络，气血足，经络通，则痹自已。痹证日久，关节肿大者加僵蚕、土鳖虫；畏寒怕冷甚者加淫羊藿、鹿衔草；食少纳差者加生谷芽、鸡内金。

7.养阴通络法

适用于痹证属阴虚络痹者，多为素体阴虚或久用香燥之品耗伤阴液所致。症见骨节疼痛，筋脉拘急，运动时加剧，口干心烦，或关节红肿灼痛、变形，不能屈伸，昼轻夜重，大便干结，小便短赤，舌质红苔薄或少，脉弦细或细数。赵师临床常采用增液蠲痹汤加减。方中增液、石斛养阴增液，濡润经脉；当归养血活血；姜黄、海桐皮、桑枝、络石藤祛风湿，通经络；鹿角温肾阳，促进阴药吸收；陈皮理气，防止诸阴药滋腻。阴液得充，经脉得养，则痹证自除。肾阴虚甚者加龟甲、鳖甲，痛甚者加全蝎、延胡索，腹胀者加砂仁、白豆蔻。

8.活血通络法

适用于痹证以气滞血瘀为主者。症见关节疼痛，固定不移，痛如针刺，或夜间为甚，或皮下结节，或肢体麻木，舌质暗，脉细涩等。《杂病源流犀烛·诸痹源流》说："痹者，闭也，三气杂至，壅蔽经络，血气不行，不能随时祛散，故久而为痹。"说明气血运行不畅，脉络瘀阻是导致痹证的重要因素。"瘀"既是痹证的原始动因，又作为病理产物贯穿疾病整个过程，故活血通络法应贯穿治疗的始终。赵师临床常用自拟通络逐瘀汤加减，或同时配用丹参、红花注射液静脉滴注，效佳。

9.补肾化痰逐瘀法

适用于顽痹久痹，症见关节肿大，变形，功能障碍明显，舌质暗，苔白等。赵师认为诸痹迁延日久，穷必及肾，诸邪久聚不散，必致痰瘀互结之势，故常以滋补肝肾、强筋壮骨治其本，化痰逐瘀通络治其标。临床常用经验方河车骨痹汤加减治疗。方中紫河车为血肉有情之品，能大补精血；骨碎补、杜仲、狗脊温补肾阳；炙龟甲、金钗、山萸肉滋补肝肾之阴，充分体现了张景

岳 "善补阳者,必阴中求阳,则阳得阴助而生化无穷;善补阴者,必于阳中求阴,则阴得阳升而泉源不竭" 的思想。久痹不已,邪气深入经髓骨骼,痰瘀交结,经脉不达,即所谓 "久痹多瘀" "久病入络"。轻则疼痛不移,重则关节变形,故配用全蝎、僵蚕等虫蚁搜剔之品。颈项强痛可加葛根、白芍,腰痛可加补骨脂、续断,膝关节痛可加牛膝、独活,痛甚可加制川乌、细辛,夹湿热者加土茯苓、忍冬藤。

10.虫蚁搜剔法

适用于痹证中晚期,痹证日久,邪气久羁,深入经髓骨骼,痰瘀痹阻,经脉不达,即所谓 "久病入络" 者。症见关节畸形,变大,僵硬,屈伸不利,舌质暗,脉弦细涩等。此时远非草木之品所能及,必治以善于穿透筋骨、通达经络、破瘀消坚之虫蚁搜剔之品,始克有济。赵师临床常以白花蛇、乌梢蛇、土鳖虫、僵蚕、全蝎、蜈蚣、露蜂房、水蛭等为主,配用当归、白芍、生地等养血润燥之品,共奏活血祛瘀、通阳散结、通络定痛之功,使瘀浊得去,气血通调,邪祛正复,关节恢复尚有希望。

(三)方药特点

赵师治疗风湿病非常重视益气养血、补肝脾肾以扶正,化痰逐瘀以达邪,其处方崇尚辨病处方与辨证处方结合,创制了二仙蠲痹汤、牛角解毒汤、增液蠲痹汤等数十首有效良方,且其擅长使用虫类药与藤类药,多年来创制了许多行之有效的对药。

1.遣方特点

赵师在继承古人治疗风湿病经验基础上,结合自己的临床体会,创制了许多有效良方,有的是针对疾病而创制的专病专方,有的是针对不同证而创制的验方。临床或辨病处方,或辨证处方,互相结合,取长补短,视具体病情而定。

(1)专病专方:鹿鳖壮督汤(鹿角、鳖甲、续断、淫羊藿、生地、杜仲、杭白芍、土鳖虫、白僵蚕、蜈蚣、延胡索、鸡血藤、合欢皮、徐长卿)是赵师创制的治疗强直性脊柱炎的专方,能滋补肝肾,活血通络,化痰止痛,经多年验证,对强直性脊柱炎有较好的治疗作用。针对骨关节病,赵师从补肝肾、强筋骨、化痰瘀、止痹痛入手,创制了河车骨痹汤(紫河车、狗脊、杜仲、骨碎补、炙龟甲、山萸肉、金钗、延胡索、全蝎、炮山甲、僵蚕、白芥子、鸡血藤、砂仁、白豆蔻、焦白术）。治疗颈椎病，赵师创制了葛根颈痹汤（葛根、白芍、桂枝、川芎、羌活、鸡血藤、海风藤、络石藤、僵蚕、全蝎、桑椹、女贞子、墨旱莲、仙茅、淫羊藿、焦白术），对于颈椎病引起的颈项强痛，转侧不利，肩背痛，上肢麻木等症效果明显。针对痛风，赵师从清热利湿入手，创制了土茯苓汤（土茯苓、草薢、防己、防风、地龙、苍术、黄柏、川牛膝、威灵仙、忍冬藤、青风藤、秦艽、延胡索、生地、白芍、当归、甘草），用于临床，取效甚捷。

（2）辨证处方：对于阴虚痹证，赵师以增液汤为基础创制了增液蠲痹汤（生地、玄参、麦冬、石斛、当归、姜黄、海桐皮、桑枝、络石藤、鹿角、陈皮），具有良好的养阴增液、蠲痹通络之功。凡痹证辨证属于气血两虚者，赵师多采用八珍五藤汤（黄芪、党参、白术、茯苓、炙甘草、熟地、当归、川芎、白芍、鸡血藤、络石藤、夜交藤、海风藤、青风藤）；凡风寒湿痹偏于肾阳虚者，赵师多处以二仙蠲痹汤（仙茅、淫羊藿、杜仲、狗脊、制附子、桂枝、羌活、独活、防风、当归、鸡血藤、络石藤、川芎、砂仁、白豆蔻）；对于热痹，包括类风湿关节炎、风湿热及痛风等风湿病的活动期，以关节红肿热痛，痛势较剧，舌红苔黄腻，脉滑数为特征者，赵师多处以牛角解毒汤（水牛角、蒲公英、地丁、紫背天葵、地龙、赤芍、鸡血藤、僵蚕、薏苡仁、桂枝、生地、砂仁、白豆蔻）；对于诸般痹证属于血虚夹瘀者，赵师常采用通络逐瘀汤（熟地、当归、赤白芍、川芎、土鳖虫、地龙、鸡血藤、络石藤、丝瓜络、甘草）；对于痰瘀互结之痹证，赵师多采用化痰逐瘀汤（桃仁、红花、当归、川芎、生地、白芍、制南星、僵蚕、土鳖虫、地龙、鸡血藤）；针对湿痹，赵师从健脾、燥湿、芳化、淡渗、宣肺入手，创制了二术饮（苍术、白术、生薏苡仁、茯苓、藿香、杏仁、白豆蔻），用于临床，多能获效。

2. 用药特点

（1）通痹解结，善用虫蚁搜剔：唐容川在《本草问答》中说："动物之功利，尤甚于植物，以其动物之本性能行，而又具有攻性。"痹证日久，形成败血凝痰，非虫蚁之品难以为功。叶天士在《临证指南医案》中指出："经以风寒湿三气合而为痹，然经年累月，外邪留着，气血皆伤，其他为败瘀痰凝，混处经络，盖有诸矣""邪留经络，须以搜剔动药""借虫蚁搜剔以攻通

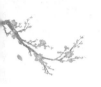

邪结""宿邪宜缓攻"。赵师认为这些理论对痹证的治疗极具指导意义。虫蚁搜剔之品长于通痹解结，其穿透筋骨、通达经络、破瘀消坚之功远非草木之品所能及。痹证日久形成败血凝痰，非虫蚁之品难以为功。其常用虫类药物有全蝎、土鳖虫、白僵蚕、地龙、水蛭、蜈蚣等。赵师认为全蝎药性平和，以研面内服为佳；土鳖虫能破血逐瘀，续筋接骨，活血而不伤气血，无论证属虚实，只要夹瘀，舌质紫暗或有瘀斑瘀点之顽病久病均可用之；僵蚕能息风止痉，祛风定痛，化痰散结，主要含脂肪及蛋白质，白僵菌还含甾体 11α -羟基化酶系，用于合成类皮质激素，能增强机体防御能力和调节功能；地龙长于活血通络止痛，性寒能清热，故尤适用于关节红肿疼痛、屈伸不利之热痹。赵师认为，充分发挥虫类药物治痹的优势是治疗顽痹取效的关键，但亦不可过量，要衰其大半而止，同时可配伍当归、生地、石斛等阴柔之品以防其燥性。

（2）通经入络，首选藤蔓之属：《本草便读》云："凡藤蔓之属，皆可通经入络，盖藤者缠绕蔓延，犹如网络，纵横交错，无所不至，其形如络脉。"藤类药物是赵师临床治痹应用较多的一类药物。如赵师常用雷公藤治疗类风湿关节炎、强直性脊柱炎及其他风湿免疫类疾病，常配伍鸡血藤、当归、熟地等养血之品及砂仁、白豆蔻等理气护胃之品，以减轻其对造血及消化系统的影响。赵师认为青风藤具有祛风除湿、通络止痛、利水消肿之功，对于下肢肿胀明显者效果尤佳。如服药后起皮疹，可配用徐长卿、地肤子以减轻不良反应。对于鸡血藤，赵师认为它温而不燥，既能补血，又能行血，守走兼备，尤其适用于痹证日久，血虚体弱者。忍冬藤性寒而不伤胃，燥湿而不伤阴，长于治疗风湿热痹。海风藤长于治疗关节游走性疼痛，故被称为"截风要药"，但其力缓，临床常用30~50g。络石藤苦可燥湿，寒可清热，故长于治疗湿热痹证，对关节肿痛者效果尤佳。夜交藤能养血安神，祛风通络，药理研究表明其有镇静催眠作用，对于疼痛较甚且伴夜寐差者效甚佳。

（3）长于应用对药：对药是临床上常用且相对固定的两味中药配伍形式，或彼此加强疗效，或减轻对方的毒副作用。赵师认为对药是方剂的核心，亦是治疗的利器。在40余年的临床实践中，赵师总结出许多行之有效的对药。

马钱子配全蝎 马钱子有大毒，量大易引起头晕、舌麻、牙关发紧，甚则抽搐，而全蝎具有息风止痉作用，恰好能减轻以上症状。

雷公藤配鸡血藤 雷公藤可引起闭经或白细胞减少，而鸡血藤则具有调经和升高白细胞的作用，两药相配可明显降低雷公藤的副作用。

鹿角配鳖甲　鹿乃纯阳之物，鹿角为督脉所发，故善温壮肾督；鳖乃至阴之物，善于养元阴而清虚热。鹿角配鳖甲，阴阳并调，对于诸般痹证属于肾虚者尤为适宜。

淫羊藿配鹿衔草　淫羊藿长于补肾壮阳，祛风除湿。《名医别录》言其"坚筋骨"，鹿衔草长于添精补髓，治筋骨疼痛。此对药既能补肾添精，又能祛风散寒，对于阳气虚衰，症见畏寒怕冷、腰酸膝冷，遇寒加剧者效佳。

僵蚕配土鳖虫　僵蚕长于化痰，土鳖虫长于活血。痹证无论风、寒、湿、热何者为甚，日久必有痰瘀互结，阻滞脉络。此二药相伍，既善于化痰，又长于活血，凡顽痹、久痹皆可配用。

徐长卿配合欢皮　徐长卿长于理气镇痛，而合欢皮擅长活血定痛，两药相配，气血并调，用于痹痛或胃脘胀痛常获佳效。

蒲公英配忍冬藤　蒲公英长于清热解毒，消肿散结；忍冬藤长于清热疏风，通络止痛。二者相伍，清热解毒、通络止痛作用得到加强。赵师认为，凡风湿病活动期热毒炽盛，以关节红肿热痛、屈伸不利症状为主者，皆可配用，即使量大，亦于脾胃无碍。

黄芪配金银花　本药对见于《验方新编》中的四神煎。二药相伍，一补一清，共奏补气健脾、清热解毒之功。可用于各种风湿病后期，表现为气阴两虚，余毒未尽者。黄芪常用30～100g，金银花常用30～50g。

三、温病之"治温五要"

温病与伤寒病因不同，治法迥异。赵师总结古今医家经验，经过长期临床实践，归纳出"治温五要"，并创制了有效良方。

1.一要清热解毒

温病有新感温病与伏气温病之分。新感温病多系内有蕴热，又薄受外感拘束，其热即陡发而成温病。伏气温病多系脏腑间蕴热成毒，突发而成温病。它们的共同之处就是脏腑间先有蕴热，故温病初起即应清热解毒，消除病之内因。赵师常用的清热解毒药有黄芩、黄连、蒲公英、地丁、天葵等。

2.二要透邪

温病既为郁热，当遵"火郁发之"之旨，宣散郁结，疏泄气机，透邪外

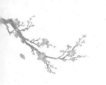

达，若徒执寒凉，只清不透，则邪无由出，气机更成冰伏。杨栗山多用僵蚕、蝉蜕透邪外达，张锡纯善用薄荷、连翘，赵师则常用菊花、薄荷。

3.三要养阴

温病易于化燥伤津，尤其是素体阴虚者，因温为阳邪，在温病发热过程中体内或多或少总要遭受耗损。正如吴鞠通所说："热之所过，其阴必伤""盖热病未有不耗阴者，其耗之未尽则生，耗之尽则阳无所恋，必气绝而死矣"。可见养阴之重要。尤在泾说："温邪之发，必兼滋阴之品于其中，昔人于葱豉汤中加童便，于栀子豉汤中加地黄、麦冬亦此意也。"同时，滋阴也有助于退热及通便。温热病早期多伤肺胃之阴，主要用大剂量生地、玄参、麦冬。后期多伤肾阴，可用鳖甲之属。章次公认为，在温病治疗中，一遇舌干无津，虽有黄糙苔，养阴药即有必要，等到舌红少津再养阴，就太迟了。实为经验之谈。

4.四要早用通下

通下法是治疗温热病立竿见影的方法，使用通下的目的在于祛逐邪热，保存阴液，故并非必用于便秘者，即吴又可提出的"逐邪勿拘结粪""承气本为逐邪而设，非专为结粪而设也"。如坐等燥屎形成再用下法，则会贻误战机，延长病程。因为体内出现燥结时一般阴液已有较明显的损伤，此时即使用下法，邪热燥屎得除，正气也已大伤，恢复较慢，所以早用通下，消除邪热于萌芽具有重要意义。正如吴又可所说："乘人气血未乱，肌肉未消，津液未耗，患者不至危殆，投剂不至掣肘，愈后亦易平复。"

5.五要利小便

吴鞠通说："温病小便不利者，淡渗不可予也，忌五苓、八正辈。"其实，利小便的目的在于给邪热一个外出的通路，配伍大量养阴药的同时配用适量的甘淡利湿药，不会有竭阴之弊。先贤杨栗山治温十五方中有七方配用了利小便药，如神解散、小复苏饮中的木通、车前子等，其常用的利小便药有车前子、木通、茯苓、泽泻、竹叶、滑石等。赵师常用的利小便药为茯苓、泽泻、竹叶。

昔者，刘完素制有双解散，杨栗山有增损双解散，但赵师总觉得配伍尚未周全，因有今之"双解2号方"之制。应用多年来，疗效尚好。其组成为生地30g，玄参30g，当归10g，菊花10g，薄荷10g，黄芩10g，黄连10g，陈皮

10g，厚朴10g，川牛膝10g，茯苓10g，泽泻10g，大黄10g（后下），芒硝10g（冲服）。应用时可随证加减，据病情定药量。其中大剂生地、玄参坐镇，水以制火，并不嫌芩、连之燥，茯苓、泽泻之利，硝、黄之下，且给病邪3个出路，使病邪顿挫；厚朴、陈皮为疏理气机、保护胃气之用。应用本方应注意以下事项：①空腹服用，否则易出现腹胀、腹痛；②药后半小时可辅助拍打合谷穴，以助排便，大多数患者在泻数次后即见明显好转；③禁食肉食及辛辣之物。

四、多角度治疗杂病

（一）配用温阳法治疗杂病

《素问·生气通天论》云："阳气者，若天与日，失其所，则折寿而不彰。"古人把阳气比作太阳，其重要性由此可见。赵师认为，阳气是生命的根本，主宰着人的生长壮老已，故在临床中亦重视对阳气的顾护，即使对一些热性病也不例外。赵师认为，一些所谓的热性疾病因久用寒凉之品伤人阳气，如能及时配伍温阳药，常能取得较好疗效。

1.清热利湿温阳法治疗石淋

黄某，男，56岁，2008年10月22日初诊。

症见右侧腰部疼痛连及少腹，伴见尿频、尿急、尿痛。经B超检查提示右输尿管中段结石（0.3cm×0.4cm），伴见右输尿管上段扩张。曾多次服用清热利湿排石之中药而未效。诊见患者面色白，舌质淡红，苔薄黄腻，脉弦。诊为石淋，予温阳益气，利尿通淋排石。处以自拟三金排石汤加减：金钱草30g，海金沙20g，鸡内金20g，滑石30g，王不留行30g，川牛膝10g，琥珀6g（研，吞），乌药10g，杏仁10g，威灵仙15g，白芍30g，甘草10g，黄芪30g，附子10g（先煎）。5剂，水煎服。并嘱患者多喝热水。服药至第3剂，患者小便时突发排尿不畅并腹痛剧烈，而后有一物自尿道排出，疼痛顿消。经B超复查，输尿管未见结石。

【按语】泌尿系结石一般发生于肾盂、输尿管、膀胱，属于中医学"石淋"范畴。本病多由湿热蕴结下焦，日久而成结石，赵师应用八正散合当归贝母苦参丸或三金排石汤加减，常能获效。泌尿系结石虽以湿热者为多见，但患者素体阳虚或久用药物伤阳，亦可见阳虚之证，临床当详加辨证，不可一见结石只知清利湿热排石。本案石淋证属阳虚。三金排石汤是赵师所拟治疗泌尿系结石的有效良方。方中金钱草、海金沙、鸡内金化石排石；滑石利尿通淋；王不留行、川牛膝、琥珀活血化瘀，引药下行；杏仁宣肺利水，具有提壶揭盖之妙；白芍、甘草缓急止痛；乌药、威灵仙可以扩张尿道，有利于结石排出。所加之黄芪益气，附子温阳，阳主乎动，阳气充足才有力推动结石排出。赵师所加之黄芪、附子实为本案点眼之笔。

2.凉血解毒温阳法治疗痤疮

黄某，男，23岁，2009年6月18日初诊。

患者面部长"青春痘"已有4年，曾到西医皮科治疗未效；服用清热解毒方药数十剂，亦未见明显效果。刻诊：面部凹凸不平，旧痘未消，新痘又起，旧者色暗，新起者色红，个别有脓点。患者食欲较差，二便可，舌暗红苔白，边有齿痕，脉沉。诊为痤疮，证属寒热错杂，热毒为标，阳虚为本。治宜温阳散寒，凉血解毒，处以自拟消痤饮加减：生地20g，白芍20g，川芎10g，当归15g，丹皮10g，蒲公英20g，僵蚕10g，蝉蜕10g，生山楂30g，浙贝母15g，桔梗6g，炙麻黄6g，附子6g，甘草6g，陈皮10g。5剂，水煎服。

2009年6月24日二诊 服药后旧痘已消退大半，新痘未再起，饮食好转。原方再进5剂。1年后随访，诉后来痘未大起，偶尔因劳累或熬夜起1～2个，往往不治而几天即自愈。

【**按语**】痤疮好发于青春期男女，中医学称作"粉刺""肺风粉刺"。本病虽然青春期过后大多能自愈，但影响美观，如用手挤压，易发细菌感染，引起炎症扩散，或痒或痛，甚者还会留下瘢痕，因而应积极治疗。患者之痤疮早期虽有热毒，但久用寒凉，每易伤人阳气，据舌、脉、症可知其为寒热错杂之证，徒用清热解毒无益也，故以温阳散寒治其本，凉血活血、解毒透表治其标。本方取效关键有两点：一为配用附子，温补损伤之阳气，推动凉血解毒之中药起效；二为配用炙麻黄，宣通肺气，开通毛窍，即《黄帝内经》所云"汗之则疮已"。

3.滋阴清热温阳法治疗慢性前列腺炎

黄某，男，32岁，2007年11月15日初诊。

患者尿频，尿意不尽3年，经某院男科确诊为慢性前列腺炎，经用西药及清热解毒方药30余剂未见明显好转。刻诊：尿道不适，尿后有脓性分泌物，尿频，尿意不尽，会阴、精索、睾丸胀痛，伴烦躁易怒，少寐多梦，早泄，耳鸣，面色赤，两目干涩，手足心热，但足膝冷，舌质红，苔薄黄腻，脉细数。诊为淋证（慢性前列腺炎）。证属阴虚火旺，湿热下注。治以滋阴敛阳，清热利湿。处以枸杞子20g，桑椹30g，女贞子20g，墨旱莲20g，丹皮10g，丹参10g，知母10g，黄柏10g，制附子6g，薏苡仁30g，败酱草30g，白花蛇舌草30g，合欢皮20g，夜交藤30g。6剂，水煎服。

2007年11月22日二诊　药后小便较前通畅，会阴、精索、睾丸胀痛显减轻，足膝亦渐温和，夜寐好转。继服原方加减，前后共服2月余，诸症消失，一年后随访未再复发。

【按语】本例患者因搞图纸设计，经常熬夜，用脑过度，精血暗耗，肾气受损而致阴虚于下，火旺于上，湿热下注，病情复杂。方中枸杞子、桑椹、女贞子、墨旱莲滋补肾阴；丹皮、知母、黄柏清虚热；患者久服清热解毒之品，阳气已伤，故用附子温其肾阳，引火归原；败酱草、白花蛇舌草、薏苡仁清热解毒兼以利湿；丹参、合欢皮、夜交藤安神定志。诸药并用，标本兼顾，药病相当，故初服即有效，共服2月余而病愈。

（二）从肝论治疑难杂症

魏之琇云："肝木为龙，龙之变化莫测，其于病也亦然。明者遇内伤证，但求得其本，则其标可按籍而稽矣。此天地古今未泄之秘，《黄帝内经》微露一言，曰肝为万病之贼六字而止，似圣人亦不欲竟其端委，殆以生杀之柄不可操之人耳。余临证数十年，乃始获之，实千虑之一得也。世之君子，其毋忽诸。"赵师对魏氏之论颇为赞赏。赵师认为，肝藏血藏魂而主疏泄，体阴而用阳，其性主升主动，肝之经络上至巅顶，下络阴器，旁及脾胃，又与心包同属厥阴，故其疏泄失常，阴阳失衡，则气机逆乱，或上冲，或下迫，或横犯脾胃，或窜入心包，可致各科病症丛生。从肝入手，或治肝火，或治肝风，或治肝气，或诸法并施，的确可使许多疑难杂症迎刃而解。

1.脏躁

脏躁病名首见于张仲景《金匮要略》，文曰："妇人脏躁，喜悲伤欲哭，象如神灵所作，数欠伸，甘麦大枣汤主之。"后世医家对其病因病机进行了发挥。《女科经纶》云:"无故悲伤属肺病。脏躁者,肺之脏躁也。"《医宗金鉴》则谓:"脏,心脏也。心静则神藏,若为七情所伤,则心不得静,而神躁不宁也。故喜悲伤欲哭,是神不能主情也;象如神灵所凭,是不能神明也。"赵师认为,脏躁一病主要与肝有关,考《素问·金匮真言论》"东方色青,入通于肝……其谷麦";《素问·脏器法时论》"肝苦急,急食甘以缓之";《难经·十四难》"损其肝者缓其中";仲景之甘麦大枣汤以小麦补肝,用甘草缓肝之急,大枣缓中,以方测证,其病位当在肝无疑。故赵师治疗脏躁常从治肝入手,以逍遥散为主方,对于肝气郁结较甚者,常加佛手、合欢皮,玫瑰花;肝火炽盛者,加丹皮、栀子;肝血不足者,加生地、酸枣仁、柏子仁;肝阴不足者,加龟甲、鳖甲、女贞子、桑椹;便秘者,加羊蹄根、生首乌;夹痰浊者,合用温胆汤。

2.喉痒咳嗽

喉痒咳嗽是肺系疾患中的常见症状之一,有的迁延数月而不能治愈,给患者带来了很大的痛苦。赵师治疗顽固性喉痒咳嗽常从肝入手,每能取得较好的疗效。考肝之经络"循咽喉,入颃颡""其支者,复从肝,别贯膈,上注肺"。肝属木,肺属金,肝气主升,肺气主降,二者协调,则升降有序,如肝气、肝风、肝火太旺,肝升太过,则肺降不及,肺气上逆则咳嗽不止。喉痒阵咳实乃肝风之象,赵师治疗每从肝风入手,辅以宣肺降气,多能取效。常用自拟四虫宣肺饮加减。夹有外感者,加桑叶、菊花;肝火旺盛者,加丹皮、栀子;肝气郁滞者,加柴胡、香附;咽喉有梗塞感者,加苏叶、厚朴;肺热有痰者,加浙贝、瓜蒌。

3.阳痿

阳痿是男性常见病,病因复杂,有的较难医治。古人多从命门火衰,肾精亏损论治。赵师治疗本病常从肝入手,《灵枢·经脉》云:"肝足厥阴之脉,起于大指丛毛之际,上循足跗上廉,去内踝一寸,上踝八寸,交出太阴之后,上腘内廉,循股阴,入毛中,环阴器,抵少腹。"说明肝经与阴器有直接的连属关系,其病变影响到阴器可致阳痿。《素问·痿论》曰:"思想无穷,所愿不得,意淫于外,入房太甚,宗筋弛纵,发为筋痿……筋痿者,生于肝使内也。"肝主筋,阴茎为宗筋之会,肝主藏血,主疏泄,肝具有储藏和调节血液的功能。肝之气血调和,经络通畅,则阴茎能正常勃起,反之则易发生阳痿。

当今社会，人们生活压力较大，情志不遂者日众。对于肝气郁结者，赵师常治以逍遥散加佛手、合欢皮、蜈蚣；对于肝胆湿热者，赵师常治以龙胆泻肝汤加藿香、茵陈、土茯苓；对于寒滞肝经者，赵师常治以自拟温肝汤；肝阴血不足者，赵师常治以一贯煎加白芍、蜈蚣、甘草；阳痿日久，久病入络者，赵师常配以土鳖虫、僵蚕，瘀血甚者加水蛭。

4.失眠

近年来，随着生活和工作节奏加快及竞争日益激烈，人们思想紧张，精神负担加重，失眠的患者也日益增多。赵师认为，失眠虽与五脏有关，但与肝关系尤为密切，临床辨治注重从肝论治，取得了较好的效果。《黄帝内经》曰"肝藏魂""随神往来谓之魂""肝主疏泄"，肝的疏泄功能正常，肝魂方能随神往来，调节抑制与兴奋、睡眠与觉醒的协调平衡。肝藏血，"夜卧血归于肝"。肝血充足，阴能涵阳，是正常睡眠的物质基础。《知医必辨》曰："人之五脏，惟肝易动而难静。"《症因脉治·内伤不得卧》曰："肝火不得卧之因，或因恼怒伤肝，肝气怫郁；或尽力谋虑，肝血所伤。肝主藏血，阳火扰动血室，则夜卧不宁矣。"说明肝之病变与失眠有密切关系。

肝气郁结者症见入睡困难，多梦易惊，喜叹息或胁痛、呕逆，或腹痛便滞，便后不爽，失眠每因情志不畅而加重，苔薄，脉弦。赵师常治以逍遥散加合欢皮、夜交藤。胁痛者加川楝子、延胡索，多梦易惊者加珍珠母、石决明，叹息烦躁者加百合、生地。

肝胆火旺夹有痰浊者症见失眠，头昏沉，烦躁易怒，口苦咽干，口渴喜饮，胁痛或耳鸣，咽痛，大便秘结，小便黄赤，舌红苔黄腻，脉弦滑。赵师常治以丹栀温胆汤加酸枣仁、延胡索。伴胸胁胀闷者，可加佛手、合欢皮；伴有烦躁易惊者，加生铁落、珍珠母。

肝阳上亢者症见失眠，头痛，头晕或头胀，梦多易醒，记忆力减退，颈项不适，舌红苔黄脉弦。赵师常治以天麻钩藤饮加减。头晕胀痛甚者，可加磁石、葛根、丹参；伴肾阴不足者，加女贞子、墨旱莲、桑椹、枸杞子。

肝肾阴虚，水不涵木者症见心烦不寐，头晕，耳鸣，健忘，神疲乏力，腰膝酸软，五心烦热，口干津少，舌红苔薄，脉细数。赵师常治以五子安神汤加减。眩晕、耳鸣甚者加生龙骨、生牡蛎、磁石，腰膝酸痛加鹿衔草、杜仲。

5.面神经痉挛

面神经痉挛是一顽症,临床颇难治愈。《灵枢·经脉》:"肝足厥阴之脉。起于大指从毛之际……夹胃,属肝,络胆……连目系,上出额,与督脉会于巅。其支者,从目系下颊里,环唇内。"即肝经在面部的循行与面神经分布是一致的。《素问·至真要大论》:"诸风掉眩,皆属于肝。"面肌痉挛突发忽止,与"风善行而数变"的特征相似,风邪虽有内、外之别,但就面肌痉挛而言,多以内风为主。赵师认为面肌痉挛主要是因为肝风内动,导致肝风内动的原因主要是肝肾阴血不足,故滋阴养血、息风止痉法为常用大法。赵师常治以自拟二甲熄风汤加减。赵师认为介类潜阳息风效果最佳,故以大剂龟甲、鳖甲滋阴潜阳,息风止痉;白芍、当归、甘草滋养肝阴肝血,缓其挛急;龙齿、钩藤平肝息风,镇静安神;生麦芽条达肝气;蒲公英清肝热而不伤阴;全蝎、蜈蚣善通经络,走窜之力最速,内而脏腑,外而经络,无处不至,为搜风止痉之要药。诸药合用,肾水得滋,肝阴得养,肝阳得潜,肝风得息,痉挛自止。疼痛日久,夹有痰瘀者,加土鳖虫、僵蚕;肾阴虚者,加桑椹、女贞子、墨旱莲;脾胃功能差者,加砂仁、白豆蔻;痛甚难以入睡者,加酸枣仁、延胡索、夜交藤、蝉蜕。

五、从五脏治疗小儿疾病

1.辨体质治咳嗽

咳嗽是小儿肺系疾病中最常见的症状之一,小儿咳嗽以外感者多,内伤者较少。赵师认为,虽同为外感,但由于患儿体质不同,表现的证候迥异,故常根据患儿体质辨证用药。赵师认为,由于饮食结构的变化,痰湿体质的患儿越来越多,此类患儿大多形体肥胖,舌苔多厚腻,易伴发湿疹、哮喘等疾病。其咳嗽以夜间及晨起为甚,或白天活动后咳嗽加重,咳甚则呕吐痰涎,经抗生素治疗往往效果较差。赵师常治以健脾燥湿、化痰止咳,方选温胆汤加减。若以风热证为主,则加桑叶、菊花;热盛者,加生石膏、黄芩;大便秘结者,加瓜蒌仁、莱菔子。气虚体质的患儿多见于先天禀赋不足,或久病失治、误治后损伤正气。此类患儿多形体偏瘦弱,面色无华或萎黄,食欲差,动则汗出,舌质多淡,苔薄或少,常表现为反复的呼吸道感染。若仅去其邪,则往往咳嗽难愈，须扶正兼以祛邪，治疗宜宣肺解表，化痰止咳，佐以益气健脾。临床治疗时，常在宣肺解表方中加入太子参、白术、黄芪、紫河车等益气扶正之品，或用七味白术散加紫菀、款冬花、桔梗、僵蚕、杏仁、苏叶、前胡等药。内热体质的患儿临床也较多见，此类患儿体质的形成一方面与遗传因素有关；另一方面与后天饮食失节，嗜食肥甘、辛辣厚味有关。患儿体内先蕴伏积热，稍稍受凉或饮冷则极易引起外感咳嗽。此类体质患儿形体多瘦，脾气急躁，好动，精神亢奋，口干口渴，食少便干，手足心热，口中气臭，舌质偏红，苔黄燥，脉滑数。治宜表里双解，方用自拟双解1号方加减，高热甚者加生石膏，大便干结者加芒硝。往往大便通下后，咳嗽随即减轻。

2.调理脾胃治厌食

小儿厌食症以不思饮食，见食不贪，伴随体重下降，多汗，发稀，色黄不泽，易感冒为特征。赵师认为造成本病的原因有以下几个方面。

（1）饮食不节：小儿受家长溺爱、娇惯，肥甘厚味不断，瓜果冷饮不绝，日久导致脾胃因积滞而损伤。

（2）药物影响：患儿服用芩、连等苦寒中药伤胃或久用抗生素伤及脾之运化均可导致厌食。

（3）大病久病：中气虚衰运化无力导致厌食。

赵师认为治疗小儿厌食症的关键在于调理脾胃，并拟有儿宝2号方，方中四君、薏苡仁、山药、大枣健脾益气，培补后天之本；鸡内金、焦三仙消食化积；砂仁、木香理气醒脾开胃；金钗养阴，罗汉果调味。诸药合用，共奏健脾开胃，消食化积之效。因其口感好，颇受患儿喜爱。偏阴虚者，加麦冬、五味子；大便干结者，加莱菔子；易反复呼吸道感染者，加黄芪、防风；夹有食积者，加鸡屎藤、鸡内金。

3.益肾气治遗尿

3岁以上小儿，夜眠遗尿，为遗尿病，辨证有肾气不足、脾肺气虚、肝胆湿热等多种类型，但临床以肾气不足为多见。《素问·脉要精微论》云："水泉不止者，是膀胱不藏也。"张景岳指出："膀胱不藏，而水泉不止，此其咎在命门。"盖肾与膀胱相表里，肾气不足，则膀胱气化不利，关门不固而发为遗尿。赵师常采用益气缩泉汤，制作方法：将新鲜猪膀胱清洗干净，加葱、姜少许煮沸，去沫加黄酒适量，再放入黄芪、益智仁、桑螵蛸（三药用纱布包好），加水煮沸，文火熬至膀胱烂熟，取汁约200ml，分两次口服，夜间不饮水，煮熟之猪膀胱可以切碎做菜吃，每2天1剂。本法融药疗与食养为一体，猪膀胱能以脏补脏，增强膀胱的功能；黄芪补气升提；益智仁、桑螵蛸温肾阳而缩尿。诸药配用，膀胱固摄功能得到加强，一般用药月余可愈，患儿体质也能得到明显改善。同时可辅以缩泉散穴位贴敷，黄芪30g，五倍子12g，吴茱萸12g，益智仁12g，桑螵蛸12g，木香3g，肉桂6g，共研面，每取适量，醋调贴神阙穴，每日1次，睡前贴，晨起取下，疗效更佳。

第二节　常用药物精华

一、用药心得

雷公藤

为卫矛科植物雷公藤的根或根的木质部。

【性味】苦、辛，凉。有大毒。

【归经】肝、肾经。

【功效】清热解毒，祛风除湿，舒筋活血，通络止痛，杀虫止痒。

【应用心得】本品具有通行十二经络之力，临床常用于治疗风湿痹痛，如类风湿关节炎、强直性脊柱炎及其他风湿免疫类疾病，多有较好的疗效。现代药理研究证实，雷公藤含有70多种成分，具有10多种药理作用，抗炎作用显著，且其大多数成分具有免疫抑制作用，少数呈免疫调节作用，恰好针对类风湿关节炎发病的主要环节发挥作用。雷公藤副作用较多，对生殖系统的影响在一定程度上限制了其应用。育龄女性服药2～3个月后可出现月经紊乱，主要表现为月经量减少，服药时间长者闭经发生率为30%～50%。为了减少以上副作用，赵师常采用以下措施：①雷公藤常用6～10g，配用鸡血藤30g（鸡血藤具有调经作用。雷公藤能导致部分患者白细胞减少，而鸡血藤能升高白细胞）。也可以配用当归、熟地等养血之品。②如果患者出现较为严重的月经紊乱，则先停用雷公藤，改用马钱子或青风藤，待月经调理正常后再用雷公藤。因雷公藤毒性较大，部分患者口服后会出现消化道反应，如恶心、腹胀、轻度腹痛、胃纳差、腹泻等，此时可减少药量或口服香莲丸。对于出现头晕、口干、口腔黏膜糜烂、咽痛、皮肤瘙痒、皮疹等副作用者，辨证汤药中加入对症治疗的药物常可减轻或缓解药物的副作用。

【用量用法】成人6～15g，小儿酌减。

【使用注意】本品有大毒，用药剂量不宜过大，年老体弱者更应注意。为了减少不良反应，须严格去净二层根皮，药用木质部分，煎剂宜煎熬1小时以上。饭后服用可减轻消化道反应。用药过程中要定期检查血常规、尿常规、肝肾功能，必要时停药。有心、肝、胃、肾、脾等脏器疾病的患者及青年妇女慎用，孕妇忌用。

鸡血藤

为豆科攀援灌木密花豆（三叶鸡血藤）的藤茎。

【性味】苦、甘，温。

【归经】肝、肾经。

【功效】补血行血，舒筋活络，强筋健骨。

【应用心得】本品温而不燥，补而不滞，既能补血又能行血，守走兼备，尤其适用于痹证日久，血虚体弱者。《本草纲目拾遗》称其"藤最活血，暖腰膝，已风瘫"。鸡血藤的主要成分有鸡血藤醇，其药理表现为补血、显著抗炎、抑制前列腺素生物合成，以及对细胞免疫功能双向调节。赵师认为，本品色红专入血分，藤类又长于入络，故长于治疗风湿痹痛，肢体麻木，腰膝酸痛等。赵师常配伍四物汤或大血藤、络石藤、雷公藤等祛风湿药物。若是老年手足痿弱、麻木，瘫痪，眩晕，血脉瘀滞致类中风者，如脑血管意外所致的肢体瘫痪，可在病情稳定期用鸡血藤调气补血，行滞活络，常配桑椹、丹参、杜仲、山萸肉等。治疗血栓闭塞性脉管炎常配伍忍冬藤、当归、玄参、党参、蜈蚣、川牛膝、丹参、石斛、鹿角霜等，治疗原发性血小板减少性紫癜，常配伍仙鹤草、升麻、栀子等。此外，本品也常用于月经不调、经闭腹痛、白细胞减少症等疾病的治疗。可以水煎服，亦可以熬制鸡血藤膏配合中药内服或巩固治疗时服用。鸡血藤甘温无毒，性较温和，一般小剂量（10～20g）养血和血，中剂量（20～30g）活血通经，大剂量（30～150g）逐瘀通络止痛。

【用量用法】10～150g，水煎服。亦可浸酒服。

青风藤

为防己科落叶木质藤本植物青藤或毛青藤的干燥藤茎。

【性味】辛、苦，平。

【归经】肝、脾经。

【功效】祛风除湿，通络止痛，利水消肿。

【应用心得】《本草便读》云："凡藤蔓之属，皆可通经入络，盖藤者缠绕蔓延，犹如网络，纵横交错，无所不至，其形如络脉。"青风藤长于祛风除湿，通络止痛，临床常用于治疗各种风湿痹痛，因又能利水消肿，故对于下肢肿胀明显者效果尤佳。《本草汇言》载："青风藤，散风寒湿痹之药也，能舒筋活血，正骨利髓。故风病软弱无力，并劲强偏废之症，久服常服，大建奇功。"《本草纲目》载："治风湿流注，鹤膝风，麻痹瘙痒，损伤疮肿，入酒药中用。"治疗热痹，关节红肿热痛者，赵师常用青风藤15g、汉防己9g配伍，水煎服，名为清防饮；治疗腰椎间盘突出症，赵师常采用青豆汤，即青风藤30g、黄芪60g、黑豆30g，水煎服，有一定疗效。青风藤主要含有青藤碱、青风藤碱、双青藤碱等，具有显著的抗炎、镇痛、抑制免疫、镇静、释放组胺等作用。临床观察本品治疗风湿痹痛确有疗效，但青藤碱可促使肥大细胞和嗜碱性粒细胞释放组胺，导致皮肤瘙痒、潮红、出汗等不良反应，故赵师认为服用本品宜从小量服起，如无过敏反应可加大剂量，或配用徐长卿30g、地肤子30g减轻不良反应。此外，本品亦可用于跌打瘀肿，无论内服还是外敷，均有助于消肿散瘀。

【用量用法】内服：每次10～30g，水煎服。外用适量。

海风藤

为胡椒科常绿攀援藤本植物风藤的干燥藤茎。

【性味】辛、苦，微温。

【归经】肝经。

【功效】祛风除湿，通经活络。

【应用心得】《本草再新》认为本品"行经络，和血脉，宽中理气，下湿除风，理腰脚气，治疝，安胎"。《浙江中药手册》："宣痹，化湿，通络舒筋。

治腿膝痿痹，关节疼痛。"治疗风湿痹痛，关节不利，筋脉拘挛及跌打损伤疼痛，赵师常以本品配伍秦艽、当归、桂枝、桑枝等。现代药理研究证实：海风藤有细叶青蒌藤素、黄酮类等成分，其药理作用表现为抗炎、镇痛、抗血小板聚集及提高心肌对缺氧的耐受性。海风藤又能阻断皮肤血管通透性增强反应，可用于治疗类风湿关节炎、结缔组织病的肿胀疼痛等。本品对反应性关节炎、类风湿关节炎、骨关节炎、坐骨神经痛、颈椎病均有一定疗效。本品擅长治疗关节游走性疼痛，故为"截风要药"。赵师认为，本品力缓，少用难以为功。

【用量用法】内服：10～30g，水煎服。大剂量可用至50g。外用适量，浸酒外敷。

忍冬藤

为忍冬科植物忍冬的干燥的茎枝。

【性味】甘，寒。

【归经】肺、胃经。

【功效】清热解毒，散结消肿，通经活络。

【应用心得】赵师认为，本品性寒而不伤胃，燥湿而不伤阴，是少数性凉而药性平和的祛风通络药。《本草纲目》载本品可治疗"一切风湿气及诸肿毒，痈疽疥癣，杨梅诸恶疮，散热解毒"。本药是治疗风湿类疾病的常用药物，对类风湿关节炎、反应性关节炎、骨关节炎、颈椎病、痛风等均有一定的效果。现代药理研究认为，本品主要含黄酮类忍冬苷和绿原酸等成分，其药理作用主要表现为抗炎止痛、抑制体液免疫、抗过敏、抗变态反应。治疗风湿热痹，赵师以本品配伍土茯苓、苍术、黄柏、薏苡仁、川牛膝、络石藤、蒲公英等。本品既可以水煎内服，又可以外洗，还可以泡酒服。外洗治痹赵师常采用忍冬藤、鸡血藤、海风藤、络石藤、雷公藤、威灵仙各30g，煎水熏洗患处。复方忍冬藤酒方：忍冬藤60g，鸡血藤30g，徐长卿30g，威灵仙30g，乌梢蛇15g，红花15g，泡酒口服或外用。治疗多种风湿痹痛有较好的疗效。本药亦可用于治疗温病发热、热毒血痢、传染性肝炎、痈肿疮毒等。

【用量用法】内服：煎汤，9～30g；入丸、散或浸酒。外用煎水熏洗、熬膏或研末调敷。本品甘寒无毒，鲜者用量可加大。

络石藤

为夹竹桃科植物络石的干燥带叶藤茎。

【性味】苦，微寒。

【归经】心、肝、肾经。

【功效】祛风通络，凉血消肿。

【应用心得】《要药分剂》云："络石之功，专于舒筋活络，凡患者筋脉拘挛不易伸屈者，服之无不获效，不可忽之。"《本草正义》谓："此物善走经脉，通达肢节，今用以舒节活络，宣通痹痛甚验。"赵师认为，本品苦可燥湿，寒可清热，故尤其适用于湿热痹证，对关节肿痛者效果尤佳。临床常配用忍冬藤、秦艽、生地黄、桑枝等。治疗筋骨疼痛，亦可单用本品泡酒服，亦有一定效果。《神农本草经》谓其"主痈肿不消，喉舌肿，水浆不下"，可见本品有消肿功能。《近效方》有"治疗喉痹咽塞，喘息不通，须臾欲绝，用络石藤二两，煮水一大碗，徐徐服下，极效"的记载，赵师验之临床，确有一定疗效。另外，本品亦有一定祛风止痒作用，对于各种皮肤瘙痒，可配伍夜交藤、蝉蜕、徐长卿等，内服外用均可。

【用量用法】10~30g，水煎服。

大血藤

为木通科植物大血藤的干燥藤茎。

【性味】苦，平。

【归经】大肠、肝经。

【功效】祛风止痛，活血通络，清热解毒。

【应用心得】大血藤色红，藤类中空有孔，既入血分，又入气分，长于通经活络。治疗风湿痹痛，腰腿疼痛，关节不利，赵师常以本品配伍独活、鸡屎藤、鸡血藤等药，亦可单用本品泡酒或与鸡血藤、杜仲、木瓜、五加皮、鸡矢藤等合用泡酒服。本品既能清热解毒，活血化瘀，又能祛腐排脓，乃治疗肠痈腹痛之要药。本品亦为伤科要药，常用于跌打损伤的治疗，内服或配成膏药外用，均有效验。本品亦可用于癥瘤的治疗。

【用量用法】9~30g，水煎服。外用适量。

夜交藤

为双子叶药蓼科植物何首乌的藤茎或带叶藤茎。

【性味】甘、微苦，平。

【归经】心、肝经。

【功效】养血安神，祛风通络。

【应用心得】药理研究表明本品有镇静催眠作用。临床常用于治疗阴虚血少之失眠多梦、心神不宁、头目眩晕、皮肤痒疹等症，也可用于治疗血虚血瘀引起的各种风湿痹痛。赵师治疗失眠常配伍酸枣仁、延胡索、五味子、合欢花；治疗皮肤瘙痒常以本品60g配伍徐长卿、白鲜皮、刺蒺藜，水煎内服或外洗；治疗风湿痹痛常配伍合欢皮、徐长卿、威灵仙、鸡血藤、络石藤等。

【用量用法】10~30g，大剂量可用60g，水煎服。外用适量。

天仙藤

为马兜铃科多年生攀缘草本植物北马兜铃的带叶干燥草质藤茎。

【性味】苦，温。

【归经】肝、脾经。

【功效】活血通络，利湿消肿。

【应用心得】赵师认为，天仙藤能行气活血通络，有较好的镇痛作用，且能利湿浊，消水肿，临床可根据证型配入祛风除湿剂中应用。可广泛用于治疗风湿痹痛、腰腿痛、关节肿痛。如治疗肩臂痛，常配伍姜黄、羌活、白术、半夏等。此外，本品也可用于治疗气血不通之心腹痛、产后腹痛、癥瘕积聚及奔豚疝气作痛。

【用量用法】6~10g，大剂量可用至20g，水煎服。

石楠藤

为蔷薇科灌木或小乔木石楠的细枝。

【性味】辛、苦，平。

【归经】肝经。

【功效】祛风止痛。

【应用心得】本品善祛风息风，故又名风藤。本品长于祛风，且能补肝肾，强筋骨，故一药而能标本同治。治疗风湿痹痛，赵师常配伍鸡血藤、海风藤、络石藤等。兼有肾虚者，常配伍五加皮、骨碎补、续断、桑寄生等。此外，本品尚有抗过敏作用，可配伍荆芥、防风、蝉蜕、白蒺藜等治疗过敏性疾病。现代药理研究认为，石楠藤所含的熊果酸有明显的安定、降温作用，并有镇痛、抗炎及抗癌作用。

【用量用法】10～15g，水煎服。外用适量。

丁公藤

为旋花科植物丁公藤的干燥藤茎。

【性味】辛，温。有小毒。

【功效】祛风除湿，舒筋活络，消肿止痛。

【应用心得】赵师认为，本品长于祛风通络止痛，治疗风寒湿邪所引起的关节疼痛、手足麻木，常与麻黄、桂枝、羌活、独活、乳香、没药等配伍。治疗风寒湿痹，手足麻木，腰腿酸痛，跌打损伤等，可采用丁公藤风湿药酒（丁公藤1kg，桂枝30g，麻黄37.5g，羌活3g，当归3g，川芎3g，白芷3g，补骨脂3g，乳香3g，猪牙皂角3g，陈皮13g，苍术3g，厚朴3g，香附3g，木香3g，枳壳20g，白术3g，山药3g，黄精8g，菟丝子3g，小茴香3g，苦杏仁3g，泽泻3g，五灵脂3g，蚕沙6.5g。以上二十五味，丁公藤蒸2小时后，与桂枝等二十四味，置容器内，加入白酒4.25L，密闭浸泡，浸泡期间加温2～5次，每次使浸泡液达35℃，浸泡40天，滤过即得）。口服，每次10～15ml，一日2～3次，外用涂擦患处亦可。本品发汗作用较强，虚弱多汗者慎用。

【用量用法】3～6g，水煎服，药酒剂可用到15g。

猪蹄甲

猪科动物猪的蹄甲。

【性味】咸，平。

【归经】胃、大肠经。

【功效】通经活络，解毒生肌，化痰通乳。

【应用心得】亦称为"豨珠"，《神农本草经》谓其"主五痔，伏热在肠，肠痈内蚀"。验之临床，效果明显。猪蹄甲主要含角蛋白、肽类、氨基酸类、酯类、糖类、甾体化合物、无机盐及多种微量元素等成分。现代药理研究证实，猪蹄甲有止血、抗炎、抗感染、催乳、止汗等多种药理作用。猪蹄甲给人的感觉是污秽之物，但洗净炒过后不仅不臭，还有香味。本药药源广泛，价廉易得，药性似穿山甲而药力略缓，是临床不可多得之良药。因猪蹄甲中含有的胆固醇单体及锌、硒等微量元素与穿山甲基本一致，故常将猪蹄甲作为穿山甲的代用品使用。赵师认为，本品长于通经络、止痹痛、化瘀浊、通肠道，配鸡血藤、大血藤、穿破石、穿山龙等可治疗风湿痹痛，配大血藤、败酱草可治疗肠痈，配艾叶、苦参、鸡屎藤等可治诸痔疾，配三棱、莪术、白芥子、王不留行可治疗子宫肌瘤、卵巢囊肿，配黄芪、当归、通草可治疗产后乳少。

【用量用法】10~20g，水煎服，入丸散每天1~3g。

蜂房

为胡蜂科昆虫果马蜂、日本长脚胡蜂或异腹胡蜂的巢。

【性味】甘，平。

【归经】胃经。

【功效】祛风止痛，攻毒消肿，杀虫止痒。

【应用心得】蜂房因得风露日久，善能祛风除湿，行血止痛，为治疗风湿痹痛之要药。鄂西北山区气候寒冷潮湿，患风湿者甚众，山民们常采集屋檐下之露蜂房及山中野川乌，切碎后炒焦研细末，取适量黄酒冲服，或以上药加麦麸炒热后外敷，散寒除痹，每获良效。赵师之强力风湿灵药酒即以此对药为主药。蜂房亦归类于虫类药，对类风湿关节炎、强直性脊柱炎等关节僵硬、疼痛、变形均有一定治疗作用，常与蜈蚣、土鳖虫等虫蚁搜剔之品及当归、鸡血藤等养血活血之药配用。治疗急性乳腺炎，可取蜂房剪碎置于铁锅中，以文火焙至焦黄取出，研为极细末，每次3g，用黄酒冲服，每日3次，有一定效果。此外，本品亦常用于治疗喉痹肿痛、瘾疹瘙痒、小儿遗尿、阳痿等病。对于慢性肝炎表现为阳虚者亦可应用蜂房治疗，本品既能助阳，又能攻毒外出。

【用量用法】3~10g，水煎服。外用适量。

白花蛇

为眼镜蛇科动物银环蛇的幼蛇或蝰科动物五步蛇的干燥体。

【性味】甘、咸，温。有毒。

【归经】肝、脾经。

【功效】祛风通络，定惊止痉，镇痛消癥。

【应用心得】蛇性走窜，善行而无处不及，实为祛风良药，朱良春老中医谓其能外达皮肤，内通经络，而透骨搜风之力尤强，称之为"截风要药"。凡疠风顽痹，肢体麻木，筋脉拘挛，半身不遂，口眼㖞斜，惊痫抽掣，瘾疹瘙痒，症势深痼，而风毒壅于血分者，均以此为主药，屡屡获效。赵师治疗类风湿关节炎常采用白花蛇3条，全蝎15g，炙蜈蚣10条，共研细末，每次服3g，每天2次，效果较佳。经临床验证，此方对强直性脊柱炎、腰椎间盘突出症、骨关节炎及其他风湿顽痹均有一定疗效。治疗中风口眼㖞斜，半身不遂，赵师常采用《濒湖集简方》中的白花蛇酒，即白花蛇1条（温水洗净，头尾各去3寸，酒浸去骨刺，取净肉30g），全蝎（炒）3g，当归3g，防风3g，羌活3g，独活15g，白芷15g，天麻15g，赤芍15g，甘草15g，升麻15g。上剉碎，以绢袋盛贮，用糯米2斗蒸熟，如常造酒，以袋置缸中，待成，取酒同袋密封，煮熟，置阴地7日出毒。每温饮数杯，常令相续。此外，本品亦常用于治疗小儿惊风抽搐及各种皮肤顽疾。

【用量用法】水煎服，3～9g；研末吞服，每次0.5～1g，每日2～3次。或浸酒、熬膏，入丸、散服。

乌梢蛇

为游蛇科爬行动物乌梢蛇除去内脏的干燥体。

【性味】甘，平。

【归经】肝经。

【功效】祛风通络，定惊止痉。

【应用心得】乌梢蛇善行，长于祛风通络，定惊止痉。现代药理研究证明其有抗炎、镇痛、镇静、抗惊厥等作用。临床常用于治疗风湿顽痹，筋肉麻木拘挛等，尤其以偏于风寒、游走不定者最好，可配伍羌活、秦艽、防风等。赵师以本药为主配伍葛根、鹿衔草、当归、川芎等治疗颈椎病效果亦佳。治疗慢性湿疹、荨麻疹等风热留于皮肤的疾患，赵师常以本品配伍徐长卿、白鲜皮等；治疗惊痫、抽搐，常配伍白花蛇、蜈蚣等。

【用量用法】入煎剂用6～12g；研粉吞服，每次2～3g；亦可浸酒服。

穿山甲

为鲮鲤科动物鲮鲤的干燥鳞甲。

【性味】咸，微寒。

【归经】肝、胃经。

【功效】活血散结，通经下乳，消痈溃坚。

【应用心得】穿山甲，味淡性平，气腥而窜，其走窜之性，无微不至，故能宣通脏腑，贯彻经络，透达关窍，凡血凝血聚为病，皆能开之。以治疗痈，放胆用之，立见功效。并能治癥瘕积聚，周身麻痹，二便秘塞，心腹疼痛。若但知其长于治疮，而忘其他长，犹浅之乎视山甲也（《医学衷中参西录》）。用于风湿痹痛日久入络之肢体拘挛、关节畸形、强直等症，赵师常以穿山甲配伍土鳖虫、僵蚕、蜂房等，能化痰逐瘀，通络止痛。用于癥瘕痞块、瘰疬积聚等症，常以本品配伍三棱、莪术、丹参、鳖甲等同用；若属气滞痰凝，则应配伍行气、软坚药同用。常用来治疗风湿病伴有皮下结节，如脂膜炎、结节性红斑后期等，配伍猫爪草、山慈菇等。用于产后乳汁不下，常配伍王不留行、通草，气血不足者可再加黄芪、当归、人参等以补益气血，则效果更佳。但穿山甲为国家一级保护野生动物，现已不用，须用他药代替。

【用量用法】内服：3～9g，水煎服；研面服1～3g。外用适量。

全蝎

为钳蝎科动物东亚钳蝎的干燥体。

【性味】咸，平。有毒。

【归经】肝经。

【功效】息风止痉，攻毒散结，通络止痛。

【应用心得】张寿颐曰："蝎乃毒虫，味辛，其能治风者，盖亦以善于走窜之故，则风淫可祛，而湿痹可利。"赵师认为，本品特长有三：一长于通络，《玉楸药解》谓其"穿筋透骨，逐湿除风"，故常用于风湿顽痹；二善于解痉，故可用于面神经痉挛、小儿惊风及阵发性咳嗽等顽症；三善于定痛，故常用于治疗顽固性偏正头痛。带状疱疹后遗神经痛临床治疗颇难，但经过反复观察，全蝎对此有较好的止痛作用，可取本品研末冲服，每服2g，每天3次，如配用辨证的汤剂则效果更佳。治疗风湿顽痹，赵师常以本品配伍蜈蚣、威灵仙、鸡血藤、马钱子等。本品有一定毒性，用量不可过大。在常量下服用，虽无明显副作用和毒性，但仍属窜散之品，血虚生风者忌用，孕妇慎用。赵师认为全蝎药力在尾，尤其治破伤风、急惊风之抽搐痉挛，用蝎尾较好；治中风半身不遂用全蝎较好。但目前药房一般并未细分头、身、尾，而是用全蝎。

【用量用法】3～10g，水煎服，研粉吞服，每次0.6～2g，外用适量。

蜈蚣

为蜈蚣科节足动物少棘巨蜈蚣的干燥体。

【性味】辛，温。有毒。

【归经】肝经。

【功效】祛风止痉，通络止痛，攻毒散结。

【应用心得】张锡纯说蜈蚣"性尤善搜风，内治肝风萌动，癫痫，眩晕，抽掣，外治风中经络，口眼歪斜，手足麻木"。赵师认为，凡风动抽搐或顽麻疼痛，诸药无效者，配用本品多能奏效。治疗风湿痹痛，多与全蝎配伍，通络止痛作用尤佳。蜈蚣脊柱特别发达，以通达督脉见长，故常用于强直性脊柱炎的治疗。但虫类药物偏燥，久用有伤阴燥血之嫌，可与生地、当归养养血之品相伍，则无斯弊。此外，本品外用尚可治疗疮疡肿毒，瘰疬溃烂，蛇虫咬伤等。

【用量用法】内服：入散剂0.6～1g，入煎剂1～2条。外用适量。

僵蚕

为蚕蛾科昆虫家蚕的幼虫在未吐丝前感染（或人工接种）白僵菌而致死的干燥体。

【性味】咸、辛，平。

【归经】肝、肺、胃经。

【功效】化痰息风，通络定痛，化痰散结。

【应用心得】僵蚕僵而不腐，得清化之气，故又名"天虫"，是治疗温病最为常用的药物，如杨栗山《寒温条辨》中首推本品和蝉蜕为治疗时行温病的要药。本品长于通络定痛，临床可用于治疗各种风湿痹痛。治疗重型类风湿关节炎反复发作，久治未愈而寒湿偏胜者，赵师常采用朱良春老中医的"五虎汤"（炙僵蚕、炙全蝎各6g，蜈蚣3条，制川乌、制草乌各3g），多可收效。

治疗风湿痹痛证属痰瘀互结者，赵师常以僵蚕配伍土鳖虫，以化痰逐瘀。痰重者可加白芥子；瘀血明显者，可配地龙、鸡血藤等以增强疗效。此外，本品亦常用于痰核瘰疬、惊风抽搐及风热头痛、目赤、咽喉肿痛、喉痹等症。

【用量用法】5~10g，水煎服。

地龙

为钜蚓科动物参环毛蚓、通俗环毛蚓、威廉环毛蚓或栉盲环毛蚓的干燥体。

【性味】咸，寒。

【归经】肝、脾、膀胱经。

【功效】通络止痛，清热定惊，平喘，利尿。

【应用心得】地龙善于通络止痛，故适用于经络阻滞、血脉不畅、肢节不利的痹证。赵师认为，本品性寒，故尤适宜于治疗热痹，常与防己、络石藤、忍冬藤、桑枝等除湿热、通经络药物配伍；若用治风寒湿痹、肢体关节麻木、疼痛、屈伸不利等症，可与川乌、草乌、南星、乳香等祛风散寒、通络止痛药配伍。对于痰瘀互结者，赵师常以僵蚕与地龙相配，效果较佳。《本草纲目》言其"性寒而下行，性寒故能解诸热疾，下行故能利小便，治足疾而通经络也"。现代药理研究表明，本品含蚯蚓解热碱、蚯蚓素、蚯蚓毒素等，有解热镇静、抗惊厥、扩张支气管等作用。临床上常用于治疗高热惊厥、癫狂、肺热哮喘、小便不利，尿闭不通、气虚血滞之半身不遂等。此外，赵师亦常以本品外用治疗流行性腮腺炎，亦有较好的疗效。方法：取鲜蚯蚓6条，冲去泥土，放入一小碗内，加白砂糖1匙，静置15分钟，即可看到渗出的液体，清澈透明，用敷料蘸浸此药液糊贴到患处，3小时一换，一般1~2日即愈。

【用量用法】内服：水煎服，6~10g，鲜品10~20g：研末吞服，每次1~2g。外用适量。

土鳖虫

为鳖蠊科昆虫地鳖或冀地鳖的雌虫干燥体。

【性味】咸，寒。有小毒。

【归经】肝经。

【功效】逐瘀，破积，通络，理伤。

【应用心得】《长沙药解》说它"善于化瘀血最补损伤"。《本草经疏》认为土鳖虫"治跌打仆损，续筋骨有奇效"。赵师认为，本品活血疗伤，续筋接骨，为伤科要药，治骨折伤痛，可配自然铜、骨碎补、乳香等祛瘀接骨止痛；骨折伤筋后筋骨软弱，可配续断、杜仲等壮筋续骨，达到促进骨折愈合和强筋骨的目的。临床上治疗跌打损伤引起的腰痛单用土鳖虫焙干研面，每服3g，每天2次，一般服用3天即有良效。本品为虫蚁搜剔之品，善于走窜，具有使"血无凝者，气可流通"之功用，故赵师常用本品治疗久痹顽痹，因痹证日久多有痰瘀互结，故临床常以本品与僵蚕作为对药治疗各种顽痹，对于关节肿痛及变形者尤为适合。本品配伍益母草、仙鹤草尚可治疗顽固性蛋白尿。土鳖虫药性平和，活血而不伤气血，无论证属虚实，只要夹瘀，舌质紫暗或有瘀斑瘀点之顽病久病均可用之。孕妇及无瘀血者禁用。

【用量用法】入汤剂3~9g；研末服1~3g，以黄酒送服为佳；或入丸、散。

水牛角

为牛科动物水牛的角。

【性味】苦，寒。

【归经】心、肝经。

【功效】清热解毒，凉血止血。

【应用心得】赵师认为，水牛角咸寒入血，可清血分热毒。本品乃血肉有情之骨药，用于治疗风湿等骨病，有同气相求之妙。治疗风湿热痹，包括类风湿关节炎、风湿热及痛风等风湿病的活动期，以关节红肿热痛，痛势较剧，舌红苔黄腻，脉滑数为特征者，可配伍蒲公英、地丁、紫背天葵、地龙、赤芍、生地、砂仁、白豆蔻等。赵师曾创有牛角解毒汤一方，专为风湿热痹所设，经过多年临床验证，效果尚佳。本品治疗过敏性紫癜常配伍槐米、连翘，治疗各种血证常配伍仙鹤草、黄芩等。此外，临床常把本品作犀角的代用品而用于热入营血所致的高热、神昏、惊风抽搐及吐血发斑等。赵师认为，本品药源广泛，价格低廉，凡血分有热者，皆可配用。但本品力量较弱，量少难以为功。

【用量用法】30~50g，水煎服。

狗骨

为犬科动物狗的骨头。剔去骨骼上的筋肉，将骨挂于当风处晾干。不能曝晒，以免走油变色，以四肢骨为佳。

【性味】甘、咸，温。

【归经】脾、肝、肾经。

【功效】强壮筋骨，祛风定痛。

【应用心得】狗骨作用类似于虎骨，而力量稍弱，能补肝肾，强筋骨，祛风定痛，《四川中药志》谓其"治风湿关节痛，冷骨风痛，腰腿无力及四肢麻木"。赵师临床上常以本品作为虎骨的代用品，用于治疗筋骨软弱，足膝无力，行走艰难，筋骨疼痛挛急，屈伸不利，白虎历节，疼痛走注等。可与其他补肝肾、祛风湿之品配用，也可研面或水煎服，亦可熬膏用。

【用量用法】内服：浸酒或烧存性研末，每次1.5~3g；狗骨胶可每服3~10g，黄酒炖化服用，或入汤药中烊化。外用适量，煅黄研末调敷。

蚂蚁

为蚁科动物丝光褐林蚁及拟黑多翅蚁等多种无毒蚂蚁的干燥体。

【性味】咸、酸，平。

【归经】肝、肾经。

【功能主治】补肾益精，通经活络，解毒消肿。

【应用心得】蚂蚁又名玄驹。赵师认为，本品是一种温和的滋补良药，能够扶正固本，补肾益精，除了有很好的补益作用外，对风湿类疾病有很好的治疗作用。痹证的发生主要是由于素体肾气亏虚，风、寒、湿三邪侵袭，经络气血痹阻，筋骨失养，日久则渐致筋挛骨松，关节变形，不得屈伸。肾主骨，藏精生髓，肝主筋，肝肾同源，共养筋骨，肾虚则髓不能满，肝虚则筋屈伸不利。而蚂蚁可补肾祛寒，养肝荣筋，并能祛瘀通络，实可标本兼治。虽起效慢，但无毒无害，远期疗效可观。为了加强疗效，赵师常配伍黄芪、淫羊藿、枸杞子、骨碎补等益气温阳，补肾健骨的中药一起应用。本品除了治疗风湿病，赵师亦常用于治疗肾虚头昏耳鸣、失眠多梦、阳痿遗精等病。

【用量用法】内服：研末，2~5g；或入丸剂；或浸酒饮。外用适量，捣烂涂敷。

蚕沙

为蚕蛾科昆虫家蚕幼虫的干燥粪便。

【性味】辛、甘，温。

【归经】肝、脾、胃经。

【功效】祛风除湿，活血通经。

【应用心得】蚕沙为蚕之粪便，赵师认为，本品为秽浊之品，能以浊治浊，长于清理经络及肠道之湿浊。治疗风湿热痹，赵师常采用《温病条辨》中的宣痹汤，病在上肢者，加桑枝、桂枝；病在下肢者，加独活、牛膝。治疗类风湿关节炎，病久关节变形，僵硬不遂，可配伍白花蛇、全蝎、蜂房、僵蚕、白芥子等以搜风湿、化痰浊而止痹痛。本品与吴茱萸、木瓜等配伍常用于治疗湿邪所致腰痛、呕吐、腹泻、小腿腓肠肌痉挛等，仿王孟英的蚕矢汤。湿浊较重，头晕颈痛者，赵师常令以本品制成药枕，睡时枕于颈下，亦有一定作用。

【用量用法】10~15g，水煎服。

蝉蜕

为蝉科昆虫黑蚱若虫羽化时脱落的皮壳。

【性味】甘，寒。

【归经】肺、肝经。

【功效】疏散风热，宣肺透疹，明目。

【应用心得】蝉昼鸣而夜息。现代研究证明，蝉蜕具有镇静安神的作用，故临床常用其治疗失眠及小儿夜啼。治疗小儿夜啼赵师常配伍钩藤10g、灯心草6g，治疗顽固性头痛常配伍全蝎10g、僵蚕10g、土鳖虫10g，治疗失眠常配伍合欢皮30g、夜交藤30g。蝉蜕质轻上浮，性善走表，据中医取象比类之法，"以皮治皮"，治疗皮肤瘙痒、过敏性紫癜、痤疮等皮肤病有良效。赵师常配白鲜皮20g、刺蒺藜20g、夜交藤30g治疗皮肤瘙痒，配紫草15g、槐米15g、水牛角30g治疗过敏性紫癜，配黄芩15g、桑白皮30g、浙贝母15g治疗痤疮。赵师认为，蝉蜕质轻，药性平和，本草所载用量偏小，多在3~5g，临床疗效较差，一般疏散风热可用6~10g；抗过敏及治疗皮肤病用量为10~20g；治疗顽固性头痛用20~30g，镇痛作用明显。临床观察，有部分患者大剂量应用蝉蜕后出现嗜睡现象。

【用量用法】3~10g，大剂量可用30g，水煎服。

麻黄

为麻黄科植物草麻黄、木贼麻黄、中麻黄的干燥草质茎。

【性味】辛、微苦，温。

【归经】肺、膀胱经。

【功效】发汗解表，宣肺平喘，利水消肿，散寒通滞。

【应用心得】治疗寒湿犯表或风湿痹证初起，症见发热恶寒，身体烦疼，肢节酸痛不适者，赵师常采用麻黄加术汤。用于外感风寒，寒邪在表，脉浮紧，头身肌肉紧张而疼痛者，常以麻黄汤加味。治疗水肿，腰以上肿者可发汗，腰以下肿者可利小便，麻黄既能发表，又可利水，故两擅其能，灵活配伍可用于多种水肿。赵师体会，麻黄有很好的止痛作用。

【用量用法】3~10g，水煎服。

桂枝

为樟科植物常绿乔木肉桂的干燥嫩枝。

【性味】辛、甘，温。

【归经】心、肺、膀胱经。

【功效】发汗解肌，温通经脉，助阳化气。

【应用心得】桂枝为肉桂树的枝条，故长于走四肢，尤其是上肢臂部之风湿痹痛更为适合。对于风寒为主者，赵师常配伍麻黄、附子等，用于外感风寒，周身疼痛不适者，常采用桂枝汤加味，并在服药后喝热粥，以助药力。治疗水湿停留所致的肢体水肿、痰饮等常配伍茯苓、泽泻。此外，赵师亦常以本品作为治疗热痹的反佐用药，以防寒药冰伏。如赵师的经验方牛角解毒汤即以本品与生石膏、水牛角等相伍。

【用量用法】6~15g，水煎服。

【使用注意】温热病及阴虚阳盛之证，一切血证不可单独使用。

羌活

为伞形科多年生草本植物羌活或宽叶羌活的干燥根茎和根。

【性味】辛、苦，温。

【归经】膀胱、肾经。

【功效】祛风湿，止痛，解表。

【应用心得】本品辛散祛风，味苦燥湿，性温散寒，有较强的祛风湿、止痛作用，配伍其他祛风湿、止痛药，可用于治疗各种风寒湿痹，肢节疼痛。因其善入足太阳膀胱经，以除头项肩背之痛见长，治疗上半身风寒湿痹、肩背肢节疼痛者，赵师常以本品配伍防风、姜黄、当归等。若风湿在表，头项强痛，腰背酸重，一身尽痛者，常配伍独活、藁本、防风等。此外，因本品辛温发散，气味雄烈，善于升散发表，有较强的解表散寒作用，故赵师亦常用于治疗外感风寒之寒热、骨痛、头痛等表证者。

【用量用法】3～6g，大剂量可用至15g，水煎服。

独活

为伞形科植物重齿毛当的干燥根。

【性味】辛、苦，微温。

【归经】肾、膀胱经。

【功效】祛风除湿，通痹止痛。

【应用心得】独活辛、苦，微温，入膀胱经，凡膀胱经所过之处的疼痛、麻木等病均可治疗。对于风湿痹痛，表现为项背肌肉僵痛和下半身关节风湿痹痛，腰背或髋膝酸痛，两足麻木，常配防风、秦艽等加强祛风作用，配杜仲、桑寄生补肾强腰膝，方如独活寄生汤。赵师认为，方中独活为主药，用量少于30g则效差。

【用量用法】10～30g，水煎服。

白芷

为伞形科植物白芷或杭白芷的干燥根。

【性味】辛，温。

【归经】肺、胃、大肠经。

【功效】祛风止痛，解表散寒，通鼻窍，燥湿止带，消肿排脓。

【应用心得】白芷辛散温通，长于止痛，可用治风寒湿痹，关节疼痛，屈伸不利，如《滇南本草》谓本品"祛皮肤游走之风，止胃冷腹痛寒痛，周身寒湿疼痛"。治风寒湿痹可与苍术、草乌、川芎等药同用，如《袖珍方》神仙飞步丹。本品善入足阳明胃经，故阳明经头额痛及牙龈肿痛尤为多用。治阳明头痛、眉棱骨痛、头风痛等症，属外感风寒者，可单用，如《是斋百一选方》都梁丸；或与防风、细辛、川芎等祛风止痛药同用，如《太平惠民和剂局方》川芎茶调散。白芷辛散温通，可祛风解表散寒，用治外感风寒，头身疼痛，鼻塞流涕之症，常与防风、细辛、羌活等同用，如《此事难知》九味羌活汤。此外，本品尚能祛风止痒，如赵师经验方荆防饮即以本品配伍荆芥、防风、升麻、麦冬、生地、白芍等，用治多种皮肤风湿瘙痒，效果较佳。

【用量用法】3～9g，水煎服。外用适量。

防风

为伞形科植物防风的干燥根。

【性味】辛、甘，微温。

【归经】膀胱、肝、脾经。

【功效】解表祛风，胜湿止痛，止痉止泻。

【应用心得】本品质松而润，为"风药之润剂""治风之通用药"，以其能祛风发表，胜湿止痛，故常用于治疗外感风湿，头身重痛，可配伍羌活、川芎、藁本等，如羌活胜湿汤。防风善祛经络及筋骨中的风湿，能随所引而治一身尽痛，是治疗痹痛常用之药。赵师认为，凡风寒湿痹，肌肉关节疼痛，游走不定，手足屈伸不利，以风邪为主者，均可应用。赵师亦常用本药治疗肝郁乘脾之泄泻，因风能胜湿，风药能够升举阳气，故亦常用于脾虚久泻。因风药可以解痉，防风亦常用于治疗偏头痛、腹痛等。

【用量用法】6～10g，水煎服。

柴胡

为伞形科植物柴胡或狭叶柴胡的干燥根。

【性味】苦、辛，微寒。

【归经】归肝、胆、肺经。

【功效】解表退热，疏肝解郁，升举阳气。

【应用心得】柴胡功擅解表退热，疏肝解郁，升阳举陷。本品辛散苦泄，微寒退热，善于祛邪解表退热和疏散少阳半表半里之邪。对于外感表证发热，无论风热、风寒表证，皆可使用。但一般用量宜大，少则效差。退热常用量为20～30g。现代用柴胡制成的单味或复方注射液，对于外感发热，有较好的解表退热作用。若伤寒邪在少阳，寒热往来，胸胁苦满，口苦，咽干，目眩，本品用之最宜，为治少阳证之要药，常与黄芩同用，以清半表半里之热，共收和解少阳之功。赵师曾用小柴胡汤原方治疗少阳发热多例，均为1～2剂即愈，但煎煮及服药方法必须严守《伤寒论》书中之法，即去滓再煎，分温三服。柴胡辛行苦泄，性善条达肝气，疏肝解郁。用于治疗胁痛、乳腺增生症及胆石症等即取其疏肝理气之效。疏肝解郁常用量为10～15g。本品能升举脾胃清阳之气，可用治中气不足，气虚下陷所致的脘腹重坠作胀，食少倦怠，久泻脱肛，子宫下垂，肾下垂等脏器脱垂，但需配伍大剂补气药同用，方能奏效。升阳举陷常用量为6g。解表退热宜生用，且用量宜稍重；疏肝解郁宜醋炙，升阳可生用或酒炙。因柴胡其性升散，故古人有"柴胡劫肝阴"之说。赵师认为，只要配用足量之白芍、当归或生地等养阴养血之品，就不会出现劫肝阴之弊。

【用量用法】6～30g，水煎服。解表退热宜生用，且用量宜稍重；疏肝解郁宜醋炙，可用中等剂量，升阳可生用或酒炙，其用量宜轻。

苍术

为菊科多年生草本植物茅苍术或北苍术的干燥根茎。

【性味】辛、苦，温。

【归经】脾、胃、肝经。

【功效】燥湿健脾，祛风除湿。

【应用心得】本品气味雄厚浓烈，长于燥湿辟秽，无论湿热寒湿，凡舌浊厚腻者皆可应用。苍术治痹首见于《神农本草经》："主风寒湿痹，死肌痉疸。"前人认为"治外湿以苍术最为有效"。治疗风寒湿痹可以本品配伍仙茅、淫羊藿、薏苡仁、羌活、独活等；若属热痹，有发热，口渴，关节红肿剧痛，苔白，脉数，则与清热药石膏等配伍；若以湿为主者，可以本品配伍土茯苓、防己、黄柏、忍冬藤等。对于湿痹，赵师有时亦单用苍术200g，浓煎，加入蜂蜜100g，顿服，效果亦佳。因苍术含丰富的维生素A，故亦可治疗维生素A缺乏所致的夜盲症和麻疹后角膜软化症。用于精神不振，肢体无力，偏于虚寒者，可配熟地黄、干姜等药，有强壮功效。

【用量用法】3～10g，水煎服；或入丸、散。

穿破石

为桑科植物构棘或柘树的根。

【性味】淡、微苦，凉。

【功效】祛风利湿，活血通经。

【应用心得】穿破石根茎金黄，流白色浆汁，通利之中尚有补益作用。故民间常用于治疗劳伤、积损及陈年旧疾。赵师认为，本品药如其名，其穿透作用比较好，药力虽较穿山甲缓，但价格低廉，是其优势。治疗风湿痹痛，常用本品配伍大血藤、鸡血藤、当归等；治疗癥瘕积聚，如卵巢囊肿、子宫肌瘤、前列腺增生等，常配伍白芥子、皂角刺、僵蚕等。此外，本药还有一定降压作用，可配伍丹参、豨莶草、桑寄生等治疗高血压病。

【用量用法】15～30g，水煎服，或浸酒内服，也可用鲜品加酒捣敷。

威灵仙

为毛茛科植物威灵仙、棉团铁线莲或东北铁线莲的干燥根及根茎。

【性味】辛、咸，温。

【归经】膀胱经。

【功效】祛风除湿，通络止痛，消骨鲠。

【应用心得】《药品化义》谓"灵仙，其猛急，善走而不守，宣通十二经络。主治风、湿、痰壅滞经络中，致成痛风走注，骨节疼痛，或肿，或麻木"。临床常用于风湿痹痛的治疗，对于缓解疼痛和筋脉拘挛尤为有效。赵师治疗风湿痹痛常用其配伍仙茅、淫羊藿、徐长卿等；治疗骨质增生症常配伍熟地、骨碎补、鹿衔草、淫羊藿、鸡血藤等；治疗顽固性麻木，常配伍炙川乌、炙草乌、淫羊藿、防风、防己、木瓜、甘草等。现代药理研究表明：威灵仙有镇痛、抗利尿、抗疟、降血糖、降血压、利胆、排泄尿酸的作用，对痛风引起的肿热疼痛有较好疗效。治疗痛风常配伍土茯苓、萆薢等。此外，本药对鱼骨刺梗阻咽喉部、泌尿系结石、梅核气、痰核瘰疬等都有一定疗效。

【用量用法】10～30g，水煎服。身体素弱者不宜用量过大，外用适量。

穿山龙

为薯蓣科多年生缠绕性草本植物穿龙薯蓣的干燥根茎。

【性味】甘、苦，微寒。

【归经】肝、肾、肺经。

【功效】祛风除湿，活血通络，清肺化痰，凉血消痈。

【应用心得】穿山龙长于祛风除湿，活血通络，赵师认为，本品可用于治疗湿热痰瘀痹阻经络引起的关节疼痛，特别是对缓解晨僵有良效。现代药理研究证实穿山龙主要成分为薯蓣皂苷等多种甾体皂苷，在体内有类似甾体激素样作用，水煎剂对细胞免疫和体液免疫均有免疫作用，而对巨噬细胞吞噬功能有增强作用，对金黄色葡萄菌等多种球菌及流感病毒等有抑制作用。因其性偏凉，故多用于热痹的治疗，如类风湿关节炎的急性发作期，可与桑枝、忍冬藤、秦艽等药同用。此外，本品还可用于痰热咳嗽。

【用量用法】15～30g，大剂量可用至60g，水煎服。

寻骨风

为马兜铃科植物绵毛马兜铃的根茎或全草。

【性味】苦，平。

【归经】肝经。

【功效】祛风湿，通经络，活血止痛。

【应用心得】寻骨风长于祛风除湿治疗骨病，赵师治疗风湿痹痛，肢体麻木，关节不利，常将其与追地风、威灵仙、桑枝等祛风通络药配伍；治疗骨病常与骨碎补、肉苁蓉、鸡血藤、莱菔子等同用。此外，本品也可用于治疗跌打损伤，瘀血肿痛等症。赵师认为，本品无论水煎内服还是外洗，或制成流浸膏、浸膏片和注射液，都有一定疗效。

【用量用法】5～15g，水煎服。

祖师麻

为瑞香科植物黄瑞香的根皮或茎皮。

【性味】辛，温。有小毒。

【功效】祛风除湿，散瘀止痛。

【应用心得】本品有较强的祛风止痛作用，临床常用于治疗风湿病所致的关节痛、腰腿痛，四肢麻木及跌打损伤等。赵师认为，本品单用即有效，也可与羌活、独活、透骨草、乳香、没药等配伍，黄酒煎服，效果较佳。对于顽痹久痹，也可以采用祖师麻注射液穴位注射。

【用量用法】6~15g，水煎服，外用适量。

五加皮

为五加科植物细柱五加的根皮。

【性味】辛、苦，温。

【归经】肝、肾经。

【功效】祛风湿，强筋骨。

【应用心得】赵师认为，本品一方面能够祛风除湿，通络止痛；一方面能够补益肝肾，强筋壮骨，可谓标本兼治，临床常用于治疗各种风湿痿痹。本品药力偏于走下半身，善祛下焦腿足之湿邪，常与黄芪、当归、川芎、牛膝、续断、海桐皮、千年健等祛风湿药和补益药配伍浸酒，如五加皮酒，经临床验证，具有较好的镇痛和强壮作用，不仅对风湿痹痛有效，而且对足膝痿弱、肾虚、小便无力、遗尿等也有一定的治疗作用。此外，本品也常用于小儿发育迟缓、筋骨痿弱、行迟的治疗。

【用量用法】10~15g，大剂量可用至30g，水煎服或浸酒。

老鹳草

为牻牛儿苗科植物牻牛儿苗、老鹳草或野老鹳草的干燥地上部分。

【性味】辛、苦，平。

【归经】肝、肾、脾经。

【功效】祛风湿，通经络，清热毒，止泻痢。

【应用心得】老鹳草辛能行散，苦而能燥，性善疏通，有较好的祛风湿、通经络作用。治风湿痹痛，麻木拘挛，筋骨酸痛，赵师常以本品配伍威灵仙、独活、红花、鸡血藤等水煎服；有时单用本品100g煎服或熬膏服，亦有效果。《本草纲目拾遗》载："老鹳草祛风，疏经活血，健筋骨，通络脉，治损伤，痹证，麻木，皮风，浸酒常饮，大有效。"临床上可采用本品泡酒，按酒量服之，以不醉为度，坚持数月，多有良效。治疗面神经炎，可用本品水煎熏洗患处，或配合牵正散内服，效果较佳。本品赵师亦常用于治疗泄泻、痢疾、疮疡等。

【用量用法】10~30g，大剂量可用至100g，水煎服。或熬膏、酒浸服。外用适量。

延胡索

为罂粟科植物延胡索的干燥块茎。

【性味】辛、苦，温。

【归经】肝、脾经。

【功效】活血散瘀，行气止痛。

【应用心得】本品既入血分，又入气分，既能行血中之气，又能行气中之血，气畅血行，通则不痛。现代药理研究表明，延胡索可分离出15种生物碱，其中延胡索甲素、乙素、丑素、癸素均有镇痛作用，尤以延胡索乙素的镇痛、镇静作用最为显著。临床证实本品止痛作用的确较乳香、没药、五灵脂为强，醋制可增强止痛作用，确为中药中的止痛良药。凡由气滞血瘀引起的身痛、胃脘痛，肝胆疾病所引起的疼痛，痛经及失眠等病皆可使用本品。赵师常以延胡索配酸枣仁用于多种痛证及失眠证。延胡索的常用量为15～30g，久用不会上瘾。但治疗痹证时一般不要与马钱子配用，现代药理研究证实延胡索能增强马钱子毒性。治疗跌打损伤或血瘀引起的遍体疼痛赵师常配伍丹参、当归、乳香、没药、土鳖虫、鸡血藤等，治疗气滞血瘀引起的胸胁刺痛常配伍川楝子、香附，治疗失眠症常配伍酸枣仁、合欢花、夜交藤。

【用量用法】10～30g，水煎服。

伸筋草

为石松科多年生常绿草本蕨类植物石松的干燥全草。

【性味】微苦、辛，温。

【归经】肝、脾、肾经。

【功效】祛风散寒，除湿消肿，舒筋活血。

【应用心得】赵师认为，伸筋草效如其名，长于伸展筋骨，缓解痉挛，通络止痛。用于风寒湿痹，肢体麻木，可配伍仙茅、淫羊藿、羌活、独活、桂枝、炮附子、鸡血藤、透骨草等；治疗转筋，可配伍白芍、炙甘草、木瓜；治疗跌打损伤，可配苏木、土鳖虫、三七粉等；治疗肝肾不足，筋脉失养所致的关节屈伸不利，可与当归、熟地黄、续断、桑寄生、杜仲等补肝肾强筋骨药及养血药同用，疗效较佳。

【用量用法】10～30g，水煎或浸酒服，亦可水煎外洗。

透骨草

为凤仙花科植物凤仙的茎。

【性味】苦、辛，温。有小毒。

【功效】祛风除湿，舒筋活血，通络止痛。

【应用心得】本品具有祛风湿、止疼痛作用，赵师认为，凡风湿瘀毒侵入关节，滞络损骨，根深蒂固者，均可应用。治疗风湿痹痛、屈伸不利等症可以本品配伍伸筋草、威灵仙、五加皮、油松节、穿破石等。疼痛甚以寒湿为主者，可酌加制川乌、制草乌。本品可内服，亦可外用，均有效果。对于诸般痹痛，赵师常采用下方外洗效果较佳。处方：透骨草30g，制川乌30g，制草乌30g，延胡索30g，鸡血藤30g，威灵仙30g，细辛15g，没药15g。治疗骨关节炎可加陈醋250ml与水同煎外洗。此外本品亦可用于治疗跌打肿痛，妇女经闭腹痛等。

【用量用法】10～30g，水煎服。孕妇忌服。

透骨香

为杜鹃花科植物云南白珠树的干燥茎叶，根亦可入药。

【性味】辛，温。

【功效】祛风除湿，活血通络。

【应用心得】《滇南本草》谓本品"治筋骨疼痛，泡酒用之良。其梗，洗风寒湿痹，筋骨疼痛，暖骨透热，熬水洗之"。赵师认为，本品有透骨祛风之效。临床常用于治疗风湿痹痛、类风湿关节炎、跌打损伤、筋骨疼痛等症，单用本品30g水煎服即有良好的祛风除湿止痛作用，水煎外洗亦可治疗湿疹。

【用量用法】内服：9～30g，水煎服或浸酒服。外用适量。

猫爪草

为毛茛科植物小毛茛之干燥块根。

【性味】辛、甘，温。

【归经】肝、肺经。

【功效】清热解毒，化痰止咳，散结止痛及抗痨作。

【应用心得】猫爪草药性平和，长于解毒消肿，对于风湿病活动期所致的关节肿痛或有积液者尤为适合。现代药理研究证实，本药有抗结核杆菌、抗

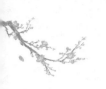

癌、抗急性炎症等作用。赵师治疗风湿病活动期关节肿痛，有积液常取本品配伍夏枯草、土茯苓、土贝母等；治疗瘰疬痰核、疔疮，常采用本品与夏枯草各100g，水煎，过滤取汁，再熬成膏，加冰片少许，贴患处；治肺癌常用本品配伍配夏枯草、白花蛇舌草等，水煎服，加服小金丹，每次3g，每日2次。

【用量用法】10～30g，水煎服。

山慈菇

本品为兰科植物杜鹃兰、独蒜兰或云南独蒜兰的干燥假鳞茎。前者习称"毛慈菇"，后二者习称"冰球子"。

【性味】甘、微辛，凉。

【归经】肝、脾经。

【功效】清热解毒，化痰散结。

【应用心得】本品味辛气寒，善能泄热散结，对痈肿疔毒、瘰疬结核，内服、外敷均可应用。赵师临床常采用本品配伍夏枯草、猫爪草、浙贝母等治疗疔疮肿毒，瘰疬痰核，蝎螫虫咬，无名肿毒。因本品有很好的解毒化痰和止痛作用，故亦常用于治疗多种风湿顽症。如配熟地、骨碎补、炙龟甲、全蝎等治疗骨质增生症，配伍土茯苓、防己、地龙、萆薢、威灵仙等治疗痛风。

【用量用法】10～15g，水煎服。

徐长卿

为萝藦科多年生草本植物徐长卿的干燥根和根茎。

【性味】辛，温。

【归经】肝、胃经。

【功效】祛风止痛，温经通络，解毒消肿。

【应用心得】徐长卿辛能发汗解表，理气散结，温能散寒止痛，故能祛风湿、通经络而止痛。临床常用于治疗各种风湿疼痛。赵师常以本品配伍合欢皮气血并调，宣痹通络。本品对于心腹痛、痛经及跌打损伤等症，亦有明显止痛功效。本品能理气护胃，对于痹证兼有胃胀者尤为适合。另外，本品尚能用于治疗风疹、皮肤瘙痒、痈肿疮毒、毒蛇咬伤等。治疗皮肤瘙痒，赵师常以本药配伍白鲜皮、地肤子、夜交藤等，内服外洗皆有效验。

【用量用法】入煎剂，根3~12g，全草15~30g，后下；入丸、散3~9g。外用适量。

海桐皮

为豆科落叶乔木刺桐的干燥树皮。

【性味】苦、辛，平。

【归经】肝、脾、肾经。

【功效】祛风除湿，通经止痛，杀虫止痒。

【应用心得】赵师认为，本品药性平和，长于祛风除湿，通络止痛，痹证无论寒湿、湿热均可应用。用于风湿腰膝痛不可忍，可配伍金毛狗脊、骨碎补、续断、川牛膝、杜仲等。外用配青风藤、海风藤、桂枝、伸筋草、路路通、土茯苓各30g，水煎，乘热熏洗关节，每日1~2次，每次30分钟左右，坚持1个月以上，治疗跌打损伤及各种风湿关节肿痛、肌肉挛缩、运动障碍，对消肿止痛和改善活动能力有一定作用。用海桐皮、薏苡仁各60g，川牛膝、川芎、杜仲、全蝎、木瓜、大血藤各30g，生地黄180g，酒3L，浸1个月左右，每日早晚饭后饮30ml，治疗颈肩腰腿疼痛有一定疗效。赵师常把海桐皮与姜黄作为对药治疗风湿痹痛，或加三仁汤，或于补肝肾、益气血药中加入此药对，治疗多种风湿痹痛，常获良效。此外，本品亦可用于治疗疥癣、皮肤瘙痒等症。

【用量用法】内服：入煎剂6~12g，入散剂1~3g。外用适量。

路路通

为金缕科植物落叶乔木枫香树的干燥成熟果序。

【性味】苦，平。

【归经】肝、肾经。

【功效】祛风除湿，通络止痛，利水下乳。

【应用心得】赵师认为，"路路通"乃四面八方都通达之意，中医取其象，认为药擅长通行经络，利水下乳。用于风湿痹痛，如关节肿痛，肢节麻木，四肢拘挛，常配羌活、独活、穿破石、鸡血藤、伸筋草、透骨草、当归等药。用于跌打损伤、筋骨疼痛等症，路路通能散瘀止痛，常配苏木、土鳖虫、红花、丹参等活血化瘀之品，水煎服，也可配入外洗方中。用于荨麻疹、风疹瘙痒等

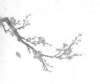

症可配伍徐长卿、地肤子、白鲜皮及养血活血之品。配伍当归、川芎益母草等亦可用于治疗闭经。

【用量用法】3～10g，水煎服。

豨莶草

为菊科植物豨莶、腺梗豨莶或少毛豨莶的干燥地上部分。

【性味】辛、苦，寒。

【归经】肝、肾经。

【功效】祛风湿，强筋骨。

【应用心得】本品味苦性寒，善于祛除风湿热邪，而且能通经络活血止痛。赵师认为，本品用至60g以上，常可降低抗链球菌溶血素O，可明显控制风湿病活动。对于其他痹痛表现为关节红肿热痛者亦可大剂量应用本品，常可获效。豨莶草有补肝肾、强筋骨的功效。可用于治疗肝肾亏虚所致的腰酸肢麻，头晕目花，耳鸣，须发早白等症。

【用量用法】6～30g，大剂量可用至60g以上，水煎服。

千年健

为天南星科植物千年健的根茎。

【性味】辛、苦，温。

【归经】肝、肾经。

【功效】祛风湿，强筋骨，止痛消肿。

【应用心得】治疗风湿痹痛，赵师常与穿破石、海桐皮、老鹳草等祛风止痛药配伍，可增强疗效。千年健辛能散，温能补，故有强筋壮骨的作用，可与熟地黄、当归、骨碎补、五加皮、党参、白术配伍，以调补气血，除痹止痛，标本兼治，用于治疗筋骨疼痛，两足痿弱，手足麻木，屈伸不利者，效果较佳。治疗骨质增生症、股骨头坏死等病，赵师常采用猪脚伸筋汤，即千年健、伸筋草、木瓜、杜仲各60g，生山楂30g，与猪脚1只文火炖烂，吃肉喝汤，每周1剂，坚持数月，有一定疗效。

【用量用法】6～10g，大剂量可用60g，水煎服。

木瓜

为蔷薇科植物贴梗海棠的干燥近成熟果实。

【性味】酸，温。

【归经】肝、脾经。

【功效】舒筋活络，和胃化湿。

【应用心得】木瓜味酸，得木味之正，故尤专入肝，益筋走血，善疗风湿痹痛、筋脉拘挛、脚气肿痛等。如治疗筋急项强，不可转侧，赵师常以本品配伍乳香、没药、生地等。治脚气肿痛，冲心烦闷，常与吴茱萸、槟榔等配伍。治疗老年人腿肚转筋，可以本品配伍白芍、甘草、伸筋草、淫羊藿，水煎服，兼以外洗，效佳。本品亦常用于治疗吐泻转筋。木瓜治此症，一则使湿浊得化，中焦调和；二则舒筋活络，使吐利过多而致的足腓挛急得以缓解。如蚕矢汤治疗此症，即以本品与薏苡仁、蚕沙、黄连、吴茱萸等同用。此外，本品尚有消食作用，可用于消化不良症，如赵师治疗小儿厌食症常采用自拟胃宁2号方：太子参、莲米、木瓜、石斛、谷芽、麦冬、生山楂、陈皮、甘草。用于临床效果较好。

【用量用法】6~12g，水煎服。

萆薢

为薯蓣科多年生蔓生草本植物绵萆薢、福州萆薢的干燥根茎。

【性味】苦，平。

【归经】肾、胃经。

【功效】利湿浊，祛风湿。

【应用心得】本品善走下焦而利水湿、泌清浊，为治疗小便浑浊、色白如米泔水之膏淋的要药；又长于祛风湿而通络止痛，用于风湿痹痛、腰痛等。如《本草纲目》云："萆薢之功，长于去风湿，所以治缓弱顽痹、遗浊、恶疮诸病之属风湿者。"对于风湿热痹或肌肉红肿、挛急疼痛者，赵师常采用萆薢配伍土茯苓、络石藤、薏苡仁、防己等；痹证日久，筋骨疼痛，屈伸不利者，常用大剂萆薢（30~60g）配伍五加皮、续断、骨碎补等；若湿热淋证常配合瞿麦、萹蓄、滑石、车前草等；若皮肤湿疹常配白鲜皮、地肤子、龙胆等。

【用量用法】9~15g，大剂量可用30~60g，水煎服。

天麻

为兰科植物天麻的干燥块茎。

【性味】甘，平。

【归经】肝经。

【功效】祛风通络，息风止痉，平抑肝阳。

【应用心得】天麻又名定风草，既能祛外风，又能息内风。《开宝本草》谓本药"主诸风湿痹，四肢拘挛，小儿风痫、惊气，利腰膝，强筋力"。治疗风湿痹痛，关节屈伸不利者，赵师常以本品配伍秦艽、羌活、独活、桑枝等；用治妇人风痹，手足不遂，常配伍牛膝、杜仲、附子等；用治中风手足不遂，筋骨疼痛等，常配伍没药、制川乌等。用于眩晕、头痛辨证属于肝阳上亢者常配伍钩藤、石决明、龙骨、牡蛎、川牛膝、杜仲等。

【用量用法】6～15g，水煎服。研末冲服，每次1～1.5g。

松节

为松柏科植物常绿大乔木油松、马尾松及同属若干植物的含油节瘤，或茎干瘤状节。

【性味】苦，温。

【归经】肝、肾经。

【功效】祛风燥湿，活血止痛。

【应用心得】松节乃松树枝干之结节，善于祛风通络，疏利关节，凡历节肿痛、挛急不舒、风湿痹痛、关节肿胀，用之多有效验。李时珍曰："松节，松之骨也，质坚气劲，久亦不朽，故筋骨间……诸病宜之。"治疗风湿病，筋骨关节疼痛，可用本药泡酒服，亦可与苍术、威灵仙、牛膝等同用，亦可用于外洗方中。朱良春老中医认为本品能提高免疫力，对体气虚弱，易于感冒，屡屡感染者，每日取松节30g，红枣7枚煎服，连用1个月，有提高固卫御邪之功，能预防感冒之侵袭，赞之为"中药丙种球蛋白"。赵师验之临床，确有一定疗效。

【用量用法】9～15g，水煎服。外用适量。

马钱子

为马钱科植物云南马钱或马钱的成熟种子。

【性味】苦、温。有大毒。

【归经】肝、脾经。

【功效】通络止痛，散结消肿。

【应用心得】民谚云："马钱子，马钱子，马前吃了马后死。"即言其有剧毒，服之可数步毙命。但本药运用得当，确为良药。临床多用于治疗风湿顽痹，麻木瘫痪。《医学衷中参西录》载"其毒甚烈……开通经络，透达关节之力实远胜于他药也"。故其为治风湿顽痹、拘挛疼痛、麻木瘫痪之常用药，可治疗各种风湿病，包括类风湿关节炎、强直性脊柱炎、骨关节炎等。单用有效，也可配麻黄、甘草、乳香、没药、全蝎等为丸服；《现代实用中药》用马钱子与甘草等分为末，炼蜜为丸服，以治手足麻木、半身不遂，有一定疗效。若喉痹肿痛，可配山豆根等研末吹喉，如《医方摘要》番木鳖散。治疗胃下垂可配伍黄芪、枳壳、升麻。现代研究表明，马钱子具有明显抗炎及抑制免疫反应作用。

马钱子的炮制至关重要，赵师常采用张锡纯制法：将马钱子先去净毛，水煮两三沸而捞出，用刀将外皮皆刮净，浸热汤中，日暮各换汤一次，浸足三昼夜，取出，再用香油煎至纯黑色，擘开视其中心微有黄意，火候即到。用温水洗数次，以油气净尽为度（《医学衷中参西录》）。因本品味极苦，入汤剂或散剂往往难以下咽，故临床应用时常配合相关药物，制成水丸，每日服量不超过药典规定量。临床观察，患者服药少则数月，多则数年，未发现有蓄毒现象。

马钱子虽为良药，但应用时应注意以下几点：①用制马钱子，要炮制得宜。不可炮制太轻，轻则毒性较大；也不可炮制过度，过度则药力丧失。②用制马钱子要配合其他扶正药，以丸剂为宜。如配黄芪、当归、生地、赤芍等，既增加疗效，又减少其毒性。研究表明，麝香、延胡索可增强马钱子的毒性，故不宜同用。马钱子配伍一定量的赤芍可降低毒性，随着赤芍用量增大，马钱子毒性降低程度增加。甘草对马钱子毒性亦有影响，有研究报道，马钱子与倍量以上的甘草同煎，可减少或解除毒性作用。赵师临床常配用全蝎，全蝎可缓解马钱子的抽搐等副作用。③要从小量开始，逐渐加至治疗量。④对个别敏感者，用微量治疗为妥，或不用。

马钱子的毒理作用是对脊髓有高度的选择性兴奋作用，对大脑皮质及延髓也有兴奋作用。中毒之初有咀嚼肌、颈肌抽动，吞咽困难，呼吸加速，有窒息感；继而紫绀、大汗、强直性痉挛、角弓反张、牙关紧闭、面肌痉挛呈苦笑状，严重者可因呼吸麻痹而死亡。抢救措施：首先停药，将患者置于安静的环境中，避免声、光刺激，并以硫酸镁或硫酸钠导泻，静滴呋塞米促进毒物排出。急性中毒者应予立即洗胃。抽搐者可用苯妥英钠静脉注射。对于中毒反应较轻者可取生甘草60g，水煎服，也可以服绿豆汤等解救。

【用量用法】内服：0.3～0.6g，炮制后入丸、散用。外用适量，研末调涂。

【使用注意】马钱子有大毒，不宜生用；孕妇禁用。其有毒成分能被皮肤吸收，故外用时不宜大面积涂敷。

附子

为毛茛科多年生草本植物乌头的块根上所附生的块状子根的加工品。

【性味】辛、甘，大热。有毒。

【归经】心、脾、肾。

【功效】回阳救逆，补火助阳，逐风寒湿邪。

【应用心得】附子为中药中的一员猛将，辛热有毒，长于散寒定痛，通行经络，回阳救逆。临床常用于风寒湿痹的治疗，尤其对寒邪偏胜，表现为冷痛，遇寒即发，得温则解，并常伴畏寒、肢冷、苔白、脉弦细者效果更佳。本品也常用于亡阳厥逆，肌肤冰冷，呼吸气微，脉微细或沉伏等的治疗，赵师常以本品配伍干姜、炙甘草、红参、山萸肉等。用于命门火衰，下半身冷，腰膝酸软冷痛，小腹冷而有牵掣痛，小便次数多，脉细弱，常配熟地黄、山萸肉、肉桂、小茴香等。赵师认为，附子超过10g应该先煎，因久煎之后，毒性基本消失，而有效成分不致被破坏。一般情况下，10～20g先煎半小时，20g以上先煎1～2小时，并以口尝舌间无麻感为度较为安全。在服法上，赵师认为应中病即止，饭后服用。

【用量用法】熟附片的常用量为3～10g，水煎服。如作药引加强补药作用，用3～6g即可；用于温中散寒、通络止痛，用10～15g；救治虚脱休克，可用20～300g，但须由有经验的医生用药，不可盲目加大剂量。

川乌

为毛茛科植物乌头的干燥母根。

【性味】辛、苦，热。有大毒。

【归经】心、肝、肾、脾。

【应用心得】川乌属于辛热有大毒之品，许多临床医生都不敢用，怕中毒，怕出医疗事故。其实只要掌握用药的诀窍是不会中毒的，而且常能化腐朽为神奇，达到立竿见影的效果。川乌与附子同出一种植物，只不过乌头散寒止痛力量大些。对于风寒湿邪所致的痹痛、麻木诸症，赵师多与草乌、麻黄、生姜等配伍。用于治疗风寒湿邪或痰湿瘀血留滞经络，肢体筋脉挛痛，关节屈伸不利，痛无定处，或腿臂间痛，日久不愈者，赵师常以本品与草乌、地龙、乳香、没药等配伍。川乌总生物碱有的抑制免疫性炎症及镇痛作用，对皮肤黏膜的感觉神经末梢有局部麻醉作用。故赵师也常把川乌作为外用药使用，或研面外敷，或与木瓜、伸筋草、细辛等水煎外洗，对于风寒湿痹痛均有明显的效果。

【用量用法】内服3～6g，水煎服，或入丸、散。外用研末调敷。

【使用注意】阴虚阳盛、热证疼痛者及孕妇忌服。反半夏、瓜蒌、贝母、白蔹、白及。

细辛

为马兜铃科多年生草本植物北细辛、汉城细辛或华细辛的干燥全草。

【性味】辛，温。

【归经】心、肺、肾经。

【功效】散风祛寒，通窍止痛，下气祛痰。

【应用心得】细辛味辛性温，辛可散内外之寒，温能化内生之饮，并长于止痛。如治疗少阴病反发热脉沉者，常用麻黄附子细辛汤；治疗肺寒伏饮而咳喘、痰多色白、清稀如泡沫，常采用小青龙汤；治疗风寒湿痹、四肢逆冷，可采用当归四逆汤加味；治疗头风头痛，经久不愈的眉棱骨痛，常采用川芎茶调散；龋齿作痛可单用本品浓煎，用棉球蘸药汁咬于痛处，有立竿见影之效。治疗口腔溃疡，可取细辛适量研末，每次取2g，生姜汁调和，外敷神阙穴，上覆塑料薄膜，胶布固定，4～6小时后取下，连用3～5天，有一定疗效。关于细辛的用量，不同医者差异很大，少者严守古之细辛不过钱之说，多者用至数十克。赵师认为，不必拘泥"细辛不过钱"之说，据病情的需要，可酌情加量，治疗风湿痹痛，赵师一般用6～10g，多时用15g。现代药理研究认为，细辛对炎症介质释放、毛细血管渗透性增强、白细胞游走、结缔组织增生等环节

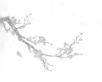

均有抑制作用。这种良好的抗炎作用，是细辛治疗风湿痹痛的药理学基础。

【用量用法】3～6g，水煎服，大剂量可用10～30g。

【使用注意】本品性味辛烈，用量不宜过大。忌与藜芦同服。

肉桂

为樟科常绿乔木植物肉桂的干燥树皮。

【性味】辛、甘，大热。

【归经】脾、肾、心、肝经。

【功效】补火助阳，引火归原，散寒止痛，活血通经。

【应用心得】本品性热峻烈，长于散寒止痛，故常用于治疗风寒湿痹中以寒邪为主之痛痹。赵师治真寒腰痛，常以本品配附子、杜仲；治肝肾不足兼外感风寒湿的腰痛，本品常配独活、桑寄生、杜仲、防风。此外，治跌打损伤，外伤瘀痛赵师常以肉桂配当归、蒲黄，研为细末，以酒送服。肉桂擅长引火归原，常用于治疗虚阳上浮所致的咽痛、牙痛、口腔溃疡等。肉桂与黄连相伍，寒热并用，名曰交泰丸(《韩氏医通》)，可治疗心肾不交的失眠。但赵师认为本方药力较为单薄，根据病情需要可加龙骨、牡蛎、合欢皮、夜交藤、枣仁、延胡索等以加强疗效。对于脾肾阳虚，畏寒怕冷者亦可采用肉桂研面，每天用2g加入稀饭中服，亦有一定疗效。

【用量用法】内服：水煎服每次3～10g，宜后下；研末冲服每次1～2g。外用适量，研末调敷或浸酒涂搽。

干姜

为姜科多年生草本植物姜的干燥根茎(宜用未发芽的老姜)。

【性味】辛，热。

【归经】心、肺、脾、胃、肾经。

【功效】温中散寒，回阳通脉，燥湿化痰。

【应用心得】

《珍珠囊》云："干姜其用有四：通心助阳，一也；去脏腑沉寒痼冷，二也；发诸经之寒气，三也；治感寒腹痛，四也。"用于寒湿痹痛，干姜辛热，能走能守，常与附子相配，用于寒湿痹痛，姜得附子其热大增，附子得姜其毒自减。故现代临床有不少方剂常配入干姜治疗寒湿痹痛。用于回阳救逆，治疗亡阳证，可用四逆汤。本品亦常用于温化痰饮，如小青龙汤。

【用量用法】3～9g，稍大量可用12～15g，水煎服。

【注意事项】阴虚内热而咽喉疼痛，或多汗者，均不宜用干姜。孕妇慎用。

土茯苓

为百合科植物光叶菝葜的干燥根茎。

【性味】甘、淡，平。

【归经】肝、胃经。

【功效】清热除湿，泄浊解毒，通利关节。

【应用心得】《本草纲目》载："土茯苓能健脾胃，去风湿，脾胃健则营卫从，风湿去则筋骨利。"《本草正义》谓："土茯苓，利湿去热，能入络，搜剔湿热之蕴毒。其解水银、轻粉毒者，彼以升提收毒上行，而此以渗利下导为务，故专治杨梅毒疮，深入百络，关节疼痛，甚至腐烂，又毒火上行，咽喉痛溃，一切恶症。"赵师认为，本药可用于治疗多种风湿痹痛。如治疗痛风可以本品配伍威灵仙、萆薢、虎杖；治疗湿热痹痛可配伍防己、黄柏、忍冬藤、地丁、天葵子、水牛角；治疗风湿病活动期关节肿痛、积液可配伍夏枯草、猫爪草、土贝母等；对于风湿病夹有感染者可用本品配伍忍冬藤、金银花、蒲公英等；用于梅毒或因梅毒服用汞剂而致肢体拘挛症，可重用本品配伍皂荚、牵牛子煎服，有解毒、利关节之效。此外，本品与苦参、黄柏、苍术、白鲜皮、土槿皮、百部等相伍水煎外洗，治疗阴痒或慢性湿疹等疗效亦佳。

【用量用法】红土茯苓15～30g，白土茯苓30～60g，水煎服。最大剂量500～750g，用于抗癌或外洗。

白鲜皮

为芸香科多年生草本植物白鲜的干燥根皮。

【性味】苦，寒。

【归经】脾、胃、膀胱经。

【功效】清热燥湿，祛风解毒。

【应用心得】本药首载于《神农本草经》。《本草纲目》记载："白鲜皮，气寒善行，味苦性燥，为诸风痹要药，世医止施疮科，浅矣。"赵师认为，本药长于燥湿清热，为治疗湿热痹证不可多得之良药，白鲜皮药源广泛，价格低廉，值得推广应用。治疗湿热痹证可以本品配伍土茯苓、防己、杏仁、蚕沙等；白鲜皮单味研细末外敷，可以治疗外伤出血。亦常用于治疗湿热所致的疮痒、疥癣、阴痒、瘰疬、痰核、黄疸等病，如可配伍苦参、蛇床子、地肤子治湿热疮痒、疥癣、阴痒；配藿香、茵陈治湿热黄疸；配蒲公英、夏枯草、猫爪草等量，水煎浓缩成膏，外敷，治痈肿疮疖、瘰疬、痰核、痄腮等。现代药理研究证实，本品有抗炎、抗菌、抗过敏及增强免疫等作用。但本品毕竟为苦寒之品，脾胃虚寒者慎用。

【用量用法】15～30g，水煎服。

秦皮

为木犀科落叶乔木植物苦枥白蜡树、尖叶白蜡树或宿主白蜡树的干燥枝皮或干皮。

【性味】苦、涩，寒。

【归经】肝、胆、大肠经。

【功效】清热燥湿，清肝明目，收涩止痢，祛湿止痛。

【应用心得】现代药理研究认为，秦皮具有抗菌、消炎、镇静、镇痛、利尿、镇咳、祛痰和平喘作用。其成分马栗树皮苷具有消炎镇痛、利尿、促进尿酸排泄的作用。有实验研究证明，秦皮能明显降低骨关节炎关节软骨中的MMP-1及关节液中的一氧化氮、前列腺素E2水平，减缓骨关节炎的发生。故可在治疗类风湿关节炎、骨关节炎及痛风等疾病时加入秦皮，对于减轻关节肿痛有一定疗效。治疗风湿痹痛，赵师常以本品配伍威灵仙、徐长卿、土茯苓、僵蚕等。用于湿热菌痢，常与黄芩、黄连配伍。用于湿热带下，可以本品水煎坐浴。此外，本品亦常用于肝热上冲的目赤肿痛、目生翳障、麦粒肿等症的治疗。

【用量用法】3～15g，水煎服。

知母

为百合科多年生草本植物知母的干燥根茎。

【性味】苦、甘，寒。

【归经】肺、胃、肾经。

【功效】清热泻火，滋阴润燥。

【应用心得】知母甘寒，善于滋阴降火，赵师常将其与黄柏、龟甲、熟地黄、陈皮等同用，治疗肝肾亏虚引起的痿痹；与杜仲、龟甲、枸杞子等同用，治肾虚精亏腰疼。治疗风湿病伴有围绝经期症状，表现为周身游走性疼痛而伴有自主神经功能紊乱者。常以本品配伍黄柏、当归、仙茅、淫阳藿、巴戟天等。此外，本品亦常作为反佐药用于风寒痹痛方中，以防祛风湿药温燥伤阴，常与麻黄、桂枝、白术、甘草等同用，如《金匮要略》中治疗"诸肢节疼痛，身体尪羸，脚肿如脱，头眩短气，温温欲吐者"的桂枝芍药知母汤。此外，本品亦常用于治疗消渴、热病烦渴、阴虚发热、骨蒸劳热、遗精盗汗等。

【用量用法】6~12g，水煎服。

桑枝

为桑科植物桑树的嫩枝。

【性味】微苦，平。

【归经】肝经。

【功效】祛风湿，通经络，利关节，行水气。

【应用心得】赵师认为，本品药性平和，长于祛风除湿，善达四肢经络，内服外用均有效验。通利关节，常与桂枝、羌活、独活等配伍。治疗风湿痹痛，四肢拘挛，屈伸不利或肢体麻木，无论久病新患，无论证属寒热，均可配用。用于治疗风湿热痹，关节红肿疼痛功能障碍者，可与络石藤、忍冬藤等配伍。本品亦可用于中风半身不遂的治疗。

【用量用法】10~30g，水煎服。

茵陈

菊科植物滨蒿或茵陈蒿的干燥地上部分。

【性味】苦、辛，微寒。

【归经】脾、胃、肝、胆经。

【功效】清热解毒，利湿退黄。

【应用心得】本品药性平和，乃治脾胃肝、胆湿热之专药。古人以之治疗黄疸多效，今用其治疗湿热痹痛效果亦佳。赵师治疗湿热痹证常以本品配伍土茯苓、木瓜、威灵仙等；以本品配垂盆草、败酱草常可降转氨酶；治疗口腔溃疡，常以本药配伍藿香；治疗妇科炎症、湿热带下，常以本品配艾叶、苦参、败酱草、白花蛇舌草等。此外，赵师亦常以本药配木槿花、凌霄花、玫瑰花、红花治疗黄褐斑及面部色素沉着，亦有良效。现代药理研究证实，茵陈具有利胆保肝、解热、利尿、抗菌、抗病毒等功效。赵师体会，凡湿热为患之证皆可配用。其经验方解毒1号即以本品配伍藿香、芩、连等组成，广泛用于内、外、妇、儿各科疾病。但本品力缓，量小常难取效。

【用量用法】15～30g，水煎服。

两面针

为芸香科植物两面针的干燥根。

【性味】苦、辛，平。有小毒。

【归经】肝、胃经。

【功效】通络祛风，行气止痛，活血散瘀。

【应用心得】两面针，药如其名，叶边有刺。诸有刺者，皆能消肿止痛。现代药理研究证实，两面针含有一种木脂类化合物，具有良好的解痉和镇痛作用。赵师常应用本品于风湿痹痛的治疗，既可单用，也可配伍其他祛风湿药，内服、外用皆能祛风通络止痛。《云南中草药选》载：单用两面针泡酒可治风湿骨痛，跌打劳伤。外用治风湿性关节炎、腰肌劳损，以本品加鸡骨香、了哥王根皮，制成醇剂外用；也可用本品熬成膏外贴患处，均有祛风定痛之效。

【用量用法】内服：入汤剂6～15g。外用适量，研末调敷或煎水洗，或制酊剂涂患处。

黄柏

为芸香科植物黄皮树或黄檗的干燥树皮。前者习称"川黄柏"，后者习称"关黄柏"。清明之后剥取树皮，除去粗皮、晒干压平；润透，切片或切丝。生用或盐水炙、炒炭用。

【性味】苦，寒。

【归经】肾、膀胱、大肠经。

【功效】清热燥湿，泻火除蒸，解毒疗疮。

【应用心得】《珍珠囊》谓"黄柏之用有六：泻膀胱龙火，一也；利小便结，二也；除下焦湿肿，三也；痢疾先见血，四也；脐中痛，五也；补肾不足，壮骨髓，六也。"赵师认为，黄柏苦寒沉降，长于清泻下焦湿热，善治下肢腿足之痹痛。治疗湿热痹阻证，下肢关节红肿热痛者，赵师常以四妙散加水牛角、蒲公英、紫花地丁等治疗。此外，赵师亦常以本品治疗湿热所致的热痢、黄疸、黄浊白带、疮疡肿毒、湿疹及阴虚火旺之潮热骨蒸、盗汗、遗精等。治疗化脓性中耳炎，可取本品30g浓煎滴耳，有良效。

【用量用法】3~12g，水煎服。外用适量。

防己

为防己科植物粉防己的干燥根。

【性味】苦，寒。

【归经】膀胱、肺经。

【功效】祛风止痛，利水消肿。

【应用心得】防己味苦性寒，长于祛风湿，清热通络止痛。故赵师认为本品尤适宜于湿热偏盛所致的骨节烦痛，屈伸不利，《温病条辨》中的宣痹汤即以本品与薏苡仁、滑石、蚕沙等配伍。治疗风寒湿痹，关节疼痛，常与辛热的乌头、桂枝等相伍。因防己有很好的利水退肿之功，赵师治疗风水身肿，汗出恶风，小便不利者，常采用防己黄芪汤（防己、黄芪、白术、甘草）加减。治疗双膝关节积液久治不愈者，赵师常采用防己黄芪汤合五苓散加猫爪草、土贝母、土茯苓等。

【用量用法】4.5~9g，水煎服。服用剂量过大（30~100g）可导致中毒。

苦参

为豆科多年生落叶亚灌木植物苦参的干燥根。

【性味】苦，寒。

【归经】心、肝、胃、大肠、膀胱经。

【功效】清热燥湿，祛风杀虫，利尿。

【应用心得】

《本草正义》："苦参，大苦大寒，退热泄降，荡涤湿火，其功效与芩、连、龙胆皆相近，而苦参之苦愈甚，其燥尤烈，故能杀湿热所生之虫，较之芩、连力量益烈。"本品常用于湿热所致的黄疸、泻痢、带下、小便不利、湿疹、皮肤瘙痒、脓疱疮等证。赵师认为，本品清利湿热的作用极佳，对于湿热痹有良好的治疗作用，常以本品配伍猪苓、泽泻、茵陈蒿等一起应用，当归拈痛汤亦是赵师治疗湿热痹之常用方。但本品确为大苦大寒之品，赵师强调，用苦参时一定要顾及患者脾胃，脾胃虚寒者忌用。

【用量用法】3~10g，水煎服。外用适量。

秦艽

为龙胆科龙胆属多年生草本植物秦艽、麻花秦艽、粗茎秦艽或小秦艽的干燥根。

【性味】苦、辛，平。

【归经】胃、肝、胆经。

【功效】祛风湿，除黄疸，清虚热。

【应用心得】古人认为秦艽是"三痹必用之药"，无论证属寒热均可用之。赵师用于治疗风湿痹痛、肢节疼痛、挛急不遂者，常配蜂房、桂枝、威灵仙等药。如行痹，关节痛无定处，常配伍防风、羌活、桂枝等。若中风半身不遂，有上肢拘挛等血虚表现者，可配当归、白芍、首乌等养血药。秦艽有清热利湿之功，亦可用于治疗痔疮肿痛，可配伍桃仁、皂角子、苍术、防风、黄柏、当归、泽泻、槟榔、熟大黄等。本品还有养血润燥之功，治疗血虚风燥，皮肤皲揭，筋燥爪干者，赵师常以本品配伍当归、生熟地、白芍、黄精等。此外，本药亦常用于治疗黄疸、阴虚内热、骨蒸潮热等。

【用量用法】3~12g，大剂量可到15~20g，水煎服。

蒲公英

为蒲公英属菊科多年生草本植物蒲公英、碱地蒲公英或同属种植物的干燥全草。

【性味】苦、甘，寒。

【归经】肝、胃经。

【功效】清热解毒，消痈散结，利尿解毒。

【应用心得】《本草新编》谓："蒲公英，至贱而有大功，惜世人不知用之。阳明之火每至燎原，用白虎汤以泻火，未免大伤胃气。盖胃中之火盛，由于胃中之土衰也，泻火而土愈寒矣。故用白虎汤以泻胃火，乃一时之权宜，而不恃之为经久也。蒲公英，亦泻胃火之药，但其气甚平，既能泻火，又不损土，可以长服、久服无碍。"本品甘寒，清热泻火而不伤胃，因兼入肝胃二经而有护肝、健胃之能，故对风湿病久用中西药物而伴有肝损害及胃肠道病变者，尤为适宜。赵师治疗气阴两虚之风湿痹痛常用本品配伍黄芪120g，石斛30g，牛膝30g，远志30g；治疗湿热痹可配伍忍冬藤、土茯苓、防己等；对于风湿病夹有感染者，常用本品配伍忍冬藤、金银花、白花蛇舌草等；治疗消化性溃疡可配伍海螵蛸、白及、陈皮、枳实；治疗肠痈可配伍白花蛇舌草、地丁、天葵子、大血藤、豨莶等；治疗慢性活动性肝炎可配伍墨旱莲、虎杖、茵陈、垂盆草；此外，亦可以本品配白鲜皮、夏枯草、猫爪草等量，煎水浓缩成膏，外敷，治痈肿疮疖，瘰疬、痰核、痄腮及关节腔积液。

【用量用法】30～50g，水煎服。

白花蛇舌草

为茜草科植物白花蛇舌草的全草。

【性味】微苦、甘，寒。

【归经】归胃、大肠、小肠经。

【功效】清热解毒，利湿通淋。

【应用心得】本品微苦，甘寒，有较强的清热解毒作用，用治热毒所致诸证，内服外用均可。可用于治疗急慢性肾炎、尿道炎、膀胱炎、前列腺炎、肿瘤等见湿热及热毒征象者。赵师常以本品配益母草30g、白茅根30g、车前草30g治疗急慢性肾炎、蛋白尿、水肿；配当归20g、浙贝母15g、苦参10g治疗前列腺炎；配鱼腥草30g、车前草30g、墨旱莲30g治疗泌尿系统感染；配蒲公英30g、地丁30g、天葵子30g治疗阑尾炎；配浙贝母15g、生牡蛎30g、玄参15g治疗瘰疬；配半枝莲30g、半边莲30g、黄芪30g治疗肿瘤。本品对泌尿系统炎症、水肿、蛋白尿有良效，大剂量应用亦未见不良反应，且长期服用对肾功能恢复有一定作用。

【用量用法】15～60g，水煎服。外用适量。

夏枯草

为唇形科植物夏枯草的干燥果穗。

【性味】辛、苦，寒。

【归经】归肝、胆经。

【功效】清热泻火，明目，散结消肿。

【应用心得】本品味苦、辛，性寒，入肝经，长于清肝火，散郁结。《滇南本草》谓其："祛肝风，行经络……行肝气，开肝郁，止筋骨疼痛，目珠痛，散瘰疬，周身结核。"赵师认为，凡肝胆经所过之处之各科疾病皆可配伍应用。如赵师常以本品配桑叶30g，菊花15g治疗目赤肿痛；配益母草30g，车前子30g，怀牛膝30g等治疗高血压病；配生牡蛎30g，玄参30g，猫爪草10g治疗瘰疬，瘿瘤；配橘核15g，荔枝核15g，柴胡10g，僵蚕10g治疗乳腺增生症；配浙贝母15g，金银花30g，柴胡10g，皂刺15g，瓜蒌30g治疗乳痈；配大黄4g，僵蚕10g，蝉蜕10g，姜黄10g，蒲公英15g治疗痄腮；配玄参30g，桔梗15g，甘草10g，蚕茧10g治疗咽喉肿痛；配半夏15g，合欢花15g，夜交藤30g治疗失眠。

【用量用法】9～15g，水煎服。或熬膏服。

乳香

为橄榄科小乔木植物卡氏乳香树及同属植物皮部渗出的树脂。

【性味】辛、苦，温。

【归经】肝、心、脾经。

【功效】活血行气止痛，消肿生肌。

【应用心得】乳香气香窜，性温，为宣通脏腑、疏通经络之要药。张锡纯谓："故凡心胃胁腹肢体关节诸疼痛皆能治之……其通气活血之力，又善治风寒湿痹，周身麻木，四肢不遂及一切疮疡肿疼，或其疮硬不疼。"本品既可内服，又可外敷。赵师治疗气血痹阻，肢体疼痛，筋脉拘挛，常与当归、丹参、没药、鸡血藤、三七等配伍；治疗跌打损伤，常与没药、血竭、骨碎补、冰片等为末内服；若血瘀肿痛，而无出血者，常配伍没药、土鳖虫、苏木等，以水酒各半煎服。治疮口溃烂，久不收口，可用香油炸乳香、没药，加入黄丹成膏，摊成膏药，每天换一次，连用半月至1个月即可收口。

【用量用法】内服：3～9g，水煎服；或入丸、散剂；内服宜炒去油。外用适量，生用或炒用，研末调敷或外搽。

没药

为橄榄科植物地丁树或哈地丁树的干燥树脂。

【性味】苦、辛，平。

【归经】心、肝、脾经。

【功效】活血止痛，消肿生肌。

【应用心得】乳香气香味淡，善透窍以理气；没药气淡，味辛而微酸，善化瘀以理血。二者常相须为用，合称乳没，可制成膏药摊贴，治疗疔疮、疮痛、无名肿毒及皮肤溃烂久不收口。乳香、没药加当归、丹参，即活络效灵丹，善治气血郁滞，肢体疼痛；治疗外伤、骨折可以本品配伍自然铜、三七等内服或外用。

【用量用法】内服3～5g，水煎服；或入丸、散剂；内服宜制过用。外用适量，生用或炒用，研末调敷或外搽。

桃仁

为蔷薇科植物桃或山桃的干燥成熟种子。

【性味】苦、甘，平。

【归经】心、肝、大肠经。

【功效】破血祛瘀，润肠通便。

【应用心得】赵师认为，本品善活血通络，祛瘀力量较强，治疗气滞血瘀所致的跌打损伤、瘀血留滞疼痛等，常与红花、赤芍、当归等同用；治疗寒凝瘀滞、肢节疼痛，得温则减者，可配桂枝、红花、细辛、当归等同用；治跌打损伤，瘀肿疼痛，常配当归、红花、大黄、天花粉等。此外，本品配伍杏仁、火麻仁亦常用于肠燥便秘的治疗。

【用量用法】3～10g，水煎服。

红花

为菊科植物红花的干燥花。

【性味】辛，温。

【归经】心、肝经。

【功效】活血通经,祛瘀止痛。

【应用心得】赵师认为,风湿痹痛从一开始即有瘀滞存在,故活血药亦为常用之品。红花色红入血分,味辛性温,更长于行血化瘀滞。在风湿病中有明显瘀滞现象者,常以本品配伍桃仁、威灵仙、海桐皮等。用于治疗胸痹心痛、血瘀腹痛、胁痛等可与其他理气活血之品相伍,如王清任的血府逐瘀汤。用于跌打损伤,瘀滞肿痛,常以红花与苏木、乳香、没药等同用。红花油涂擦患处可消肿止痛。红花注射液可静脉滴注,取效更捷,为临床应用提供了方便。

【用量用法】3~10g,水煎服。

川芎

为双子叶植物药伞形科植物川芎的根茎。

【性味】辛,温。

【归经】肝、胆、心包经。

【功效】祛风止痛,活血行气。

【应用心得】川芎味辛性温,长于活血行气,祛风止痛,能上行头目,下行血海,为血中气药,凡属血瘀气滞者皆可使用。临床常用于治疗风湿痹痛、筋挛拘急等症。如《备急千金要方》独活寄生汤即以本品配伍独活、秦艽、防风、桂枝等药同用。有人认为本品辛散,易于动血,其实不然。赵师认为,只要配伍适量滋阴养血之品,如白芍、当归、生地等,是不会出现伤阴动血的。配白芍30g、蔓荆子10g、全蝎10g、土鳖虫10g、僵蚕10g,治疗顽固性偏正头痛;配当归15g、香附15g、延胡索30g、益母草30g,治疗痛经;配白芍30g、甘草10g、威灵仙12g、仙茅10g、淫羊藿30g,治疗风寒湿痹;配紫河车6g(分2次冲服)、黄精20g、丹参15g,治疗脑萎缩;配葛根30g、丹参20g、威灵仙12g,治疗椎基底动脉供血不足所致的头痛头晕。

【用量用法】6~30g,水煎服,大剂量可用至30~45g。

赤芍

为毛茛科多年生草本植物赤芍或川赤芍的干燥根。

【性味】苦,微寒。

【归经】肝经。

【功效】活血化瘀,凉血止痛。

【应用心得】痹者，闭也，经脉痹阻不通之意。痹证从始至终都有瘀的存在，赤芍长于活血化瘀，故能用于多种痹证的治疗，因其能凉血止痛，故用于治疗各种痹痛夹有瘀热者尤为适合，如治疗椎间盘突出症、骨关节炎的急性期，症见痛有定处或患处红肿者，赵师常以本品配伍桃仁、红花、当归、川芎、乳香、没药、丹皮等同用。治疗类风湿关节炎，本品常与金银花、牛膝、当归、生地黄、玄参、白花蛇舌草、青风藤等配伍。用于治疗跌打损伤所致的筋骨肌肉瘀血肿痛，常配乳香、没药、血竭、土鳖虫、自然铜等药。

【用量用法】6~30g，水煎服。

苏木

为豆科灌木或小乔木植物苏木的干燥心材。

【性味】甘、咸，平。

【归经】心、肝、脾经。

【功效】行血祛瘀，消肿止痛。

【应用心得】苏木色红入血分，长于活血止痛。现代药理研究证明苏木有良好的镇静、催眠及抗炎作用，故常用于治疗风湿痹痛。赵师治疗腰椎骨质增生症及腰椎管狭窄症常以本品配伍黄芪、当归、丹参、鸡血藤、杜仲、狗脊、鹿角片、地龙、穿破石等，以通督活血，补肝益肾。有研究显示，苏木的免疫抑制疗效类似于雷公藤，故亦常用于类风湿关节炎等风湿免疫病的治疗。此外，苏木亦为伤科常用药，可用于各种瘀血肿痛，骨折筋伤。对于单纯瘀血肿痛，可以苏木配乳香、没药、赤芍等活血药。治骨折筋伤，常以本品配伍自然铜、血竭、乳香、没药等；若肝肾不足者，可加骨碎补、桑寄生等补肝肾强筋骨。本品研细末外敷，亦有消肿止痛之功。

【用量用法】3~10g，水煎服。

牛膝

怀牛膝为苋科植物牛膝的干燥根。川牛膝为苋科植物川牛膝的干燥根。

【性味】苦、酸，平。

【归经】肝、肾、膀胱经。

【功效】补肝肾，强腰膝，破血行瘀。

【应用心得】赵师认为，怀牛膝长于补益肝肾，常与杜仲、狗脊、续断、

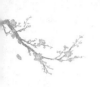
桑寄生等配伍治疗肾虚腰腿痛，也可用于风湿病或跌打损伤所致的腰腿疼痛。川牛膝长于活血化瘀，祛风除湿、宣通关节，常与苍术、络石藤、海桐皮、萆薢等相伍，治疗风湿性腰腿疼痛。亦可用于治疗跌打损伤，瘀血肿痛，可与杜仲、乳香、没药、木瓜、麻黄、马钱子等配伍。二者均可引药下行，引火下行，对于上实下虚、上热下寒之证皆可配用。

【用量用法】9～15g，大剂量可到60g。

合欢皮

为豆科植物合欢的干燥树皮。

【性味】甘，平。

【归经】心、肝、肺经。

【功效】解郁安神，活血消肿。

【应用心得】本品味甘性平，入心、肝经，善解肝郁，为悦心安神要药。适宜于情志不遂，忿怒忧郁，烦躁失眠，心神不宁等症，能使五脏安和，心志欢悦，以收安神解郁之效。临床常与酸枣仁、柏子仁、首乌藤、龙骨、牡蛎等安神之品配伍应用。赵师认为，本品入心、肝血分，能活血祛瘀，续筋接骨，故可用于跌打损伤，筋断骨折，血瘀肿痛之症。因其有活血定痛之效，赵师常将之与徐长卿相伍，作为对药治疗各种风湿痹痛，效果明显，尤其对于伴有烦躁失眠，精神抑郁者，效果更佳。另外，本品也可用于治疗肺痈，疮痈肿毒等病。古有黄昏汤(《备急千金要方》)，即单用黄昏（即合欢皮）手掌大一片，细切，以水三升，煮水一升，分三服，治疗治肺痈。我院以本品配徐长卿15g、水牛角30g，名开心丸，治疗精神抑郁有一定疗效。配夜交藤30g、酸枣仁30g、延胡索30g，治疗烦躁失眠；配淫羊藿30g、仙茅10g、百合30g，治疗围绝经期综合征；配黄芩15g、瓜蒌皮30g，治疗痰热咳嗽；配徐长卿15g、鸡血藤30g、威灵仙15g，治疗风湿痹痛。但本药平和力缓，非小量所能取效，常用量为30g。

【用量用法】6～30g，水煎服，外用适量。

益母草

为唇形科植物益母草的地上部分。

【性味】辛、苦，微寒。

【归经】心包、肝、膀胱经。

【功效】活血调经，利水消肿，清热解毒。

【应用心得】益母草药性平和，价格低廉，具有良好的凉血活血、消肿、降压、止痒的作用。赵师常配伍夏枯草30g、车前草30g、葛根30g、石决明30g治疗高血压；配黄芪30g、三七10g、小蓟30g治疗血尿；配黄芪30g、桑寄生30g、鹿衔草30g、木槿花15g治疗蛋白尿；配黄芪30g、丝瓜络15g、车前子30g、金银花20g治疗水肿；配夜交藤100g、徐长卿30g，水煎外洗，治疗皮肤瘙痒。治疗闭经、痛经、血尿一般用量为20～30g，治疗高血压一般用30～60g，皮肤瘙痒外洗可用100g。

【用量用法】20～30g，煎服；大剂量可用至100g，或熬膏，入丸剂。外用适量捣敷或煎汤外洗。治疗闭经、痛经、血尿一般用量为20～30g，治疗高血压一般用30～60g，皮肤瘙痒外洗可用100g。

仙鹤草

为蔷薇科植物龙牙草的干燥地上部分，又名脱力草。

【性味】苦、涩，平。

【归经】归心、肝经。

【功效】补虚，止痢，收敛止血，截疟。

【应用心得】本品有很好的强壮作用，常用于治疗机能低下的病症，如脱力劳伤引起的面色苍白，萎靡不振，也能有效地缓解亚健康人群的不适感。主治胃脘痞满、胃脘痛、慢性痢疾、肠炎、便血、盗汗、脱力劳伤、心动过缓、白细胞减少症。《本草纲目拾遗》云本品"消宿食，散中满，下气"；《本草镜》亦云本品有"下气活血，理百病，散痞满"之功效。赵师常用仙鹤草配伍枳壳治疗胃痞症，每获良效；以本品配枳壳10g治疗胃脘痞满；配太子参30g治疗胃脘痛属气阴两虚者。《滇南本草》谓其"治日久赤白血痢"。仙鹤草配桔梗治疗痢疾、肠炎、泄泻，出自朱良春老先生的仙桔汤，治疗慢性痢疾和肠炎，取其燥湿活血，排脓止泻之功，用之临床每每灵验。配桔梗10g治疗慢性痢疾，肠炎；配白及15g、槐花15g治疗便血。仙鹤草素能缩短凝血时间，使血小板计数增加，槐花、连翘所含芦丁能增强毛细血管的致密度，以降低毛细血管的通透性，故对毛细血管破裂出血、皮下溢血有止血作用。配槐

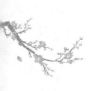

花 15g、连翘 15g，治疗血小板减少性紫癜；配黄芪 30g、当归 30g、桑叶 30g、三七 10g，治疗崩漏；配黄芪 30g、鸡血藤 30g、西洋参 10g，治疗白细胞减少症；叶橘泉著《现代实用中药》载本品有强心作用，近年也有报道用仙鹤草素治疗克山病所致完全性房室传导阻滞，用后心率增快，症状迅速改善。赵师常以本品配合桂枝甘草汤治疗心动过缓，取得一定的效果。

【用量用法】10～30g，大剂量可用至 30～60g，水煎服。外用适量。

黄芪

为豆科多年生草本植物膜荚黄芪或蒙古黄芪的干燥根。

【性味】甘，微温。

【归经】肺、脾经。

【功效】补气固表，利尿托毒，排脓，敛疮生肌。

【应用心得】黄芪长于补气温阳，对于气血虚弱所致的肢体关节疼痛麻木，赵师常以黄芪桂枝五物汤加减。若疼痛症状较明显，则配桂枝、延胡索、当归等加强镇痛作用。治疗周围神经麻痹、脑血管意外、中风后遗症时，常重用本品配伍桃仁、红花、川芎、地龙等活血化瘀药。对于膝关节肿痛久不消者，赵师常采用四神煎治疗，即生黄芪 240g，远志肉、牛膝各 90g，石斛 120g，金银花 30g，多能数剂取效。用法：生黄芪、远志肉、牛膝、石斛用水 10碗煎2碗，再入金银花 30g，煎1碗，一气服之。服后觉两腿如火之热，即盖暖睡，汗出如雨，待汗散后，缓缓去被，忌风。此外，本品也常用于中气下陷所致的脱肛、子宫脱垂、崩漏及表虚自汗症。治疗原发性肾病综合征辨证属脾肾两虚或以气虚为主者，赵师常采用《闻过喜医集》中介绍的刘氏经验方：黄芪 30g，党参 15g，当归 10g，升麻 3g，柴胡 5g，丹参 20g，芡实 15g，白术 15g，山药 15g，仙茅 10g，淫羊藿 10g，凤尾草 10g，山楂 15g，甘草 5g。用于临床有一定效果。

【用量用法】常用量 10～30g，治肾炎、中风和严重的风湿病可用至 240g，水煎服。

白术

为菊科多年生草本植物白术的干燥根茎。

【性味】甘、苦，温。

【归经】脾、胃经。

【功效】健脾益气，燥湿利水，和胃止呕，止泻，止汗，安胎。

【应用心得】白术质润而气香，健运脾阳，滋养胃阴，为健脾益胃之专剂。《神农本草经》谓白术"主风寒湿痹"。赵师认为，无湿不成痹，健脾即可祛湿，故白术亦常用于治疗风湿病。治疗湿痹，赵师曾创有二术饮，即以苍、白术配伍生薏苡仁、茯苓、藿香、杏仁、白豆蔻等。用于脾胃气虚，大便溏泄，饮食减少，脘腹虚胀，倦怠乏力等可配伍党参、干姜、茯苓等。本品亦常用于治疗脾虚水肿、体弱自汗。生白术用60g以上尚有较好的通便作用，赵师经验方通便灵即以生白术为主药。

【用量用法】10~30g，大剂量可用60~90g，水煎服。

薏苡仁

为禾本科一年生草本植物薏米的干燥成熟种仁。

【性味】甘、淡，凉。

【归经】脾、胃、肺经。

【功效】利水渗湿，清热除痹，健脾补肺。

【应用心得】薏苡仁长于健脾祛湿，可缓解肌肉挛缩疼痛，常用于治疗湿热痹痛、四肢拘挛、关节肿胀等症，本品药性温和，无论寒证、热证都可应用。偏寒者，可配麻黄、桂枝；偏热者，可配络石藤、忍冬藤；湿重者，可配苍术、白术。湿邪流连，头身困重，肢体酸楚疼痛，常与滑石、蔻仁等配伍，如三仁汤。赵师认为，湿邪不除则痹证难愈，故治痹很重视祛湿。赵师临床喜用三仁汤加姜黄、海桐皮、夜交藤等治疗风湿痹痛，多获良效，并创有三仁通痹汤一方。因其能健脾祛湿，故亦可用于治疗脚气水肿、脾虚泄泻等。

【用量用法】15~30g，大剂量可用60~90g，水煎服。

当归

为伞形科多年生芳香草本植物当归的干燥根。

【性味】甘、辛，温。

【归经】肝、心、脾经。

【功效】活血止痛，补血调经。

【应用心得】当归既能养血又能活血，其富含油脂，故又长于润肠通便及润燥止咳。痹者，闭也，不通之谓。大凡痹证，皆与气血瘀滞有关，血不行则作痛。因其既能养血又能活血，故各种血虚、血瘀作痛之症皆可用之。如《医学衷中参西录》之活络效灵丹即以当归为主药，配以丹参、乳香、没药，用于一切瘀滞所致疼痛之症，临床应用效果较佳。若治风湿顽痹，尤其是久痛入络者，赵师常以之与虫类搜剔药如土鳖虫、全蝎、地龙、蜈蚣等配伍。治疗湿热痹，可与羌活、茵陈、苦参等配伍；治疗冻疮或四肢逆冷诸证，可与桂枝、细辛、芍药等配伍；治疗气虚血瘀之崩漏，可与黄芪、三七、桑叶相伍，如赵师创制的新加当归补血汤。崩漏一证每多夹瘀，故亦用当归，取其养血活血之功，盖瘀血去则新血生而血自归经。有人认为对于崩漏不能多用当归，此浅见也。当归配以大剂补气之黄芪、止血之三七、凉肝之桑叶，不会出现出血量增多，且一般3～5剂即见明显效果。配川芎10g、红花10g、益母草30g、川牛膝15g，治疗闭经；配黄芪30g、三七10g、桑叶30g，治疗气虚血瘀之崩漏；配白芍30g、生白术30g、决明子30g、生何首乌20g，治疗习惯性便秘；配白芍30g、甘草15g、伸筋草30g、鹿衔草30g，治疗风湿痹痛；配麻黄10g、杏仁10g、苏子10g、桔梗10g、甘草6g，治疗日久不愈之咳嗽。

【用量用法】9～12g，大剂量可到30g，水煎服。

白芍

为毛茛科多年生草本植物芍药的干燥根。

【性味】苦、酸，微寒。

【归经】肝、脾经。

【功效】补血敛阴，平肝止痛。

【应用心得】白芍长于养肝之阴血，对于肝旺脾弱、肝气郁结所致诸症均有效果，赵师常用四逆散、柴胡疏肝散、逍遥散等治疗风湿病夹有肝气郁结者。对肝阴不足，肝阳上亢所致的眩晕、头胀头痛、烦躁易怒、耳鸣、肢体麻木等症，常配伍石决明、钩藤、生地黄、女贞子、枸杞子等，以滋水涵木，平抑肝阳。对于血不养筋引起的手足肌肉痉挛抽搐，尤其小腿腓肠肌痉挛，常配以甘草，即芍药甘草汤。有实验证明，白芍和甘草的有效成分配合后，有互相增强的协同作用，如配以伸筋草、淫羊藿、木瓜等则效果更佳。芍药甘草汤也可用来治疗风湿性多肌痛所致肌肉疼痛。如证属营卫不和所致的周身不适，自汗恶风，关节冷痛等，可取本品敛阴和营，与温通卫阳之桂枝相配，以协调营卫，方如桂枝汤，阳虚者可酌加附子。配全蝎10g、甘草10g、僵蚕15g，治疗头痛、三叉神经痛；配威灵仙12g、骨碎补15g，治疗骨质增生症；配鸡血藤30g、威灵仙15g、木瓜20g、甘草10g、徐长卿15g，治疗风湿痹痛；配甘草10g、柴胡10g、枳壳10g、合欢皮15g，治疗胁痛；配甘草10g、附子3g、黄连3g，治疗寒热错杂之胃脘痛；配当归15g、香附15g、延胡索30g、小茴香10g，治疗痛经。本品大量应用有明显的通便作用，如果患者平素便稀或兼有脾肾虚者，赵师常配用炒白术或骨碎补。配生首乌20g、决明子30g、砂仁10g、莱菔子30g，治疗阴血不足导致的便秘。

【用量用法】10～30g，水煎服。大剂量可用至30～90g，但不宜长期大剂量服用。

石斛

为兰科植物金钗石斛、霍山石斛、鼓槌石斛或流苏石斛的栽培品及其同属植物近似种的新鲜或干燥茎。

【性味】甘，微寒。

【归经】胃、肾经。

【功效】滋阴，清热，益肾，壮筋骨。

【应用心得】石斛品种繁多，但治疗作用大体相同。《本草通玄》说："石斛甘可悦嗓，咸能润喉，甚清膈上。"古人常以此代茶。据报道，我国著名体育播音员宋世雄，长期保持悦耳动听、洪亮的嗓音，达40余年之久，就是有赖于每日饮用石斛茶。其保嗓的妙方是著名中医刘渡舟教授介绍的。刘渡舟说："清利咽喉，保护嗓子，用胖大海不如用石斛效果好。"我国著名京剧表演艺术家梅兰芳、马连良、潭富英也常用石斛代茶饮。据宋世雄介绍，石斛形瘦无汁，非经久煎，气味莫出，故取干品10g用文火水煎约半小时，倒入保温杯中代茶慢慢饮服。《神农本草经》载石斛"主伤中，除痹，下气，补五脏虚劳羸瘦，强阴，久服厚肠胃"。石斛长于养阴除痹，应用大剂量石斛（120g）治疗风湿痹痛则见于《验方新编》中的四神煎，赵师减其量（常用30～60g）治疗本病，亦取得了很好的疗效。石斛为主药，配用生地、海桐皮、鹿角、全蝎等制成丸药，名曰石斛蠲痹丸，现为我院协定处方之一，用于临床多年，治

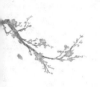

疗阴虚痹取得了满意的疗效。本地药房尚有金钗出售，色泽鲜美，效果极佳，实为石斛的一个品种（金钗石斛），但价格为普通石斛的6倍。经过长期观察，石斛有尚良好的营养神经及安神作用，故常配以蝉蜕、钩藤等治疗小儿夜啼及神经衰弱等症。本药为养阴之品，凡舌苔厚腻、便溏者慎用。配桔梗10g、玄参10g、甘草6g，治疗慢性咽喉炎；配菊花15g、枸杞子15g、桑椹20g、女贞子15g、密蒙花15g、车前子15g，治疗视神经萎缩；配伍蝉蜕8g、钩藤10g，治疗小儿夜啼夜卧不安；配黄芪120g、牛膝30g、远志30g、蒲公英15g，治疗风湿痹痛。

【用量用法】10~20g，治疗风湿病可用至30~120g，水煎服。

黄精

为百合科植物滇黄精、黄精或多花黄精的干燥根茎。

【性味】甘，平。

【归经】肺、脾、肾经。

【功效】补脾润肺，生津止渴。

【应用心得】赵师认为，本品药性平和，对于风湿痹痛、筋骨疼痛，无论寒证热证均可应用。偏热者配伍络石藤、忍冬藤等药，偏寒者配伍羌活、防风等药，湿重者配伍苍术、薏苡仁等药。亦可与大血藤、丹皮、老鹳草配伍，能清热凉血止痛。治疗高血压病赵师常采用董建华教授的黄精四草汤，即黄精20g、夏枯草15g、益母草15g、车前草15g、豨莶草15g，水煎服，效果较佳。本品亦可作为滋养强壮剂，药性与党参相似，凡病后体弱、慢性病消耗性营养不良，腰膝酸软，头晕眼干等症均可配伍应用。

【用量用法】10~15g，较大量可用至15~30g，水煎服。

何首乌

为蓼科植物何首乌的块根。

【性味】苦、甘、涩，微温。

【归经】归心、肝、肾经。

【功效】制用：补益精血。生用：解毒，截疟，润肠通便。

【应用心得】补益精血多用制首乌，解毒和润肠通便多用生首乌。经过长期临床观察发现，何首乌的补血效果较好，且补而不腻，其所含的卵磷脂是细胞膜的主要原料，并且又能促进造血，故常用于治疗贫血。赵师常以本品配伍黄芪30g、当归15g治疗贫血，配莱菔子30g、决明子30g、荷叶15g、生山楂30g治疗高脂血症，配生地30g、玄参30g、麦冬30g、决明子30g、当归30g治疗肠燥便秘，配土鳖虫10g、僵蚕10g、蒲公英30g、皂角刺15g治疗肠粘连。现代药理研究证实：何首乌主要含蒽醌类化合物，主要成分为大黄酚和大黄素，因此具有良好的通便作用，且无大黄等泻药易伤阳气之弊，常用于治疗年老体弱之人血虚肠燥便秘。赵师治疗脱发、白发常采用自拟首乌生发饮：制何首乌30g，桑椹30g，枸杞子20g，菟丝子15g，女贞子15g，墨旱莲30g，黄芪30g，当归10g，黄精15g，熟地30g，桑白皮15g，透骨草30g，茯神10g。水煎服，效果满意。

【用量用法】生用10~30g，大剂量可用至50g，水煎服；制用6~12g。大便溏泄及痰湿较重者不宜使用。

女贞子

为木犀科植物女贞的成熟果实。

【性味】甘、苦，凉。

【归经】归肝、肾经。

【功效】滋补肝肾，乌须明目。

【应用心得】《本草备要》谓本品"益肝肾，安五脏，强腰膝，明耳目，乌须发，补风虚，除百病"。本品价廉而易得，长于补益肝肾之阴，凡属肝肾阴虚之黄褐斑、头发干枯、脱发、便秘等证，赵师常配用之，多获良效。如赵师常以本品配桑椹30g、墨旱莲30g、玫瑰花15g、凌霄花15g等，治疗黄褐斑；配墨旱莲30g、当归15g、熟地30g、透骨草30g、桑白皮15g等，治疗头发干枯、脱发等；配决明子30g、生首乌30g、当归30g、生白术30g、枳壳15g等，治疗便秘；配熟地30g、枸杞子20g、鸡血藤30g、太子参30g、黄芪30g，治疗肿瘤化疗后气短、乏力、血细胞下降、肝肾功能异常等。现代药理研究证实：女贞子可增强非特异性免疫功能，对异常的免疫功能具有双向调节作用；对化疗和放疗所致的白细胞减少有升高作用。大量应用有较好的润肠通便作用。

【用量用法】15~30g，水煎服。

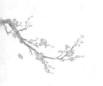

决明子

为豆科植物钝叶决明或小决明的干燥成熟种子。

【性味】甘、苦、咸，微寒。

【归经】归肝、大肠经。

【功效】清热明目，润肠通便。

【应用心得】本品既能清肝明目，又兼能平抑肝阳，故常用于治疗肝火上炎所致的目赤肿痛及肝阳上亢所致的高血压病。赵师常以本品配石决明30g、桑寄生20g，治疗高血压病；配桑叶20g、菊花20g，治疗目赤肿痛；配生山楂30g、荷叶15g、泽泻30g，治疗高脂血症。现代药理研究发现本品含大黄酸、大黄素、芦荟大黄素、决明子素、橙黄决明子素、决明素等蒽醌类物质，故有良好的润肠通便作用。决明子于通便诸药中性味平和，无明显副反应，虚人、老人及儿童皆可服用，亦不仅限于肝热便秘。《本草推陈》载："慢性便秘及卒中后顽固便秘：用决明子一斤炒香研细末，水泛为丸，每日三回，每回一钱，连服三五天，大便自然通顺，且排出成形粪便而不泄泻。此后继续每日服少量，维持经常便通，并能促进食欲，恢复健康。"用上述方法治疗便秘效果确切，服法也很科学，以丸剂缓治更能润肠通便而不伤正气，但制丸不易，故常嘱患者每次取决明子10～20g炒香，泡茶饮，可视大便干结程度而增损其用量，以大便通畅为度。如效果不佳，则可配砂仁10g、莱菔子30g、何首乌30g等水煎服。

【用量用法】10～30g，水煎服。

紫河车

为健康人的胎盘。

【性味】甘、咸，温。

【归经】肺、肝、肾经。

【功效】益气养血，补肾益精。

【应用心得】《本草经疏》谓："人胞乃补阴阳两虚之药，有返本还元之功。"熊笏《中风论》："欲在表之卫气盛，必须益其肾间动气，如树木培其根本，则枝叶畅茂也，然诸药总不如紫河车之妙，其性得血气之余，既非草木可比，且又不寒不热，而为卫气生发之源。盖以血肉之属，为血肉之补，同气相求也。"现代药理研究表明，紫河车含有性腺激素、卵巢激素、黄体激素、多种氨基酸、胎盘球蛋白、纤维蛋白稳定因子、尿激酶抑制物、纤维蛋白酶原活化物等。丙种胎盘球蛋白具有增强机体免疫力的特殊功能，干扰素具有抗病毒和抗癌的作用。赵师经过长期临床观察，认为本药的确能改善患者体质，使体瘦患儿逐渐变胖；使平时易感冒者减少患外感的次数；对子宫发育不良之不孕，精血不足的阳痿遗精及风湿痹痛亦有良效。凡夹有表邪者不宜单独使用，实证者禁服。紫河车加工方法：新鲜的紫河车，横直割开血管，用水反复洗漂干净。另取花椒适量装入布袋中加水煎汤，去渣，将洗净之紫河车置花椒汤中煮2～3分钟，及时捞出，沥净水，以黄酒适量拌匀，再置笼屉中蒸透，取出，烘干。对于体质素弱者还可用新鲜胎盘半个或1个，水煎服食，每周1次，坚持1～3个月多有良效。本品对气血亏虚、肾精不足所致的风湿痹痛，身体虚弱羸瘦，体虚易反复外感，血虚面黄，阳痿遗精，不孕，少乳等均有一定效果。配白术10g、山药10g、砂仁10g治疗小儿身体虚弱羸瘦，配太子参20g、麦冬10g、黄芪20g、白术10g、防风6g、五味子6g、桑叶10g治疗体虚易反复外感，配黄芪30g、当归10g治疗血虚面黄，配五子衍宗丸治疗阳痿遗精，配枸杞子30g、桑椹30g、女贞子20g、菟丝子20g、墨旱莲30g治疗不孕，配黄芪30g、当归15g、王不留行30g治疗产后气血不足引起的乳少，配骨碎补20g、鳖甲15g、鹿衔草30g、鸡血藤30g治疗肾精不足引起的风湿痹痛。

【用量用法】本品多研面服用，每次1.5～3g，重症加倍，或配入丸剂。也可用免煎品紫河车，每袋3g，每次服1袋，每天2次冲服。

狗脊

为蚌壳蕨科多年生草本植物金毛狗脊的干燥根茎。

【性味】苦、甘，温。

【归经】肝、肾经。

【功效】祛风湿，补肝肾，强腰膝。

【应用心得】《神农本草经》谓本品"主腰背强，机关缓急，周痹，寒湿膝痛，颇利老人"。赵师认为，本药长于补肾强腰壮督，且温而不燥，走而不泄，药性较为平和，对风湿痹痛，腰痛脊强，不能俯仰，足膝软弱，腰膝酸软有较好的效果，对于肝肾不足引起的腰膝酸痛，步履乏力，常与杜仲、桑寄生、川续断等配用。治疗风寒湿邪闭阻经络之周身疼痛、四肢沉重麻木、项背拘急者，可配伍川乌、苏木、萆薢等。配杜仲30g、蜈蚣1条、僵蚕10g，治疗腰背强痛；配骨碎补20g、三七10g、熟地30g、莱菔子10g、土鳖虫10g，治疗腰椎病。此外，以狗脊100g配鹿草30g、益智仁100g共研为面，每次3g，每天2次口服，亦可治疗肾气虚寒所致的尿频、带下等。

【用量用法】10～15g，水煎服。

杜仲

为杜仲科杜仲属植物落叶乔木杜仲的干燥树皮。

【性味】甘，温。

【归经】肾、肝经。

【功效】补肝肾，强筋骨，安胎。

【应用心得】杜仲可补肝肾、强筋骨，赵师认为，凡风湿痹痛、腰膝酸痛证属肝肾不足者，用之最为适合，常与桑寄生、人参、熟地、细辛等配伍，如独活寄生汤。因其性温，故能除湿散寒，对寒湿所致之腰痛，杜仲亦为常用之品，可与独活、桂枝、秦艽等配伍。杜仲补肾安胎亦有良效，治疗习惯性流产，可采用《本草纲目》中的保胎丸，方用杜仲（糯米煎汤浸透炒去丝）240g、续断60g、山药180g。共研细末，炼蜜为丸，每服9g，每日3次，对于肾气不足、胎元不固之频繁流产，收效颇佳。此外，本品对肾虚所致的阳痿、小便频数、高血压病亦有一定疗效。

【用量用法】6～30g，水煎服。

鹿衔草

为鹿蹄草科植物鹿蹄草或圆叶鹿蹄草等的全草。

【性味】甘、苦，温。

【归经】肝、肾经。

【功效】补肝肾，强筋骨，祛风湿，止痹痛，止血，止咳。

【应用心得】鹿衔草又名鹿蹄草、鹿衔草。《滇南本草》谓本品"添精补髓，延年益寿。治筋骨疼痛、痰火之证，煎点水酒服。"赵师体会，本品有强壮作用，扶正祛邪，两善其能，对于平素体质虚弱或肝肾亏虚的风湿痹痛，配骨碎补20g、鳖甲15g、紫河车10g、鸡血藤30g。治疗颈椎病常以本药配伍葛根30g、白芍30g、当归15g、桂枝15g；治疗骨质增生症常配配熟地30g、骨碎补15g、淫羊藿30g、鸡血藤30g；配威灵仙20g、徐长卿15g、合欢皮20g、杜仲15g、全蝎10g治疗腰椎间盘突出症；配白芍30g、甘草15g、伸筋草30g、木瓜15g治疗小腿痛及转筋；治疗足跟痛常配伍鹿角15g、鳖甲15g、延胡索15g等。本品也能通过扩张血管降低血压，故对兼有风湿的高血压患者尤为适宜。本品亦可用于治疗腰膝无力，月经过多，久咳劳嗽、咯血等。

【用量用法】10～30g，水煎服。

淫羊藿

为小檗科多年生草本植物淫羊藿、箭叶淫羊藿、柔毛淫羊藿或朝鲜淫羊藿的干燥叶。

【性味】辛、甘，温。

【归经】肝、肾经。

【功效】祛风除湿，补肾助阳。

【应用心得】本品味辛性温，长于祛风散寒除湿。赵师治疗风寒湿痹偏于寒湿者，常采用自拟治疗良方二仙蠲痹汤，即以淫羊藿、仙茅配伍杜仲、狗脊、制附子、桂枝、羌活、独活、防风、当归、鸡血藤、络石藤、川芎、砂仁、白豆蔻等。淫羊藿，药如其名，羊食之贪合，可增强欲望，验之临床，本品对性欲淡漠者确有疗效。对于阳痿伴有气虚或阳虚者，可配伍红参大补元气，常收意外之效。治疗肾阳虚所致的身体虚弱，精神疲乏，腰腿酸软，头晕目眩，精冷，性欲减退，夜尿频多，失眠健忘等症，可口服龟鹿补肾丸（由淫羊藿、菟丝子、续断、锁阳、狗脊、酸枣仁、制何首乌、熟地黄、金樱子、鹿角胶、龟甲胶、覆盆子等组成）。

【用量用法】10～30g，水煎服。

骨碎补

为水龙骨科植物槲蕨的干燥根茎。

【性味】苦，温。

【归经】肝、肾经。

【功效】活血续伤，补肾强骨。

【应用心得】骨碎补味苦性温，入肝肾经。能补肾强筋壮骨，活血止血止

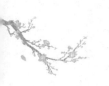

痛。临床常用于治疗肾虚久泻，腰痛，齿痛，风湿痹痛，跌打闪挫，骨折等。赵师认为，骨碎补可治疗各种与骨或与肾虚有关的疾病，尤其是治疗骨质增生症、风湿痹痛等偏于肾阳亏虚者，效果较好。中医认为"肾主骨生髓"，"齿为骨之余"，牙齿的生长、脱落与肾中精气的盛衰密切相关，牙齿松动、早脱都是肾虚的表现。骨碎补入肾经，补肾强骨，对治疗肾虚牙痛、牙齿松动效果明显。本药可内服亦可外用。将骨碎补研细末，用干净纱布包好，放于松动的上下牙之间紧咬，每次20分钟，1日1次，同时亦可用药粉按摩牙龈，可增强治疗效果。对于跌仆损伤，筋骨折伤之证，可取骨碎补研细末，和姜、酒炒热外敷，或鲜品用米粥捣匀，包裹伤处。内服常与续断、自然铜、乳香、没药等配伍。通过配伍，用于风湿痹痛，疗效亦佳。配熟地30g、鹿衔草30g、淫羊藿30g、鸡血藤30g、威灵仙15g、山慈菇10g治疗骨质增生症；配熟地30g、狗脊30g、三七10g、续断20g、土鳖虫10g治疗腰椎病；配苏木10g、土鳖虫10g、三七10g、红花10g治疗跌打损伤；配紫河车10g、鹿角15g、鳖甲15g、鹿衔草30g、鸡血藤30g治疗肾精不足引起的风湿痹痛；配玄参30g、怀牛膝30g治疗肾虚引起的牙痛、牙齿松动。

【用量用法】9～15g，水煎服。

【使用注意】本品性温补益，主治虚证牙痛，若胃火上炎等实证牙痛不宜用；阴虚内热及无瘀血者慎服。

补骨脂

为豆科一年生草本植物补骨脂的成熟果实。

【性味】辛、苦，温。

【归经】肾、脾经。

【功效】温肾助阳，纳气，止泻。

【应用心得】补骨脂色黑入肾，性温可助阳散寒，赵师治疗肾虚腰痛常配伍胡桃仁、杜仲、狗脊等。治疗骨质增生症、上肢麻痛、脊柱活动欠利常以本品配伍黄芪、菟丝子、狗脊、续断、川芎、鸡血藤、葛根等。补骨脂也是治疗白癜风常用之中药，可取补骨脂100g、蛇蜕20g浸入250ml 75%乙醇1周，以棉签蘸药液涂擦患处，每日2～3次，有一定疗效。此外，本品也常用于治疗肾不纳气的虚喘。

【用量用法】6～9g，水煎服。

巴戟天

为茜草科多年生蔓性藤本植物巴戟天的根。

【性味】辛、甘，微温。

【归经】肾、肝经。

【功效】散寒除湿，补肾助阳。

【应用心得】巴戟天味辛性温而不燥烈，实为益肾温阳之佳品。用于寒湿痹痛，可配伍狗脊、杜仲、附片、桂枝等药。对于筋骨失养所致的膝骨关节炎，赵师常以本品配伍白芍、熟地、麦冬、炒枣仁等，即《辨证录》中的养筋汤。治疗肾阳虚之阳痿、遗精等症，可以本品配伍知柏地黄方加菟丝子、肉桂、附子、鹿角胶、淫羊藿、红参、仙茅、枸杞子等。

【用量用法】9～15g，水煎服。

【使用注意】本品辛温，所治风湿病属寒湿所致者，若属湿热下注、足膝红肿热痛等症，则忌用。

续断

为川续断科植物川续断或续断的根。

【性味】苦、辛，微温。

【归经】肝、肾经。

【功效】补肝肾，强筋骨，止血安胎，疗伤续折。

【应用心得】本品有补肝肾，强筋骨，活血脉，止疼痛之功。赵师治疗肝肾不足、气滞血瘀、脉络闭阻所致的骨性关节炎、腰肌劳损，症见关节肿胀、疼痛、麻木、活动受限者，常以本品配伍狗脊、淫羊藿、独活、骨碎补、鸡血藤等。对于跌仆损伤、骨折、肿痛等，常配伍杜仲、牛膝、三七等；治风寒湿痹，筋挛骨痛，常与萆薢、防风、威灵仙等同用。本品炒用，善于止血。

【用量用法】6～12g，水煎服。

【使用注意】续断用于活血续筋骨宜酒炒；用于补肾安胎宜盐水炒。

桑寄生

为桑寄生科植物桑寄生的干燥带叶茎枝。

【性味】甘、苦，平。

【归经】肝、肾经。

【功效】补肝肾，祛风湿，养血安胎。

【应用心得】《本经逢原》谓："寄生得桑之余气而生，性专祛风逐湿，通调血脉。"赵师认为，本品既能补肾强筋壮骨，又能祛风除湿，一药多能，标本兼治。故常用于风湿痹痛兼有肝肾虚损和其他血虚表现者，如最为有名的独活寄生汤即以本品为方中主药，并配伍独活、杜仲、牛膝、当归、防风、秦艽、党参等药以补肝肾、强筋骨、祛风湿。本品也常用于肝肾虚损、冲任不固之胎动不安、胎漏、高血压、冠心病、头痛、眩晕、耳鸣、心悸等。《神农本草经》记载本品充肌肤、坚发，故亦常用于治疗皮肤干燥症、脱发等。赵师认为，本品药性平和，量小难以为功，其常用量为30g。

【用量用法】15～30g，大剂量可用60g，水煎服。

半夏

为天南星科植物半夏的块茎。

【性味】辛，温。有毒。

【归经】归脾、胃、肺经。

【功效】燥湿化痰，降逆止呕，消痞散结；外用消肿止痛。

【应用心得】本品有良好的燥湿化痰、降逆止呕、消痞散结及镇静安神的作用。临床常用于治疗痰湿引起的各种病症，尤其是"半夏体质"的患者。南京中医药大学黄煌教授对"半夏体质"的患者描述最为精当：营养状况较好，肤色滋润或油腻，或黄黯，或有浮肿貌，但缺乏正常的光泽；形体并不羸瘦，肥胖者居多，所谓"肥人多痰"；主诉较多而怪异，多疑多虑，易于精神紧张，情感丰富而变化起伏大，易于出现恶心感、咽喉异物感、黏痰等；脉象大多正常，或滑利；舌象多数正常，或舌苔偏厚，或干腻，或滑苔黏腻，或舌边有两条由细小唾液泡沫堆积而成的白线，或有齿痕舌。赵师常以本品治疗梅核气、痰核及无名肿物，恶心呕吐，失眠，胃脘痞满等病。如配厚朴10g、苏叶10g、茯苓10g、木蝴蝶10g治疗梅核气；配白芥子10g、僵蚕15g、浙贝母15g、猫爪草10g治疗痰核及无名肿物；配生姜30g治疗胃寒恶心呕吐；配竹茹15g、黄连10g治疗胃热呕吐；配夏枯草30g、薏苡仁30g、合欢皮20g、夜交藤30g治疗失眠；配黄连6g、干姜6g治疗寒热错杂之胃脘痞满；

【用量用法】煎服，3～10g，一般宜制过用。炮制品中有姜半夏、法半夏等。其中姜半夏长于降逆止呕；法半夏长于燥湿且温性较弱；半夏曲则有化痰消食之功；竹沥半夏，能清化热痰，主治热痰、风痰之证。外用适量。

莱菔子

为十字花科植物萝卜的成熟种子。

【性味】辛、甘，平。

【归经】归肺、脾、胃经。

【功效】消食除胀，降气化痰，润肠通便。

【应用心得】莱菔子味辛甘，性平。主要有降气平喘、化痰消积、理气除胀、润肠通便的作用。赵师认为，本品药性平和，常用量至30g，未见不良反应。治疗腹胀，赵师常以本品配伍砂仁10g，名曰消胀散；治疗小儿消化不良，常与焦三仙各10g、鸡内金10g、谷芽15g为伍；治疗便秘常配以生首乌20g、决明子30g、羊蹄根10g。单用本品水煎服或研面冲服治疗便秘亦有良效，常治小儿经常便秘，余无所苦者，令其取本品10g水煎服或研面每服3g，常获显效。临床凡见腹胀，叩诊时有鼓音，咳嗽痰多舌苔厚腻者，均可使用本品。前人认为人参不宜与莱菔子同用，恐其消减人参补虚之功，但服人参而引起脘腹胀满时，服莱菔子则能使之缓解。实验研究表明，与莱菔子同服，对提高小鼠抗疲劳、耐缺氧及抗应激等功效未见影响。故人参与莱菔子可以配用，不必拘泥于古人说法。此配伍尤其适用于体虚而患上述诸症者。

【用量用法】10～30g，水煎服。生用吐风痰，炒用消食下气化痰。

二、药对举隅

药对，又叫对药，指临床上常用且相对固定的两味中药的配伍形式，是方剂的最小配伍单位和核心部分，也是药物上升到药方的关键环节。药对是古今医家长期医疗实践的经验总结，具有丰富的内容和奥妙的内涵。《神农本草经》于两药配伍效应上记载："有相须者，有相使者，有相畏者，有相恶者，有相反者，有相杀者。"在运用方式及禁忌上，建议"当用相须、相使者良，勿用相恶、相反者"。而在使用有毒药物时，则曰："若有毒宜制，可用相畏、相杀者，不尔，勿合用也。"这一药对应用原则言简意赅，千百年来一直指导着中医从业者，在临床应用中发挥着重要的作用。汉代张仲景可谓是应用药对的大家，据统计，《伤寒杂病论》中共有药对（如桂枝配白芍、柴胡配黄芩、栀子配豆豉等）147对。据考证，药对专著有《雷公药对》《徐之才雷公药对》《新广药对》等，但可惜都早已亡佚。近代名医施今墨擅长应用对药，并著有《施今墨对药》一书传世，嘉惠后学不少，扩大了药对的应用范围。

赵师在临床实践中继承前人的经验，并不断探索，总结出了许多行之有效的药对，他认为对药配伍可以增强疗效、减弱毒性及副作用。

马钱子配全蝎

马钱子味苦，性温，有大毒，入肝、脾经，功能通经络，散结止痛。《医学衷中参西录》载其"毒甚烈……开通经络，透达关节之力实远胜于他药"。全蝎味咸，性平，有毒，入肝经，功能息风止痉，解毒散结，通络止痛。朱良春老中医认为全蝎"并擅窜筋透骨，对于风湿痹痛，久治不愈者，更有佳效"。现代研究表明，马钱子具有明显的抗炎及抑制免疫反应的作用。马钱子的炮制至关重要，赵师常采用张锡纯制法：将马钱子去净毛，水煮两三沸捞出，用刀将外皮皆刮净，浸热汤中，日暮各换汤一次，浸足三昼夜，取出，再用香油煎至纯黑色，擘开视其中心微有黄意，火候即到。用温水洗数次，以油气净尽为度。马钱子服用量大后易引起头晕、舌麻、牙关发紧，甚则抽搐等副反应，而全蝎有息风止痉之功，恰好能消除以上症状，两药配伍，相反相成，不仅增强了止痛作用，而且在一定程度上也制约了毒副作用。

雷公藤配鸡血藤

雷公藤味辛、苦，性凉，有大毒，入肝、肾经，具有通行十二经络之力，功能清热解毒，祛风除湿，舒筋活血，通络止痛。鸡血藤味苦、甘，性温，入肝、肾经，功能养血活血，舒筋活络。《现代实用中药》载鸡血藤"为强壮性之补血药，适用于贫血性之神经麻痹症，如肢体及腰背酸痛、麻木不仁等。又用于妇女月经不调、月经闭止等，有活血镇痛之效"。现代药理研究证实，雷公藤含有70多种有效成分，具有10多种药理作用，尤其是具有较显著的抗炎作用，且其大多数成分具有免疫抑制作用，少数有免疫调节作用，针对类风湿关节炎发病机制的主要环节发挥功用。雷公藤副作用较多，其对生殖系统的影响在一定程度上限制了的应用。育龄女性服药2～3个月后可出现月经紊乱，主要为月经量减少，服药时间长者闭经发生率达30%～50%。为了减少其副作用，赵师常采用以下措施：①雷公藤常用6～10g，配用鸡血藤30g，调经。雷公藤可导致部分患者出现白细胞减少，而鸡血藤能增加白细胞。有时也配用当归、熟地等养血之品。②如患者出现了较为严重的月经紊乱，则先停用雷公藤，改用马钱子配全蝎药组，等月经正常后再用雷公藤。

雷公藤配穿山龙

雷公藤为大毒之品，长于清热解毒，祛风除湿，舒筋活血，通络止痛；穿山龙味甘、苦，性微寒，归肝、肺经，善于祛风湿，活血通络，清肺化痰。现代药理研究证实，雷公藤具有抗炎、免疫抑制作用及免疫调节作用。穿山龙主要成分为薯蓣皂苷等甾体皂苷，在体内有类似甾体激素样的作用，可有效抑制过敏介质释放，可抗炎、止咳、平喘、祛痰，与雷公藤配伍不仅能增强雷公藤的镇痛、抗炎和抗风湿作用，而且还能减轻其副作用。

仙茅配淫羊藿

仙茅辛、热，有小毒，能温肾壮阳，祛寒除湿，《本草正义》载仙茅"乃补阳温肾之专药"。淫羊藿辛、甘，温，《本草备要》载其"补命门，益精气，坚筋骨，利小便"。两药同用，相互促进，补肾壮阳，祛风除湿作用加强。仙茅性热，温肾作用较强，服之日久，易出现口干舌燥之弊，故用量宜小，常用量为6～10g。淫羊藿温而不燥，肾阳虚患者久服而无不良反应，用量可稍大，常用量为15～30g。仙茅、淫羊藿配伍应用出自《中医方剂临床手册》中的二仙汤。赵师常用此对药治疗肾阳不足型风湿痹痛、男子阳痿、女子宫寒不孕及围绝经期综合征等，效果俱佳。

威灵仙配葛根

威灵仙辛、咸，温，入膀胱经，性善行，通行十二经络，走而不守，可升可降，长于祛风湿，通络止痛。葛根甘、辛，性平，入胃、脾经，能发汗解肌，是《伤寒论》中治疗项背强几几之要药。现代药理表明，葛根能扩张心、脑血管，改善脑循环、冠状循环，又能缓解肌肉痉挛。两药相配，功擅祛风解痉，通络止痛，适用于颈椎病引起的颈项强痛，转侧不利，双手麻木，头晕头痛等。此药对常用剂量为葛根30～50g，威灵仙10～15g。赵师体会，因颈椎病大多是标实本虚之证，此药对通常可与熟地、骨碎补等相配，效果更佳。

僵蚕配地龙

僵蚕味咸、辛，性平，入肝、肺经，长于化痰息风，通络定痛。地龙味咸，性寒，入肝、脾、膀胱经，长于活血通络止痛，因其性寒能清热，故尤适用于关节红肿疼痛、屈伸不利之热痹。痹证无论风、寒、湿、热何者为甚，日久必有痰瘀互结，阻滞脉络。此二药相伍，既善于化痰瘀，又长于通络定痛，对顽痹、久痹尤为有效。痰重者可加白芥子增强疗效，瘀血明显者可配土鳖虫、鸡血藤等。赵师常用量为僵蚕10g，地龙10~15g。

僵蚕配土鳖虫

僵蚕味咸、辛，性平，入肝、肺经，功能息风止痉，祛风定痛，化痰散结。土鳖虫味咸，性寒，入肝经，擅长破血逐瘀，续筋接骨。僵蚕主要含脂肪及蛋白质，白僵菌还含甾体11α-羟基化酶系，用于合成类皮质激素，能增强机体防御能力和调节功能。土鳖虫"善化瘀血，最补损伤"（《长沙药解》），朱良春老中医认为其破而不峻，能行能和，虚人亦可用之。僵蚕擅于化痰散结，土鳖虫长于活血化瘀，二者相伍可用于痰瘀互结之多种疾病。此药对常用剂量为僵蚕10g、土鳖虫10g。

姜黄配海桐皮

姜黄味辛、苦，性温，入肝、脾经，性善走窜，功能破血行气，通经止痛，古人谓其"兼理血中之气""能入手臂止痛"。姜黄横行肢节，行气活血，蠲痹通络，是治疗肩臂痹痛之要药。严用和《济生方》蠲痹汤、孙一奎治臂背痛方皆用之。海桐皮味苦、辛，性平，入肝经，功能祛风湿，通经络，止痹痛，古方用以治百节拘挛，跌仆伤折。姜黄配伍海桐皮见于《温病条辨》中的宣痹汤方后加减，原文曰："痛甚加片子姜黄、海桐皮者，所以宣络而止痛也。"二药相伍，一为血药，一为风药，故活血通经止痛、祛风除湿作用倍增。赵师常用三仁汤，或于补肝肾、益气血药中加入此药对，治疗多种风湿痹痛，常获良效。其常用量为姜黄、海桐皮各15~20g。

白芍配甘草

白芍味苦、酸，微寒，入肝、脾经，有补血敛阴、柔肝止痛之功，为治疗诸痛之要药。甘草味甘，性平，入脾、胃经，功擅补中实脾，益气生津，缓急止痛，《神农本草经》载其能"坚筋骨，解毒"，《别录》载其能"通经脉，利血气"。现代药理研究证明白芍含芍药苷、羟基芍药苷、芍药酯苷等有效成分，具有抗炎、免疫调节等作用。白芍的有效成分白芍总苷对免疫功能有双向调节作用。甘草有糖皮质激素样作用，可解痉，增强非特异性免疫、特异性免疫功能，抗过敏等。白芍配甘草，酸甘化阴，缓急止痛，清热解毒。可用于各种风湿痹痛。常用量为白芍30～60g，甘草10～15g。

徐长卿配合欢皮

徐长卿辛，温，入肝、胃经，功能止痛、祛风、止痒，有较强的理气止痛作用，常用于治疗风湿痹痛、胃脘胀痛等。合欢皮甘，平，入心、肝经，功擅解郁和血、宁心安神、消肿止痛，常用于失眠、痈肿、筋骨折伤等。赵师体会，徐长卿长于理气镇痛，而合欢皮擅长活血定痛，两药相配，气血并调，用于痹痛或胃脘胀痛常获佳效。其常用量为徐长卿10～15g，合欢皮15～30g。

鹿角配鳖甲

鹿角甘、咸，热，入肝、肾经，具有补肾阳、益精血、强筋骨的作用。鳖甲咸，平，入肝、肾经，善于滋阴清热，平肝息风，软坚散结。鹿乃纯阳之物，鹿角为督脉所发，故善温壮肾督。赵师体会，其有较强的镇痛作用。鳖乃至阴之物，善于养元阴而清虚热，单用即有止痛作用。《补缺肘后方》即单用鳖甲治疗腰痛不可俯仰。鹿角与鳖甲均为血肉有情之品，两者相配，阴阳并调，适用于类风湿关节炎的恢复期。根据阴阳虚损程度调整两者比例，常用量为鹿角15～20g，鳖甲20～30g。

淫羊藿配生地

淫羊藿味辛、甘，性温，入肝、肾经，功擅补肾壮阳，祛风除湿。生地味甘，性凉，入心、肝、肾经，功能清热凉血，养阴生津。现代药理研究证明，淫羊藿有抗炎作用，能显著减轻大鼠蛋清性关节炎的关节肿胀。生地水剂或酒浸剂对大鼠关节炎有抑制作用，可拮抗外源性激素对垂体-肾上腺皮质的抑制，又能延缓肝脏对皮质激素的代谢，使血中皮质激素水平升高，既可保持皮质激素的生理效应，又可对抗其副作用。针对腹泻者，加入骨碎补10g即可缓解。淫羊藿配生地乃阴中求阳，阳中求阴，对调节免疫功能和防治激素停用后的反跳现象均有佳效。生地常用量为30～60g，淫羊藿15～30g。

土茯苓配萆薢

土茯苓味甘、淡，性平，归肝、胃经，功能解毒除湿，通利关节。《本草正义》载："土茯苓，利湿去热，能入络，搜剔湿热之蕴毒。其解水银、轻粉毒者，彼以升提收毒上行，而此以渗利下导为务，故专治杨梅毒疮，深入百络，关节疼痛，甚至腐烂，又毒火上行，咽喉痛溃，一切恶症。"临床常用于治疗杨梅疮毒，肢体拘挛，淋浊带下，湿疹瘙痒，痈肿疮毒等。萆薢味苦，性平，归肾、胃经，功能利湿去浊、祛风除痹。《神农本草经》载："主腰背痛，强骨节，风寒湿周痹，恶疮不瘳，热气。"二药伍用，祛湿浊，利关节，除痹痛之力益彰，临床常用于治疗风湿痹痛、膏淋、白浊、蛋白尿、妇人带下证属湿毒蕴结者。常用量土茯苓30～60g，萆薢15～30g。

酸枣仁配延胡索

酸枣仁味甘、酸，性平，入肝、胆、心经，有养心益肝、安神、敛汗的作用。延胡索味辛、苦，性温，入肝、脾经，擅长活血，行气，止痛。现代药理研究认为，酸枣仁含有枣仁皂苷、脂肪油、有机酸等，具有镇静、催眠、镇痛的作用。延胡索含有延胡索甲素、乙素、丙素及去氢紫堇碱等20多种生物碱，有明显的镇静、催眠与安定作用。两药相伍，镇痛、镇静作用明显加强，尤其适用于各种疼痛伴有烦躁、失眠者。常用量酸枣仁、延胡索各30g。

附子配黄连

附子味辛、甘，性大热，其走而不守，通行十二经络，上可助心阳以通脉，中可暖脾胃，下可温补命门之火，为温里回阳救逆之要药。黄连味苦，性寒，入心、肝、胃、大肠经，为泻心胃之火、除湿热之佳品。附子配黄连见于清代陈士铎的《辨证录》双治汤。二药相伍，寒热并用，相反相成，用于寒热错杂的脘腹痛及不寐均有良效。常用量为附子6g、黄连6g，也可根据寒热的多少调节两者的比例。痛甚者可加白芍30g、炙甘草15g。

苏叶配黄连

苏叶味辛，性温，归肺、脾经，能行气以宽中除胀、和胃止呕，兼有理气安胎之功，可用治中焦气机郁滞之胸脘胀满、恶心呕吐。《名医别录》载其"主下气，除寒中"。黄连大苦大寒，既能清热，又能燥湿。二药相配，辛开苦降，长于治疗湿热引起的呕吐。本组药对见于薛生白的《湿热条辨》，其方为黄连三五分，苏叶二三分，煎服。治湿热证"呕哕不止，昼夜不瘥"。赵师常用黄连、苏叶各5g水煎，频频呷之，其呕即止。兼有阴虚者亦可加入芦根、枇杷叶。

芦根配枇杷叶

芦根味甘，性寒，入肺、胃经，有清肺胃热、生津止渴之功，上可祛痰排脓，中可清胃生津止呕，下可通利小便。《本草经疏》载："芦根味甘气寒而无毒，甘能益胃和中，寒能除热降火，热解胃和，则津液流通而渴止矣。"枇杷叶味苦，性微寒，归肺、胃经。味苦能降，性寒能清，具有清肺止咳、降逆止呕之功。赵师认为，两药相伍，用于肺热咳嗽及胃热呕吐有佳效。芦根、枇杷叶常用量均为30g。

葶苈子配王不留行

葶苈子苦、辛，大寒，归肺、膀胱经。《神农本草经》载其"主癥瘕积聚结气，饮食寒热，破坚逐邪，通利水道"。其苦降辛散，性寒清热，长于泻肺中水饮及痰火而平喘咳，用于痰涎壅盛，喘息不得平卧，常佐大枣以缓其性，如葶苈大枣泻肺汤（《金匮要略》）。葶苈子泄肺气之壅闭而通调水道，利水消肿，可用于水肿、悬饮、胸腹积水、小便不利等。王不留行苦，平，归肝、胃经，善于走血分，走而不守，行而不留，长于通利血脉，活血通经，多用于经行不畅、痛经、经闭、产后乳汁不下、乳痈及多种淋证。葶苈子入气分，宣肺而利水；王不留行走血分，活血而通经。二药相伍，气血并调，上下并举，赵师常用此药对治疗咳喘、心衰、胸腹积水、乳腺增生、卵巢囊肿、肝肾囊肿等病。葶苈子常用30g，王不留行常用30g。

生牡蛎配玄参

牡蛎味咸、涩，性微寒，入肝、肾经，为软坚散结要药，《本草纲目》载其"化痰软坚，清热除湿"。玄参味甘、苦、咸，性微寒，归肺、胃、肾经，《名医别录》载其"止烦渴，散颈下核，痈肿"。二药同用，功擅软坚散结，消痰核，化疖肿。此药对出自《医学心悟》之消瘰丸。生牡蛎以30g为宜，玄参用15g以上方能奏效。赵师临床运用常加用浙贝母、山慈菇、猫爪草、夏枯草，效果更佳。

僵蚕配浙贝母

僵蚕味咸、辛，性平，入肝、肺经，善于化顽痰，散结节，通经络。浙贝母味苦，性寒，入肺、心经，长于化痰止咳、清热散结。两者配伍，取其化痰软坚，解毒散结之功。常用于治疗咽喉肿痛、瘰疬、瘿瘤、痰核、乳腺增生、声带小结及风湿痹痛等症。赵师常用量为僵蚕10g、浙贝母15g。

猫爪草配夏枯草

猫爪草味甘、辛，性微温，归肝、肺经。本品味辛以散，长于化痰浊，消郁结，解毒消肿，常用于痰火郁结之瘰疬痰核，内服外用均可。夏枯草味辛、苦，性寒，《神农本草经》言其"主寒热，瘰疬，鼠瘘，头疮，破癥，散瘿结气，脚肿湿痹"。其味辛能散结，苦寒能泄热，常用于治肝郁化火、痰火凝聚之瘰疬，如夏枯草汤（《外科正宗》）。二者相配，相辅相成，消肿散结之力倍增。此药对见于《中药大辞典》，赵师常用于治疗乳痈、乳癖、瘰疬痰核、疔疮疖肿及各种肿瘤等。常用剂量为猫爪草10g、夏枯草30g。也可用二者等量，水煎取汁，再熬膏贴患处。

砂仁配白豆蔻

砂仁味辛，性温，入脾、胃经，辛散温通，芳香理气，醒脾和胃，温脾止泻。功专于中、下二焦，常用于治疗脾胃虚寒，气机阻滞引起的腹胀、腹痛、恶心呕吐、胎动不安等。白豆蔻味辛，性温，入肺、脾、胃经，味辛香燥，善治中、上二焦一切寒湿气滞，胸脘胀痛，呕吐，呃逆等症。二药配伍，宣通上、中、下三焦气机，共奏行气止痛、醒脾开胃、和中消食之功。临床常用于治疗胸闷，脘腹胀痛，呕恶纳呆，消化不良，小儿吐乳等属脾胃虚寒者。常用量为砂仁、白豆蔻各6~10g，后下。

砂仁配莱菔子

砂仁味辛，性温，归脾、胃、肾经。《开宝本草》载其有"治虚劳冷痢，宿食不消，赤白泻痢，腹中虚痛，下气"之功。本品辛散温通，气味芬芳，化湿醒脾、行气温中之效均佳，为"醒脾调胃要药"。凡湿阻或气滞所致之脘腹胀痛等脾胃不和诸证常用，尤其是寒湿气滞者最为适宜。莱菔子味辛、甘，性平，归肺、脾、胃经，行散，消食化积，尤善行气消胀。二者相配名曰消胀散，对气滞湿阻、饮食积滞所致的腹胀腹痛及便秘有良效。常用量为砂仁6~10g，莱菔子20~30g。

合欢皮配夜交藤

合欢皮味甘，性平，入心、肝经，《神农本草经》言其"主安五脏，和心志，令人欢乐无忧"。其既能安神解郁，用于七情所致的忧郁忿怒、虚烦不寐等症；又能理气活血止痛，用于肝胃气痛、跌打损伤及风湿痹痛。夜交藤味甘，性平，归心、肝经，能养血安神，祛风通络。药理研究表明其有镇静催眠作用。两药相配，相辅相成，共奏养血活血、安神解郁、通络止痛之效。临床常用于治疗阴虚血少之失眠多梦，心神不宁，头目眩晕等症，也可用于治疗血虚血瘀引起的各种疼痛，包括风湿痹痛。常用量为合欢皮15~30g，夜交藤30~40g。

佛手配合欢皮

佛手味辛、苦，性温，归肝、脾、胃、肺经。因其形似手，故有"佛手"之名。《本草再新》谓其"治气疏肝，和胃化痰，破积，治噎膈反胃，消癥瘕瘰病"。辛行苦泄，善疏肝解郁，行气止痛，可用于治疗肝郁气滞及肝胃不和之胸胁胀痛、脘腹痞满等症。佛手气味芳香，颇能理气醒脾，可用于治疗脾胃气滞之脘腹胀痛、呕恶食少等。合欢皮味甘，性平，入心、肝经，《神农本草经》言其"主安五脏，和心志，令人欢乐无忧"。其因能安五脏，和心志，令人欢乐无忧而得"合欢"之名。既能安神解郁，用于七情所致的忧郁忿怒、虚烦不寐等症；又能理气活血止痛，用于肝胃气痛、跌打损伤及风湿痹痛。二药相伍，气血并调，相得益彰，可用于胸胁脘腹痞满胀痛，食欲减退，忧郁伤神，虚烦不寐等病症。常用量：佛手10~15g，合欢皮15~30g。

冰片配青黛

冰片味辛、苦，性微寒，入心、脾、肺经。味辛气香，能开窍醒神；味苦性寒，能清热止痛，生肌敛疮。善治口齿、咽喉、耳目之疾及各种疮疡。青黛味苦，性大寒，入肝、肺经，能清热解毒，凉血消斑，治疗温病发热，发斑发疹，咽喉肿痛，痄腮，疮肿及丹毒等。二者相伍，清热解毒，生肌敛疮之力倍增。赵师常取二者等量，研匀，醋调外敷患处，治疗多种感染性炎症，如流行性腮腺炎、带状疱疹、丹毒、急性乳腺炎、蜂窝组织炎、疖肿、淋巴管炎、静脉炎、阑尾脓肿等。治久咳失音，咽喉肿痛者，可用冰片、青黛等份，蜜丸噙化。

紫草配水牛角

紫草味甘、咸，性寒，归心、肝经。色紫入血，故清理血分之热，长于凉血活血，解毒透疹，活血消痈。常用于麻疹，湿疹，诸血证，疮疡，丹毒，烧伤，热结便秘等病。水牛角味苦，性寒，归心、肝经。专入血分，善清心、肝、胃三经之火而有凉血解毒之功，为治血热毒盛之要药。其清热凉血解毒之功与犀角相似而药力较缓，常用于温热病热入营血，热盛火炽的高热、神昏及血热妄行的发斑、衄血。现代药理研究表明，水牛角煎剂有强心、镇静、抗惊厥、抗炎、抗感染和止血作用，还可兴奋垂体肾上腺皮质系统，近年用于治疗热病昏迷、乙型脑炎等疾病收到肯定效果。二药相伍，清热解毒、凉血止血作用得到加强，临床常用于治疗过敏性紫癜、病毒性肝炎、痤疮、吐血、衄血等。常用量：水牛角 30~50g，紫草 15~30g。

柿子叶配石榴皮

柿子叶，十堰地区又称之为朱果叶，味苦，性寒，专入肺经，功能止咳定喘，生津止血，主治咳喘、消渴及各种出血、臁疮，并有降血压、美容等功效。石榴皮味酸、涩，性温，归大肠经。《本草纲目》言其"主泻痢，下血，脱肛，崩中带下"。本品酸涩收敛，能涩肠道、止泻痢、杀诸虫、止腹痛，又能收敛止血，治崩漏、妊娠下血不止及便血等症。现代药理研究表明，石榴皮所含鞣质具有收敛作用，果皮煎剂对金黄色葡萄球菌、史氏及福氏痢疾杆菌、白喉杆菌均有杀灭作用，对病毒亦有抑制作用。二者寒热并用，收敛固涩之力大增，临床常用于咳嗽、腹泻、小便频数、下血、崩中、带下等日久不愈，正虚邪少者。常用量：石榴皮、柿子叶各 10~15g。

柿子叶配冬瓜子

柿子叶味苦，性寒，专入肺经，功能止咳定喘、生津止血，并有降血压、美容等功效。冬瓜子味甘，性寒，入肺、胃、大肠、小肠经，能清肺化痰、利湿排脓，去面黯，润肌肤，用于治疗咳嗽、肺痈、肠痈、水肿、带下、面部色素沉着等。赵师常以二者相配治疗黄褐斑，效果显著。常用量：柿子叶、冬瓜子各 10~15g。

玫瑰花配鸡冠花

玫瑰花味甘、微苦，性温，归肝、脾经。《本草正义》谓"玫瑰花，香气最浓，清而不浊，和而不猛，柔肝醒胃，流气活血，宣通窒滞而绝无辛温刚燥之弊，断推气分药之中，最有捷效而最为驯良者，芳香诸品，殆无其匹"。临床常用于治疗肝胃气痛，月经不调，经前乳房胀痛及跌打伤痛。鸡冠花味甘、涩，性凉，归肝、大肠经。《本草纲目》言其能"治痔漏下血，赤白下痢，崩中，赤白带下"。本品味涩性凉，善能收敛止带，凉血止血，涩肠止痢。常用于赤白带下、崩漏、赤痢等病。玫瑰花擅于行气活血，鸡冠花长于凉血收敛，二者相伍，气血并调，活血与涩血并用，使活血而不破血，涩血而不留瘀。临床常用于治疗妇人赤白带下、崩漏等，对于面部黄褐斑亦有较好的疗效。常用剂量为玫瑰花10g、鸡冠花15g。

木槿花配凌霄花

木槿花味甘、苦，微寒，《本草纲目》载其能"利小便，除湿热"。后世多用于治疗痢疾、泄泻等病。凌霄花味辛，微寒。《神农本草经》："主妇人产乳余疾，崩中，癥瘕，血闭，寒热羸瘦。"本品擅长破瘀通经，凉血祛风。二药相伍，共奏清利湿热、活血通经之效。赵师经常用此药对治疗黄褐斑、赤白带下、闭经、头晕、痢疾等属于湿瘀互结者，常用量为木槿花、凌霄花各15g。

凤凰衣配木蝴蝶

凤凰衣又名鸡蛋膜衣，味甘，性平，入肺经，能润肺止咳，多用于治疗久咳、失音、溃疡等。木蝴蝶苦、甘，性凉，归肺、肝、胃经，能清肺利咽、疏肝和胃。两药相伍，功擅润咽喉，开音。适用于咽喉诸病，对慢性咽喉炎、声带小结音哑、失音尤为适宜。近代名医丁济万先生善用此药对，以凤凰衣、木蝴蝶各10g为宜。失音重者，加蝉蜕、胖大海；咽痛甚者，加射干、玄参。

款冬花配紫菀

款冬花味辛、微苦，性温，归肺经。辛温而润，治咳喘无论寒热虚实，皆可随证配伍。《本经逢原》载款冬"润肺消痰，止嗽定喘"。紫菀味苦、甘，性微温，入肺经。性温而不热，质润而不燥，色紫走血分，行于上能润肺止咳，入于下能使气化及于膀胱而通利小便。《本草正义》载紫菀"柔润有余，虽曰苦辛而温，非燥烈可比，专能开泄肺郁，定喘降逆，宣通窒滞"。款冬花重在止咳，紫菀尤善祛痰。古今治咳喘诸方中，二者每多同用，则止咳化痰之效益彰。如《本草疏证》载"《千金》《外台》凡治咳逆久咳，并用紫菀、款冬者，十方而九"。款冬、紫菀各以10~15g为宜。赵师临床运用，肺虚久咳，痰中带血者，加川贝、白茅根；阴虚肺热者，加麦冬、桑白皮；兼有寒热表证者，加苏叶、薄荷。

麻黄配罂粟壳

麻黄味辛、微苦，性温，入肺、膀胱经。中空而浮，长于升散，可宣肺平喘，利水消肿，发汗解表。罂粟壳味酸、涩，性平，入肺、大肠、肾经，能敛肺止咳，涩肠止泻，涩精止带，并能止痛。麻黄以宣为主，罂粟壳以敛为要。麻黄突出一个"开"字，罂粟壳侧重一个"合"字。二药伍用，一宣一敛，一开一合，相互制约，相互为用，止咳平喘甚妙。临床常用于治疗久咳肺气不收，干咳少痰，咳嗽不止等症。常用量：麻黄3~6g，罂粟壳2~3g。罂粟壳不宜久服。

藿香配茵陈

藿香味辛，性微温，归脾、胃、肺经。《本草正义》载："藿香芳香而不嫌其猛烈，温煦而不偏于燥烈，能祛除阴霾湿邪，而助脾胃正气，为湿困脾阳，倦怠无力，饮食不甘，舌苔浊垢者最捷之药。"其气味芳香，为芳香化湿浊要药。又因其性微温，故多用于寒湿困脾所致的脘腹痞闷，少食作呕，神疲体倦等症。茵陈味苦、辛，性微寒，归脾、胃、肝、胆经。《神农本草经》谓本品"主风湿寒热邪气，热结黄疸"。茵陈苦泄下降，性寒清热，善清利脾胃肝胆湿热，使之从小便而出，为治黄疸之要药。现代药理研究表明，茵陈有显著利胆作用，并有解热、保肝、抗肿瘤和降压作用。两药合用，芳化与清利并举，用于治疗黄疸型肝炎、口腔溃疡、高脂血症等，常获良效。赵师自拟解毒1号方即以此药对为主药。常用量：藿香10~15g，茵陈20~30g。

白术配车前子

白术味甘、苦，性温，入脾、胃经，以健脾、燥湿为主要作用，被前人誉为"脾脏补气健脾第一要药"。脾主运化，因脾气不足，运化失健，往往水湿内生，引起食少、便溏或泄泻、痰饮、水肿、带下诸证。本品既长于补气以复脾之健运，又能燥湿、利尿以除湿邪。车前子甘寒滑利，性专降泄，能利水湿、分清浊而止泻，即利小便以实大便，尤宜于小便不利之水泻。《神农本草经》谓其"主气癃，止痛，利水道小便，除湿痹"。白术与车前子相伍，寒温并用，补泻兼施，用治水湿困脾引起的泄泻效果非常明显。临床上赵师也常用此药对治疗脾虚湿盛引起的咳嗽、痹证及水肿等证。常用量：白术30g、车前子30g。

枳实配白及

枳实味苦、辛、酸，性温，入脾、胃、大肠经，长于破滞气，行痰湿，消积滞，除痞塞，为脾胃气分药。凡积滞内停，气机受阻而见痞满胀痛、便秘及泻痢后重之症，不论气、血、痰、食为病皆可配用。现代药理研究表明，枳实对胃肠道平滑肌有一定的兴奋作用，使胃肠运动的收缩节律增加且有力，达到通则不痛的效果。白及味苦、甘、涩，性寒。主要有效成分为白及胶及挥发油，质黏而涩。实践证明，白及的止血效果迅速，在胃内形成胶状膜，可以保护胃黏膜，使胃内酸性液体得到中和，停止外溢；还可消肿生肌，减轻疼痛，修复病灶。此药对出自民间验方，名枳实白及散，主治胃及十二指肠溃疡，胃脘疼痛，吞酸嘈杂等。常用二者等份，研面，每次5g，每日2次，饭前温开水送服。也可将枳实10~15g，白及15~30g加入汤剂中煎服，用于临床，每能获效。

芡实配莲子

芡实味甘、涩，性平，归脾、肾经，功能益肾固精，健脾止泻，除湿止带。《本草求真》言其"味甘补脾，故能利湿，而使泄泻腹痛可治……味涩固肾，故能闭气，而使遗带小便不禁皆愈"。临床常用于治疗遗精、滑精、脾虚久泻、带下等。莲子味甘、涩，性平，归脾、肾、心经，功能固精止带，补脾止泻，益肾养心。《玉楸药解》谓莲子"甘平，甚益脾胃，而固涩之性最宜滑泄之家，遗精便溏，极有良效"。临床常用于治疗遗精、滑精、带下、脾虚泄泻、心悸、失眠等。二药伍用，相互促进，相得益彰，健脾止泻，补肾固精，涩精止带之功倍增。可用于治疗脾虚泄泻、白带清稀，肾虚梦遗、滑精、小便频数、小便失禁等症。常用量：10~15g。

黄芪配刘寄奴

黄芪味甘，性微温，入脾、肺经，功能健脾补中，升阳举陷，益卫固表，利尿，托毒生肌。临床常用于脾肺气虚诸证，自汗，疮疡溃久难敛等。刘寄奴味苦，性温，归心、肝、脾经，辛散苦泄，善于行散，能破血通经，散瘀止痛，消食化积。临床常用于治疗跌打损伤，肿痛出血，血瘀经闭，产后瘀滞腹痛，食积腹痛，赤白痢疾等。生黄芪益气利水，刘寄奴化瘀利水，两者配伍益气化瘀，通利小便作用增强，临床常用于前列腺增生症、卵巢囊肿等属肾气不足，气虚血瘀者。常用量为生黄芪30g、刘寄奴20g。

大黄配冬虫夏草

大黄味苦，性寒，归脾、胃、大肠、肝、心包经。《神农本草经》记载其有"下瘀血，血闭寒热，破癥瘕积聚，留饮宿食，荡涤肠胃，推陈致新，通利水谷，调中化食，安和五脏"之功。现代药理研究表明，大黄能促进尿素和肌酐随尿液排出，使肠内氨基酸吸收减少，抑制体蛋白分解，从而减少非蛋白氮的来源，而使肝、肾组织中尿素氮合成减少。冬虫夏草味甘，性温，归肺、肾经。《本草从新》记载冬虫夏草能"保肺益肾，止血化痰，已劳咳"。现代药理研究表明，冬虫夏草对体液免疫具有双重调节作用，对细胞免疫呈抑制作用。有较强的免疫抑制作用，与激素联合应用能强化免疫抑制作用。大量实验证明，冬虫夏草可延迟尿蛋白的出现，降低尿素氮、血肌酐，增加肌酐清除率，提高尿渗量，降低NAG酶的释放。二药相配，有护肾泄浊的作用，对慢性肾衰竭有一定效果。常用量：冬虫夏草3g，研面冲服；大黄6~15g，配入汤剂中水煎服或灌肠用。

三、诸虫治儿疾

虫类药物以疗效独特而备受医家青睐，赵师于虫类药物的应用积累了丰富的经验，其治疗小儿疾病常采用蝉蜕、僵蚕、全蝎、地龙、蜈蚣等。

蝉蜕

蝉蜕味甘，性寒，入肺、肝经。《伤寒瘟疫条辨》载："蝉气寒无毒，味咸而甘，为清虚之品，处极高而守廉不食，吸风得清阳之真气，故能去湿散风；饮露得太阴之精华，故能涤热解毒"。赵师认为本品具有良好的疏风、散热、镇静、解毒、抗过敏等功效。临床常用于治疗小儿发热、小儿夜啼、小儿水疝、感冒、咳嗽、扁桃体肿大、流行性腮腺炎、失眠、皮肤瘙痒症、过敏性紫癜等。治疗发热常配伍僵蚕、柴胡；治疗小儿夜啼常配钩藤、灯心草；配合欢皮、夜交藤治疗失眠；治疗小儿水疝配苏叶，水煎外洗；治疗过敏性紫癜配紫草、槐米、水牛角；治疗皮肤瘙痒常配白鲜皮、刺蒺藜、夜交藤内服或外洗。赵师认为，蝉蜕质轻，药性平和，本草所载用量偏小，多在3~5g，临床疗效较差，一般疏散风热可用6~10g，抗过敏及治疗皮肤病用量为10~20g，治疗顽固性头痛用20~30g，镇痛作用明显。临床观察，大剂量蝉蜕会导致部分患者出现嗜睡现象。

僵蚕

僵蚕味咸、辛，性平，入肝、肺经。《伤寒瘟疫条辨》载本品"为清化之品，升清阳而降浊阴，散邪火而除邪热"。赵师认为本品长于化痰息风，软坚散结，疏散风热。赵师常用于治疗发热，咳嗽，咽喉肿痛，淋巴结肿大等。如治疗发热常配蝉蜕、柴胡、黄芩；治疗咳喘常配地龙、杏仁、全蝎；治疗咽喉肿痛常配伍射干、金银花、浙贝母；治疗淋巴结肿大常配浙贝母、生牡蛎、玄参、夏枯草、猫爪草。其常用量为10g。

全蝎

全蝎味咸，性平，有毒，入肝经。有祛风止痉，通络止痛，解毒散结之功。张寿颐曰："蝎乃毒虫，味辛，其能治风者，盖亦以善于走窜之故，则风淫可祛，而湿痹可利。"赵师常用本品治疗小儿惊风、中风口㖞、风湿顽痹、顽固性头痛、顽固性咳嗽。治疗小儿惊风，常配僵蚕、蝉蜕、钩藤；治疗中风口㖞，配僵蚕、白附子、蝉蜕；治疗风湿顽痹，配威灵仙、大血藤；治疗顽固性偏正头痛，常配白芍、甘草、川芎、僵蚕、葛根；治疗顽固性咳嗽，尤其是阵发性、痉挛性咳嗽，配麻黄、杏仁10g，天竺黄、僵蚕、黄芩等。

地龙

地龙味咸，性寒，入肝、脾、膀胱经。赵师认为本品咸寒入肝，善于平肝息风；入肺泄热，长于止咳平喘；入膀胱而能利尿通淋。另外，本品性滑善走，长于通络除痹。治疗小儿肺热咳喘，赵师常配用麻黄、杏仁、甘草、生石膏、黄芩、蝉蜕、全蝎等；治疗热痹，常配用僵蚕、土鳖虫、蚕沙、防己等。常用量为 10~15g。

蜈蚣

蜈蚣味辛，性温，有毒，入肝经。赵师认为本品辛散走窜，长于平肝息风止痉，通络解毒定痛。常用于治疗顽固性哮喘、顽固性咳嗽、风湿痹痛。治疗顽固性咳喘，赵师常以之配伍麻黄、杏仁、全蝎、地龙、僵蚕、葶苈子、大枣等；治疗风湿痹痛，赵师常配以白芍、甘草、全蝎、鸡血藤、威灵仙、延胡索等。本品有毒，用量不宜过大，一般每天 1~2 条即可，焙干研面冲服，有特殊之香味。

四、善治顽疾的虫类药

中医对虫类药的应用有着悠久的历史。所谓"虫类药"并非仅指虫类药物，而是动物类药物的总称。其药源广泛，疗效独特，古今医家在长期的临床实践中积累了丰富的经验，近年并有朱良春老中医《虫类药的应用》等专著问世。赵师认为，虫类药物疗效独特，很多情况下确非草木所能比，尤其对于一些久治不愈的顽疾，常能显示出非凡的疗效。虫类药的主要作用有以下几个方面。

1.祛风通络，脱敏止痒

虫类药性善走窜，多具有良好的祛风通络、脱敏止痒功能，赵师经常用乌梢蛇、僵蚕、蝉蜕等药治疗因风邪而致的皮肤瘙痒。如治疗顽固性荨麻疹，证属内有湿热，外感风邪者，赵师常以自拟土茯苓饮加减，多能应手而效。对于奇痒难忍，面色少华，气短乏力，证属血虚生风者，赵师常以自拟荆防饮养血活血，配以全蝎（研面冲服）祛风止痒，收效颇速。对于过敏性紫癜，赵师治以自拟三虫四物汤。方中乌梢蛇、僵蚕、蝉蜕为主药，善于祛外风，息内风，外透皮毛，内达脏腑。据赵师经验，三虫四物汤具有激素样的抗炎、抗毒、抗过敏等作用，还可增强机体的免疫力。四物汤可养血活血，凉血消瘀，槐米、连翘可降低毛细血管通透性，诸药配伍，使邪除瘀消，紫癜自退。实践证明，该方是治疗过敏性紫癜的有效方剂。对于湿疹，皮肤瘙痒，抓甚皮肤破损，糜烂流水，结痂，辨证属湿热毒内盛者，赵师常治以皮肤病方。方中蒲公英、地丁、天葵、紫草、水牛角清热凉血解毒，黄柏燥湿清热，苍术、白术燥湿健脾，地肤子、蛇床子、僵蚕、蝉蜕祛风止痒，五味子、金钗安神定志，砂仁、甘草顾护胃气。诸药合用，湿热去，热毒清，诸症自愈。本方对疔肿疮毒及多种皮肤病属于湿、热、毒内蕴者均有良效。

2.平肝潜阳，息风止痉

赵师认为，在平肝潜阳、息风止痉方面，虫类药具有独特的优势，在辨证方药中加入全蝎、蜈蚣、僵蚕、蝉蜕等药治疗肝风内动所致的疾患，往往能收到较好的效果。如治疗面神经痉挛、震颤麻痹等病症，肝肾阴虚，肝风内动者，赵师常采用白芍、炙甘草、龟甲、青龙齿、钩藤、生麦芽、蜈蚣、全蝎（研冲）等加减治疗；风痰内阻，引动肝风者，赵师常治以温胆汤加虫类药治疗。治疗癫痫，赵师常采用全蝎、蜈蚣、僵蚕、胆南星、菖蒲、远志、天竺黄、竹茹、天麻，对控制癫痫的发作有明显的效果。

3.活血化瘀，通络止痛

中医认为，痛则不通，不通则痛。对于疼痛一症，中医有很多种治疗方法，治疗顽固性疼痛则往往需要配用虫类药。赵师认为，凡疼痛日久的顽固性疼痛多有痰瘀互结之势，仅用花草药有时难以见效，常需虫蚁搜剔之品。虫蚁搜剔之品力透筋骨，通达经络，破瘀消坚之功远非草木之品所能及。充分发挥虫类药的优势，是治疗顽痛取效的关键。治疗痹证，赵师常用虫类药有全蝎、土鳖虫、白僵蚕、地龙、蜈蚣等。如治疗骨痹的经验方河车骨痹汤、治疗颈椎病的葛根颈痹汤、治疗产后风湿病的通络逐瘀汤及治疗顽痹久痹的补肾通络丸中虫类药均起着重要作用。治疗三叉神经痛、顽固性头痛，赵师往往从久痛入络辨治，治以龙齿定痛丹2号方加减，收效迅速。

此外，赵师还常用虫类药治疗顽固性咳喘、乳腺增生症、子宫肌瘤、肾囊肿、肾及输尿管结石、颅脑外伤后遗症、老年痴呆、疔疮、痈疽等多种疾患，均收到了较为满意的效果。虫类药有其独特的疗效，但部分药物有一定毒性，故用量不宜过大。虫类药都含有异体蛋白，对异体蛋白过敏者应慎用。虫类药物入汤剂多带有难闻气味，在配方时赵师常加入生姜、大枣及罗汉果等调味。全蝎、蜈蚣等可研面冲服，或装入胶囊中服用。

五、风湿良药话乌附

中医对乌头、附子这一类药的应用至少可以追溯到《神农本草经》时期，此后，张仲景将乌头类药物广泛用于临床，创制了有名的乌头汤、大乌头煎、乌头赤石脂丸、附子甘草汤等有效方剂。尽管此类药物应用不当会导致中毒，应用得当则疗效极佳，因此历代医家对之进行了深入研究，这也是乌头碱类药物历经千余年而不衰的原因。

附子为毛茛科植物乌头的旁生侧根（子根），川乌为乌头栽培品的块根，草乌为野生乌头的块根。附子、川乌和草乌均为大辛、大热、有（大）毒之品，且毒性依次增强。三者功用亦有很大差异，附子善于回阳救逆，温补命门之火；川乌、草乌长于散寒止痛，主疗风寒湿痹，川乌力缓而持久，草乌效速而不耐久。此类药物如果应用不当，常导致中毒。究其原因，主要有以下几个方面：①剂量过大或连续服用时间过长；②配伍不当（如与贝母相配）；③大量应用时煎煮时间过短，少于30分钟；④患者体质虚弱。对于中毒剂量，诸家认识也不一样，一般认为，川乌3～9g，草乌0.9～4.5g，附子30～60g（有报道10g中毒者）即可引起中毒。应用时要掌握其特性。

（一）掌握适应证

赵师的经验是把握脉无力，口中和（口不渴，舌不干燥）等症状，若确为实热则非所宜。临床所见如类风湿关节炎之早、中期一般以风寒湿型居多，故乌、附的使用机会也很多。温经止痛多用川乌、草乌，温阳补气多用附子，但亦有乌、附同用，以相得益彰者。乌头碱类药物的应用不仅限于痹证的治疗，临床各科均有应用。尽管历代医家见仁见智，但总以虚性、寒性疾病为最佳适应证。即使用于热性疾病，也一定要配以他药，只取其止痛之功。

（二）最好用炮制品

生川乌所含乌头碱毒性极强，0.2mg即令人中毒，3mg致人死亡。生川乌最好外用，不宜内服。因为生川乌经炮制后生物碱平均减少78%～82%，且乌头碱被分解成为乌头次碱和乌头原碱，毒性为乌头碱毒性的1/4000～1/2000。草乌与之相似。附子炮制后比生药毒性低很多，因此，内服附子、川乌、草乌时最好不用生品，以防中毒。

（三）配伍

1.乌头配蜂蜜

张仲景《金匮要略》中的乌头汤、乌头赤石脂丸、大乌头煎等方中均用蜂蜜配伍乌头，的确对乌头的毒性起到了制约作用。因为蜂蜜中有许多氨基酸，能与乌头碱反应生成无毒的盐。

2.附子配干（生）姜

熟附片同干（生）姜同煮（煮1小时），其毒性大为降低。附子配干姜用于回阳救逆，如四逆汤；附子配生姜用于温经散寒，如桂枝芍药知母汤。

3.二乌配甘草

王士福老中医经多年临床体会，重用二乌（各30g）配以生甘草30g，且二乌同生甘草先煎1小时，后下余药，其毒自解。同时也有乌、附与甘草同煎，其毒性大减的报道。

4.乌头配大黄或麻黄

大黄、麻黄中含有较多鞣质，与乌头碱类药物同煎，有毒的乌头碱可生成不被肠道吸收的鞣酸乌头碱，从而降低毒性。

5.乌附配酸味药物

乌头碱类药物配伍白芍、木瓜或乌梅等酸味药物，既可增强疗效，又能降低毒性，因为这类药物能把乌头碱分解成乌头原碱。

（四）煎服法

在煎法上，赵师强调，乌头碱类药物均需久煎，因久煎之后毒性基本消失，而有效成分不致破坏。一般情况下，乌头、附子10～20g先煎1小时，20g以上先煎2～3小时，并以口尝舌间无麻感为安全。川乌、草乌、附子的主要成分为乌头碱，其毒性反应主要是抑制心传导系统，因乌头碱水溶性大，遇热易分解，故只要煎足时间，一般问题不大。

在服法上，赵师认为应饭后服用，中病即止。二乌的中毒剂量与有效剂量非常接近，古人常谓"药不瞑眩，厥疾弗瘳"。其实，"瞑眩"即二乌的毒性反应。临床中如果出现了瞑眩或病势已去大半，当停用或减量应用二乌，也可以加薏苡仁、泽泻、通草等甘淡之品渗泄其毒，以防毒物蓄积为害。乌头碱类药物以饭后服用较为安全，因饭后服用可以使药物吸收缓慢，也减少了毒素的吸收。

（五）剂型

人们习惯上认为有毒药物的剂型以丸、散、酊为宜，这是不正确的。因为这些剂型仅便于控制药物服用剂量，并没有消除有毒成分，而汤剂则将有毒的乌头碱转化成了低毒或无毒的乌头原碱，因此，汤剂为最佳选择。若做丸、散、酊剂，制附子一次用量不超过1g，制川乌不超过0.5g，制草乌不超过0.2g。实践证明，这种用量有治疗作用，且连续服用没有毒副作用。

（六）体质

患者的体质不同，对药物的耐受力也不同。临床上应该根据患者的体质和病情，适当调整乌、附的用量。如体弱多病者、老人、小儿、孕妇、哺乳期妇女等均应减量。过敏体质者服用乌头碱类药物应从小剂量开始，逐渐增加药量，直至以知为度，中病即止。一旦出现瞑眩及唇舌麻木等感觉，当立即停药或减量。

六、药物造病说

药乃治病之物，何谓造病？药物对证可以治病，不对证则可以致病。有些药物虽可以治病，但其副作用也足以致病。

案例一　患者胡某，19岁，1年前因升学压力太大而患抑郁症，到某医院心理科住院治疗，口服西药后病情好转。自述有前列腺炎，小便不利，小腹左侧有一条筋痛，不能憋尿，稍憋尿则小腹痛难忍。患者面色黄，眼圈黑，寐差，舌质淡，苔薄腻，脉沉细。辨为脾肾阳虚，处以温肾化气利湿之品3剂，未见明显效果。患者之后遍请名医治疗多日，亦未效。患者母亲是生意人，为人精明，聪颖过人。忽一日，她灵机一闪，孩子的病是否为药物副作用所为？为验证想法，其偷偷将药换为维生素。两日后，患者大喜，告诉其母，腹已不痛，小便已通畅。后医生为其调药，果愈。

案例二　上例患者的邻居，70岁，两年前因家庭变故割腕，被送往医院救治，后入住精神科。诊为精神分裂症，长期服用西药，后又出现肢体震颤，医生认为是帕金森病，予安坦等药口服。患者已服药2年，遵医嘱而不敢停药。胡母有其子服药之经验，力劝老太太停药几天。3天后患者肢体震颤消失。原来肢体震颤亦为药物副作用所致。

中医讲审证求因，探究病原，发病原因一日不除，则病一日不愈。以上两例患者，如果不调整所服药物，服再多的中药也很难治愈。医者除了了解患者病情外，也要详究药物，以排除药物造病的可能。

第三节　常用经验效方

一、验方精粹

二仙蠲痹汤

【组成】仙茅10g，淫羊藿20g，杜仲30g，狗脊20g，制附子10g，桂枝10g，羌活15g，独活15g，防风10g，当归15g，鸡血藤30g，络石藤20g，川芎10g，砂仁10g，白豆蔻10g。

【功效】温阳散寒，祛风除湿。

【主治】风寒湿痹偏于肾阳虚者。

【按】《灵枢·百病始生》："风雨寒热不得虚，邪不能独伤人。卒然逢疾风暴雨而不病者，盖无虚，故邪不能独伤人。"《素问·评热病论》："邪之所凑，其气必虚。"赵师认为，对于痹证而言，其气必虚主要指卫气虚。赵师常说"脾为卫之主，肾为卫之根"，卫气虽源于脾胃，但实根于肾阳。临床每见肾阳不足，命门火衰之人最易患风寒湿痹。故赵师认为温补肾阳乃治本之举，祛风散寒除湿仅为治标耳！方中以仙茅、淫羊藿、杜仲、狗脊、制附子温壮肾阳，兼以散寒除湿；羌独、防风祛风散寒除湿。配用当归、鸡血藤等养血活血之品，其用意有三：一为痹者闭也，诸邪痹阻经络，气血运行不畅每易致瘀，现代研究发现痹症早期即存在微循环障碍；二为寓有"治风先治血，血行风自灭"之意；三则可以制约诸般热药之燥性，以防过用，耗伤阴血。

牛角解毒汤

【组成】水牛角30g，蒲公英30g，地丁30g，紫背天葵30g，地龙15g，赤芍30g，鸡血藤30g，僵蚕10g，薏苡仁50g，桂枝10g，生地30g，砂仁10g，白豆蔻10g。

【功效】清热解毒，利湿定痛。

【主治】热痹，包括类风湿关节炎、风湿热及痛风等风湿病的活动期，以关节红肿热痛，痛势较剧，舌红苔黄腻，脉滑数为特征。

【加减】高热甚者加生石膏30～90g，肿甚者加防己10g、泽兰15g。

【按】热痹多见于素体阳气偏胜盛，内有蕴热或阴虚阳亢之体感受外邪，从阳化热，或风寒湿邪久滞经脉郁而化热。方中重用水牛角凉血解毒，水牛角乃血肉有情之骨药，用于治疗风湿等骨病，有同气相求之妙。蒲公英、地丁、紫背天葵乃取五味消毒饮之意，甘寒解毒而不伤正，地龙、赤芍、鸡血藤活血通络，僵蚕、薏苡仁化痰祛湿消肿。单用解毒之品，恐有凉遏之弊，反佐以桂枝，辛温宣散，使热邪易透，湿邪易除。热之所至，其阴易伤，故配以生地黄，《神农本草经》载"干地黄逐血痹，填骨髓，长肌肉，除痹"。

河车骨痹汤

【组成】紫河车10g，狗脊30g，杜仲30g，骨碎补20，炙龟甲20g，山萸肉20g，金钗30g，延胡索30g，全蝎10g，炮山甲3g（研面分2次冲服），僵蚕10g，白芥子10g，鸡血藤30g，砂仁10g，白豆蔻10g，焦白术15g。

【功效】补肝肾，强筋骨，化痰瘀，止痹痛。

【主治】顽痹久痹属肝肾精血亏虚，痰湿瘀血痹阻经络，症见关节肿大变形者。

【加减】颈项强痛者加葛根30g，羌活10g；腰痛者加续断20g，桑寄生30g；膝关节痛者加怀牛膝15g，独活15g；痛甚者加制乳香、制没药、制川乌、制附片各10g，细辛8g；湿热甚者减补肾药量，合用四妙散。

【按】赵师认为，顽痹久痹的病机主要是肝肾精血亏虚，痰湿瘀血痹阻经络。赵师常以滋补肝肾、强筋壮骨治其本，化痰逐瘀通络治其标。方中紫河车为血肉有情之品，能大补精血，其补益作用远胜于他药。狗脊、杜仲、骨碎补温补肾阳，炙龟甲、山萸肉、金钗滋补肝肾之阴，充分体现了张景岳"善补阳者，必阴中求阳，则阳得阴助而生化无穷；善补阴者，必于阳中求阴，则阴得阳升而泉源不竭"的思想。痹证日久，邪气久羁，深入经髓骨骱，痰瘀痹阻，经脉不达，即所谓"久病入络""久痹多瘀"。轻则疼痛不移，重则关节变形，故配用全蝎、炮山甲、僵蚕等虫蚁搜剔之品。赵师认为虫类药穿透筋骨，通达经络，破瘀消坚之功远非草木之品所能及。

葛根颈痹汤

【组成】葛根30g，白芍30g，桂枝15g，川芎10g，羌活15g，鸡血藤30g，海风藤30g，络石藤30g，僵蚕10g，全蝎10g，桑椹30g，女贞子20g，墨旱莲20g，仙茅10g，淫羊藿20g，焦白术15g。

【功效】补肾活血，祛风通络。

【主治】颈椎病引起的颈项强痛，转侧不利，肩背痛，上肢麻木等症。

【加减】肾精亏甚者，加炙龟甲20g，紫河车10g；肾阳虚者，加狗脊30g，续断20g，杜仲20g；湿盛者，加茯苓30g，泽泻20g；头晕失眠者，加生龙齿、生龙骨、生牡蛎各30g，钩藤20g；瘀血较甚者，加三七粉10g，制乳香、制没药各10g。

【按】方中葛根为治疗颈椎病之专药，具有解痉，缓解肌肉痉挛，改善脑部血液循环的作用。桂枝、白芍调和营卫，桑椹、女贞子、墨旱莲滋补肝肾之阴，仙茅、淫羊藿温补肾阳，诸藤活血祛风通络，僵蚕、全蝎虫蚁搜剔，以通久痹之络，白术健脾以除生湿之源。

补肾通络丸1号

【组成】制马钱子50g，全蝎100g，白芍100g，甘草100g，鹿筋50g。共研极细粉，水泛为丸。

【功效】补肾强筋，祛风活血，通络定痛。

【主治】风湿、类风湿关节炎关节僵肿变形，骨质增生症，肩周炎，急性腰扭伤，腰椎间盘突出症及其术后遗症等。

【注意事项】本药丸每天服两次，从小量服起，逐渐加量，饭前饭后均可。服用此药量大可能出现牙关紧或手足拘紧，偶见头晕等反应。如出现上述反应，多喝绿豆汤、浓糖水、凉开水或服免煎生甘草颗粒10袋可缓解。再服需稍减药量，以不出现反应为度。感冒发热时暂停服用。高血压、冠心病患者慎服，孕妇忌服。

【按】方中鹿筋补肾助阳，强筋壮骨；白芍、甘草缓急止痛；马前子开通经络，透达关节。诸药相伍，扶正祛邪，标本兼治，共奏补肾强筋，祛风活血，通络定痛之功。临床应用多年，对各类风湿痹痛较好的疗效。

三仁通痹汤

【组成】杏仁10g，白豆蔻10g，薏苡仁50g，滑石30g，通草6g，竹叶10g，厚朴6g，半夏15g，海桐皮30g，汉防己20g，姜黄15g，鸡血藤30g，忍冬藤30g，土茯苓30g，蒲公英30g，全蝎10g。

【功效】清热利湿，通络止痛。

【主治】感受湿热或寒湿郁久化热而成的湿热痹，症见关节或肌肉疼痛，重着或酸困，痛处有灼热感，遇热或雨天痛增，活动后痛减，口渴，小便短赤，苔黄腻，脉濡数或滑数等。

【按】《黄帝内经》云："风寒湿三气杂至，合而为痹也。"此言风、寒、湿，其实，临床中湿热痹亦不少见。随着时代的变迁、人们饮食习惯的改变，疾病谱也在悄然发生改变。赵师发现，现在湿热或痰湿体质的人越来越多，素体内有湿热或感受湿热之邪，均能导致湿热痹。方中三仁汤宣上、畅中、渗下，所加之品多为清热利湿、活血通络定痛之品，湿热分消，经络通畅，痹痛自愈。以上方加减制成丸药，名之土茯苓丸，治疗湿热痹及痛风等病疗效亦佳。

通络逐瘀汤

【组成】熟地30g，当归15g，赤芍、白芍各15g，川芎10g，土鳖虫10g，地龙10g，鸡血藤30g，络石藤15g，丝瓜络15g，甘草6g。

【功效】活血化瘀，通络止痛。

【主治】诸般痹证辨证属于血虚夹瘀者。

【加减】痛甚者加乳香10g，没药10g；肾虚者加狗脊30g，骨碎补20g；日久不愈者加全蝎10g，蜈蚣1条，穿山甲6g。

【按】赵师常用此方治疗腰椎间盘突出症，本类患者多有外伤史或长期持重劳作慢性劳损史，可表现为突然起病，腰痛伴下肢放射状疼痛，疼痛多较剧烈，甚则翻身转侧困难，部分患者可伴有小腿和足部麻木，腰椎棘间或椎旁压痛，直腿抬高试验阳性，小腿外侧或后外侧感觉减退，舌苔白薄，舌边紫暗，脉弦等。本方对减轻神经根水肿，改善患者疼痛、麻木等症状有明显效果，也可用于血虚夹瘀之其他疾病。

龟鹿灵仙汤

【组成】鹿角15g，龟甲15g，威灵仙10g，杭白芍30g，炙甘草6g，土鳖虫10g，僵蚕10g，透骨草30g。

【功效】补肾壮骨，活血通络。

【主治】足跟痛。

【按】本方最早为赵师治疗足跟痛一症所拟。秦伯未在《临证备要》中指出："足跟痛非小病，宜峻补肾精。"赵师认为，肾主骨生髓，肾之经络绕跟部而行，年老之体或女性产后肾精亏虚，筋骨失养，骨萎筋弛，则站立或行走时跟部酸痛、隐痛，疼痛喜按，按之痛减。方中鹿角、龟甲峻补肾精，生髓充骨；白芍、甘草缓急止痛；土鳖、僵蚕化痰逐瘀，活血通络；威灵仙、透骨草透骨舒筋，通络止痛。诸药合用，见效较速，但本病非短期所能治愈，取效后可配成丸药再服1~3个月巩固疗效。其实本方对肾虚夹有痰瘀的多种病症均有良效，非止足跟痛一症。

二鹿汤

【组成】鹿角10g，鹿衔草30g，淫羊藿30g，炙川乌10g，生地黄30g，威灵仙15g，全蝎10g，白术15g。

【功效】滋补肝肾，温阳散寒，通络止痛。

【主治】肾虚感寒所致的风湿痹痛。

【加减】偏阳虚者加附子10g；偏阴虚者加鳖甲20g，石斛30g；夹有痰瘀者加土鳖虫10g，僵蚕10g。

【按】肾为先天之本，卫气之根源，在风湿痹痛的发病和治疗中都起着重要作用。赵师认为，卫气虽源于脾胃，但实根于肾阳，临床中患痹证者大多肾阳不足在先，然后感受风寒湿诸邪。故赵师常从肾入手治疗本病。方中鹿角、鹿衔草、淫羊藿温补肾阳；地黄滋补肾阴；川乌祛风除湿，散寒定痛；威灵仙、全蝎善走，通行十二经络；白术健脾强后天之本，以绝生湿之源，且能助运化以促进药物吸收。诸药合用，阴阳并补，先后天并调，对肾阳不足，寒邪

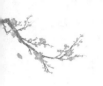

明显的风湿痹痛多有良效。

二术饮

【组成】苍术30g，白术30g，生薏苡仁30g，茯苓20g，藿香15g，杏仁10g，白豆蔻10g。

【功效】健脾助运，燥湿除痹。

【主治】湿痹症见关节或肌肉肿痛或重着，阴雨天加重，可伴见腹胀，腹痛，纳呆，嗳气，舌质淡胖，苔白腻或厚腻。

【加减】气虚甚者加黄芪30g，党参30g；肿胀甚者加泽泻15g，泽兰15g；小便不利者加车前子30g，炮附子6g。

【按】赵师认为，湿邪是形成痹证最基本的因素。如果没有湿邪的参与，就不会有痹证的形成。痹证之所以久治不愈或易反复发作，究其原因，就是湿邪在作祟。因为风邪易散，寒邪易温，热邪易清，而湿性黏腻，不易速除。赵师认为，脾虚为生湿之源，健脾乃治湿之本。方中苍术、白术益气健脾燥湿，以绝生湿之源；藿香芳香化湿；杏仁开宣肺气而利水道；白豆蔻理气燥湿于中；薏苡仁、茯苓淡渗利湿于下，诸药合用，健脾、宣上、畅中、利下、芳香化湿诸法并施，湿邪得除，湿痹自已。

增液蠲痹汤

【组成】生地30g，玄参30g，麦冬30g，石斛30g，当归15g，姜黄15g，海桐皮30g，桑枝30g，络石藤15g，鹿角10g，陈皮15g。

【功效】养阴增液，蠲痹通络。

【主治】阴虚痹证。症见骨节疼痛，筋脉拘急，运动时加剧，口干心烦，或关节红肿灼痛，变形不能屈伸，昼轻夜重，大便干结，小便短赤，舌质红苔薄或少，脉弦细或细数者。

【加减】肾阴虚甚者加龟甲15g，鳖甲15g；痛甚者加全蝎10g，延胡索30g；腹胀者加砂仁10g，白豆蔻10g。

【按】此类患者多为素体阴虚或久用祛风除湿、香燥之品耗伤阴液所致。方中增液、石斛养阴增液，濡润经脉；当归养血活血；姜黄、海桐皮、桑枝、络石藤祛风湿，通经络；鹿角温肾阳，促进阴药的吸收；陈皮理气，防止诸阴药滋腻。阴液得充，经脉得养，则痹证自除。据赵师此方重用石斛，加全蝎、蜈蚣、僵蚕等虫蚁搜剔之品制成丸药石斛蠲痹丸，治疗阴虚痹取得了较好的效果，是十堰市中医医院协定处方之一。

八珍五藤汤

【组成】黄芪30g，党参30g，白术30g，茯苓15g，炙甘草10g，熟地30g，当归15g，川芎10g，白芍15g，鸡血藤30g，络石藤15g，夜交藤30g，海风藤15g，青风藤15g。

【功效】益气养血，通络止痛。

【主治】痹证辨证属于气血两虚者。症见关节疼痛，僵硬，活动不利，面白少华虚浮，形体消瘦，食少乏力，舌质淡红，苔薄白，脉沉细弱。

【加减】痹证日久，关节肿大者加僵蚕10g，土鳖虫10g；畏寒怕冷甚者加淫羊藿30g，鹿衔草30g；食少纳差者加生谷芽30g，鸡内金10g。

【按】赵师认为，凡患痹证者，大多都存在气血不足，素体虚弱，或产后、久病耗伤气血，复感受风寒湿邪，或痹证日久导致气血亏虚，经脉失养。本方均有良效。方中八珍、黄芪益气养血，五藤蠲痹通络，气血足，经络通则痹自已。

鹿鳖壮督汤

【组成】鹿角15g，鳖甲15g，续断15g，淫羊藿30g，生地30g，杜仲15g，白芍30g，土鳖虫10g，白僵蚕10g，蜈蚣1条，延胡索20g，鸡血藤30g，合欢皮30g，徐长卿15g。

【功效】滋补肝肾，活血通络，化痰止痛。

【主治】强直性脊柱炎、骨关节炎、腰椎间盘突出症等辨证属于肝肾亏虚，痰瘀互结者。

【加减】颈椎不适者加葛根30g，羌活10g；腰椎强痛者加狗脊30g，桑寄生30g；下肢痛者加牛膝15g，独活15g；跟骨痛者加土鳖虫10g，木瓜15g；痛甚可加制乳香、制没药各10g。

【按】鹿乃纯阳之物，鹿角为督脉所发，故善温壮肾督；鳖乃至阴之物，善于养元阴而清虚热，单用即有止痛作用。鹿角与鳖甲均为血肉有情之品，两者相配，阴阳并调。淫羊藿、续断、杜仲温补肾阳，生地、白芍滋补肝肾之阴，充分体现了张景岳"善补阳者，必阴中求阳，则阳得阴助而生化无穷；

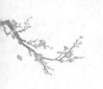

善补阴者，必于阳中求阴，则阴得阳升而泉源不竭"的思想。痹证日久，邪气久羁，深入经髓骨骱，痰瘀痹阻，经脉不达，即所谓"久病入络""久痹多瘀"。轻则疼痛不移，重则关节变形。故配用土鳖虫、僵蚕、蜈蚣等虫蚁搜剔之品。延胡索、鸡血藤、合欢皮活血定痛；徐长卿理气和胃，祛风止痛。诸药合用，共奏滋补肝肾，活血通络，化痰止痛之效。

五藤一仙汤

【组成】忍冬藤50g，鸡血藤50g，海风藤50g，络石藤50g，雷公藤30g，威灵仙30g。

【功效】祛风除湿，通络止痛。

【主治】各种风湿痹痛。

【用法】水煎熏洗患处。

复方忍冬藤酒

【组成】忍冬藤60g，鸡血藤30g，徐长卿30g，威灵仙30g，乌梢蛇15g，红花15g。

【功效】祛风活血，通络止痛。

【主治】各种风湿痹痛。

【用法】上药泡入2L 40度以上的白酒中，浸泡15天后即可服用，每次10~30ml，每天2次。

土茯苓汤

【组成】土茯苓30g，防己10g，防风10g，地龙10g，萆薢30g，苍术10g，黄柏10g，川牛膝10g，威灵仙10g，忍冬藤30g，青风藤30g，秦艽10g，延胡索15g，生地30g，白芍30g，当归15g，甘草10g。

【功效】清热利湿，活血止痛。

【主治】诸般痹证辨证以湿热为主者。

【按】当今社会，湿热体质者日渐增多，湿热痹证亦属常见，热之所至，其阴易伤，故赵师常辅以生地、白芍、当归等养血，则无斯弊。以赵师此方加全蝎、僵蚕等配成丸药，名之土茯苓丸，治疗湿热痹及痛风等病疗效亦佳，现为十堰市中医医院特色制剂之一。

强力风湿灵药酒

【组成】露蜂房150g，制川乌60g，秦艽150g，细辛160g，续断100g，当归100g，鸡血藤150g，木瓜250g，川芎100g，仙茅200g，淫羊藿200g，山茱萸250g，黄芪200g，桑椹200g，山药250g，羌活、独活各120g，砂仁100g，威灵仙200g。

【功效】温经散寒，祛风除湿，活血通络，补肾养血。

【主治】风寒湿痹、尪痹引起的肢体关节疼痛、麻木、重着、屈伸不利。

【注意事项】少部分患者可能出现轻度头晕、口干、烘热、胃部不适、恶心等不良反应。可餐后服药，酌加护胃剂。

【按】强力风湿灵药酒是在鄂西北山区民间验方基础上，遵循中医理论，经科学加工研制而成。鄂西北山区气候寒冷，风湿、类风湿关节炎发病率较高，山民们常采集屋檐下之露蜂房及山中野生川乌，切碎后炒焦研细末，取适量黄酒冲服，或以上药加麦麸炒热后外敷，治疗本病，每获良效。露蜂房因得风露日久，善能祛风除湿，行血止痛，为治疗风湿痹症之要药；川乌开通腠理，祛风除湿，散寒止痛之力甚捷。强力风湿灵中取二药峻猛之性以为主药。加秦艽、肉桂、细辛、木瓜、独活祛风除湿，温经散寒，舒经活络，以助主药祛邪止痛之效。入当归、川芎、鸡血藤养血活血，一则补素体营血不足，二则温行血脉，从而达到"血行风自灭"之目的；黄芪补气固表，益元气之素虚，而收扶正祛邪之功；增续断以补肝肾，通血脉，强筋骨。据研究，露蜂房有调节机体免疫功能的作用。川乌、木瓜对甲醛及蛋清所引起的大鼠踝关节肿胀有明显的抗炎作用。其中川乌含有乌头碱，其在沸水中水解为乌头次碱和乌头原碱，可提高小鼠热板法及电刺激法的电阈，具有镇痛作用。秦艽可通过神经系统激动垂体，促进肾上腺皮质激素的释放，起到抗炎作用，并具有间接免疫抑制作用，同时还能降低毛细血管通透性，起到镇痛作用。肉桂水煎剂及桂皮油有扩张血管作用，促进血液循环，使身体表面和末梢的毛细血管血流通畅，起到温热作用。细辛具有麻醉作用，且可解热、镇痛及抑菌。独活有镇静、镇痛、催眠、抗炎作用。当归、川芎能调节TXA2-PCL2平衡，改善循环。鸡血藤酊剂对大鼠甲醛性关节炎有显著作用。黄芪含多种皂苷、挥发油及钙、磷等微量元素，能兴奋垂体-肾上腺皮质系统，提高肾上腺皮质功能，增强和调节机体免疫功能，清除免疫复合物，其利尿作用可促进类风湿患者尿酸的排泄，

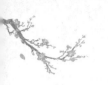

减轻炎症刺激；续断等补肝肾、强筋骨药物有调节钙磷代谢、免疫及TXA2-PCL2平衡的作用。诸药合用，更借具有辛烈升发走窜之性的纯粮白酒扩张毛细血管，促进血液循环，俾药力迅速通达全身，从而增强药物作用，提高临床疗效。

技术优势：强力风湿灵药酒能缩短类风湿关节炎晨僵时间，降低关节疼痛指数、关节肿胀指数及血沉，综合有效率明显优于同类产品。其不良反应轻，且药源丰富，是治疗类风湿关节炎的理想药物。

养肾汤

【组成】生地30g，枸杞子30g，桑椹30g，女贞子20g，墨旱莲20g，蒲公英30g，紫花地丁15g，天葵15g，白及20g，大蓟20g，小蓟20g，白茅根30g，仙鹤草30g。

【功效】养阴解毒，凉血止血。

【主治】慢性肾炎之血尿，以及肝肾阴虚，热毒炽盛所致的各种血证。

【按】生地、枸杞子、桑椹、女贞子、墨旱莲滋补肝肾之阴，阴足自能制阳；蒲公英、地丁、天葵甘寒，清热解毒而不伤正气；大蓟、小蓟、白茅根长于凉血止血；仙鹤草补气强壮身体而擅长收敛止血。诸药合用，标本兼治，对肝肾阴虚，热毒炽盛所致的各种血证多有良效。

强力风湿灵丸1号

【组成】露蜂房15g，制川乌6g，秦艽15g，细辛15g，续断10g，当归10g，鸡血藤15g，木瓜25g，川芎10g，仙茅20g，淫羊藿20g，山茱萸20g，黄芪20g，桑椹20g，山药20g，羌活、独活各10g，砂仁10g，威灵仙20g。

【功效】温经散寒，祛风除湿，活血通络，补肾助阳。

【主治】风寒湿痹、尪痹引起的肢体关节疼痛、麻木、重着、屈伸不利。

【用法】口服每次10g，每日3次，黄酒送服。

【按】强力风湿灵丸1号原为酒剂，后为服用方便，赵师将其改为丸剂，效果亦佳。

强力风湿灵丸2号

【组成】鹿角胶10g，鹿衔草30g，黄芪30g，当归15g，川芎10g，丹参30g，鸡血藤30g，桂枝10g，白芍10g，葛根30g，威灵仙15g，姜黄10g，羌活10g。

【功效】补肾助阳，温经散寒，祛风除湿，活血止痛。

【主治】痹证属于风寒湿阻证者。表现为肢体关节、筋骨、肌肉疼痛，肢体麻木或关节肿胀等症。

【按】方中鹿角胶、鹿衔草温补肾精以强先天之本；黄芪、当归、川芎、丹参、鸡血藤益气养血，活血通络；桂枝、白芍调和营卫，解肌祛风；姜黄、羌活祛风通络，偏于走人体上部；葛根、威灵仙解痉止痛。诸药相伍共奏补肾助阳，温经散寒，祛风除湿，通络止痛之功。赵师临床上主要用于治疗颈椎病、肩周炎等引起的颈肩痛，双手麻木，头晕头痛等。

强力风湿灵丸3号

【组成】鹿角15g，狗脊15g，续断15g，黄芪30g，当归15g，鸡血藤15g，没药10g，土鳖虫10g，威灵仙15g，牛膝10g，木瓜15g，延胡索15g，徐长卿10g。

【功效】补肾壮督，强筋壮骨，活血活络。

【主治】肾虚督亏，风寒湿阻，气血凝滞证。

【按】方中鹿角为血肉有情之品，长于补肾壮督；狗脊、续断、牛膝补肝肾，强筋骨；黄芪、当归，益气养血；鸡血藤、土鳖虫、延胡索、没药活血化瘀，通络止痛；威灵仙、木瓜、徐长卿祛风除湿。诸药相伍可达补肾壮督，强筋壮骨，祛风除湿，活血止痛之效。赵师常用本药治疗腰椎间盘突出症、腰椎管狭症、腰椎退行性病变、强直性脊柱炎等表现为腰部疼痛、下肢放射痛及双下肢麻木者。强力风湿灵丸1、2、3号均为赵师临床经验方，由我院制剂室生产，每瓶80g，每次服10g，每日3次，饭后服。强力风湿灵1丸号适用面较广，可用于多种风湿痹痛；2号偏于治疗人体上部疼痛，如颈椎病、肩周炎等；3号丸偏于治疗人体下部疾病，如腰腿痛、足跟痛等。3种药丸可配合汤剂同时内服，也可单独用于疾病的巩固阶段。

追风定痛膏

【组成】生马钱子100g，生川乌50g，生草乌50g，香附30g，细辛30g，丁香30g，附子30g，白芥子30g，延胡索45g，三七30g，威灵仙50g，川芎50g，赤芍50g，当归30g，葛根30g，苍术30g，防风30g，防己30g，羌活40g，独活40g，秦艽50g，徐长卿50g，骨碎补50g，狗脊50g，鸡血藤60g，络石藤30g，续断50g，川牛膝50g，全蝎30g，炮山甲30g，生乳香45g，生没药45g，冰片30g，木瓜30g，香油4000g，黄丹2000g。

【功效】补肝肾，强筋骨，祛风除湿，活血散寒，通络止痛。

【主治】腰椎间盘突出症、腰椎椎管狭窄症、腰椎骨质增生症及各种原因引起的颈、肩、腰、腿痛。

活血定痛膏

【组成】生川乌60g，生草乌60g，生半夏60g，土鳖虫60g，三七30g，山栀子60g，骨碎补60g，丁香30g，白胡椒30g，细辛45g，丹参45g，生乳香45g，生没药45g，血竭30g，儿茶30g，冰片30g，续断60g，红花45g，当归45g，杜仲60g，香油2000g，黄丹750g。

【功效】活血化瘀，消肿止痛，续筋接骨。

【主治】扭伤，挫伤，骨折及各种瘀血肿痛。

强力风湿液

【组成】生草乌10g，生马钱子15g，祖师麻15g，细辛10g，洋金花10g，威灵仙10g，秦艽10g，木防己15g，鸡血藤20g，苏木10g，青风藤30g，当归15g，地龙20g，樟脑10g，冰片10g。上药加入4000ml 75%乙醇中浸泡15天后即可应用。

【功效】温经散寒，祛风除湿，通络止痛。

【主治】诸般痹证。表现为肢体关节、筋骨、肌肉疼痛，麻木，屈伸不利，或关节肿胀等症。

【用法】外搽患处，每日3次。

【注意事项】忌口服，皮肤有创伤或溃疡者忌用，孕妇禁用。

【按】外治是治疗风湿痹痛必不可少的方法，药酒外擦有其独特的疗效，尤其对胃肠功能不好，内服中药困难的患者尤为重要。生草乌、生马钱子、细辛、祖师麻、洋金花为方中主药，具有较强的祛风除湿、散寒止痛、活血消肿的作用。配以威灵仙、青风藤、秦艽、防己祛风除湿；鸡血藤、苏木、当归、地龙养血活血通络；樟脑、冰片辛香走窜，可加强渗透作用，发挥止痛之功。以白酒为溶媒，可通血脉。诸药相伍有温经散寒，祛风除湿，通络止痛之功效。

祛风湿药酒

【组成】露蜂房150g，制川乌60g，秦艽150g，细辛160g，续断100g，当归100g，鸡血藤150g，木瓜250g，川芎100g，仙茅200g，淫羊藿200g，山茱萸250g，黄芪200g，桑椹200g，山药250g，羌活120g，独活120g，砂仁100g，威灵仙200g。

【功效】温经散寒，祛风除湿，活血通络，补肾养血。

【主治】风寒湿痹、尪痹引起的肢体关节疼痛、麻木、重着、屈伸不利。

塌渍0号

【组成】羌活30g，独活30g，秦艽20g，威灵仙30g，制川乌20g，制草乌20g，桂枝50g，海风藤50g，青风藤50g，制乳香、制没药各40g，细辛10g，当归30g，川芎30g，赤芍20g，桃仁20g，红花20g，地龙30g，土鳖虫20g，雷公藤20g。上药粉碎成粗面，装入布袋中，每袋重250g，备用。

【功效】祛风散寒，活血化瘀，通络止痛。

【主治】颈、肩、腰、腿痛及各种疼痛、麻木等辨证属于寒湿内阻、瘀血阻滞者。

【用法】取上药袋1个，用温水浸泡5分钟，用手挤去水，用毛巾包好，放入电饭煲或恒温水箱中蒸热15分钟，将毛巾取出，待稍凉放于患处，然后将药包放于毛巾上，外用塑料布盖好，以防热量散发，每次30分钟，每日1次，每袋药可用3~5天。

塌渍1号

【组成】海桐皮50g，海风藤50g，络石藤100g，桑枝50g，忍冬藤60g，鸡血藤60g，当归30g，川芎20g，赤芍20g，桃仁20g，红花20g，地龙30g，土鳖虫30g，青风藤30g，秦艽20g，威灵仙30g。上药粉碎成粗面，装入布袋中，每袋重250g。

【功效】清热除湿，祛风活血，通络止痛。

【主治】湿热型痹证。

【用法】同上。

【按】赵师认为，外治法直接作用于局部，取效较快，但药效短暂，内治法调理脏腑功能，调畅气血，取效较缓，但见效后比较持久，内外合治则可优

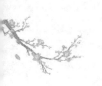

势互补，取效较快且效果持久，故赵师常采用内外结合的方法施治于患者，多能取得较好的疗效。

双解1号方

【组成】桑叶10g，菊花10g，当归10g，生地15g，玄参15g，黄芩10g，全瓜蒌30g，茯苓10g，竹叶10g，大黄10g，陈皮10g，僵蚕10g，杏仁10g。

【功效】表里双解。

【主治】内热外感证或内热炽盛所致的咳嗽、便秘等。

双解2号方

【组成】生地30g，玄参30g，当归10g，菊花10g，薄荷10g，黄芩10g，黄连10g，陈皮10g，厚朴10g，川牛膝10g，茯苓10g，泽泻10g，大黄10g（后下），芒硝10g（冲服）。

【功效】辛凉透邪，清热解毒，泻火通便。

【主治】内热外感之重证及热毒炽盛所致的痤疮、口腔溃疡、疔疮等。

【按】方中大剂生地、玄参坐镇，水以制火，并不嫌芩连之燥，茯苓、泽泻之利，硝黄之下，且给病邪出路，使病邪顿挫。厚朴、陈皮为疏理气机、保护胃气之用。应用本方应注意以下事项：①应空腹服，否则易导致腹胀、腹痛；②药后半小时可辅助拍打合谷穴，以助排便，大多数患者在泻下数次后即见明显好转；③禁食肉食及辛辣之物。

上焦2号

【组成】黄芩15g，大青叶10g，甘草10g，麦冬15g，天花粉15g，全瓜蒌30g，陈皮10g。

【功效】清热泻火，化痰养阴。

【主治】肺热阴伤证。

【加减】鼻炎流浊涕者加辛夷10g（包煎），苍耳子10g，杏仁10g，石菖蒲10g；咳嗽痰多者加浙贝母15g，天竺黄20g。

加味升降散

【组成】蝉蜕10g，僵蚕10g，姜黄10g，大黄4g，蒲公英15g，紫花地丁15g，天葵子15g，连翘10g，竹叶10g，罗汉果1枚。

【功效】表里双解，清热解毒。

【主治】流行性腮腺炎、水痘等传染病及外感热病。

【按】升降散出自清代杨栗山的《伤寒瘟疫条辨》，为温病十五方之首。今赵师略作加减，效果倍增，并名之曰加味升降散。方中蝉蜕、僵蚕、连翘味薄而升浮，祛邪伐恶，清热解毒，泻火于上；蒲公英、地丁、天葵子清热解毒，辟邪泻火于中；大黄苦寒泻火，釜底抽薪，导热毒外出；竹叶导邪从小便而出；因小儿苦于服药，故加罗汉果以调味。全方辛开宣泄，有升有降，热毒或从外解，或从下泄，用之治疗流行性腮腺炎、水痘等传染病及外感热病多能数剂而愈。

桑贝汤

【组成】桑叶15g，菊花15g，川贝母15g，款冬花15g，紫菀15g，桔梗15g，天竺黄20g，僵蚕10g，杏仁15g，罗汉果1枚。小儿剂量酌减。

【功效】辛凉解表，化痰止咳。

【主治】外感风热，咳嗽、痰多者。

【加减】夹有风寒者加苏叶、防风；气虚者加黄芪、白术；咽痛者加射干、木蝴蝶；久咳不止者加石榴皮、柿子叶。

【按】桑叶、菊花辛凉解表，以散外感风热之邪；款冬花、紫菀、杏仁宣肺降气而止咳；天竺黄、僵蚕化痰浊；川贝母润肺；罗汉果味甘调味，更宜于小儿服用。

四虫宣肺饮

【组成】蝉蜕10g，僵蚕10g，蜈蚣1条，全蝎6g，钩藤15g，丹参15g，炙麻黄10g，杏仁15g，炙甘草6g，枇杷叶30g，芦根30g。

【功效】息风止痉，宣肺止咳。

【主治】顽固性喉痒咳嗽。

【加减】夹有外感者加桑叶15g，菊花15g；肝火旺盛者加丹皮12g，栀子10g；肝气郁滞者加柴胡10g，香附10g；咽喉有梗塞感者加苏叶10g，厚朴10g；肺热有痰者加浙贝15g，瓜蒌皮30g。

【按】喉痒咳嗽是肺系疾患的常见症状之一，有的患者迁延数月而不能治愈。考肝之经络"循咽喉，入颃颡""其支者，复从肝，别贯膈，上注肺"

（《灵枢·经脉》）。肝属木，肺属金，肝气主升，肺气主降，二者协调，则升降有序，如肝气、肝风、肝火太旺，肝升太过，则肺降不及，肺气上逆则咳嗽不止。喉痒阵咳实乃肝风之象，赵师治疗顽固性喉痒咳嗽常从肝风入手，辅以宣肺降气，每能取得较好的疗效。

止咳化痰定喘膏

【组成】黄芪30g，五味子30g，川贝母30g，苏子10g，莱菔子10g，白芥子10g，款冬花15g，紫菀15g，炙麻黄10g，仙茅10g，法半夏10g，桑白皮15g，陈皮20g，木香10g，北沙参15g。

【功效】补肺纳气平喘，健脾化痰止咳。

【主治】慢性支气管炎、支气管哮喘、阻塞性肺气肿、肺源性心脏病等表现为咳嗽、喘证、哮证、肺胀。

【包装】每袋重20g，每盒20袋。

【服用方法】每次1袋，每日3次，开水冲服。

【按】《黄帝内经》曰："五脏六腑皆令人咳，非独肺也。"咳嗽的病因病机较为复杂，虽不离于肺，但亦不止于肺。有时咳嗽与上、中、下三焦均有关系。本方扶正与祛邪并重，上、中、下三焦并调。方中麻黄、紫菀、款冬花、桑白皮宣肺降气；三子养亲、川贝理气化痰；陈皮、法夏、木香调中焦降胃气；仙茅入肾，温补肾阳；五味子收敛久咳损伤之肺气。本方对咳嗽日久，痰多正虚之各种咳喘多有良效。

龙齿定痛丹

【组成】煅龙齿、煅龙骨、煅龙牡各30g，龙胆15g，夏枯草15g，丹皮10g，白芍30g，金钗30g，葛根30g，僵蚕10g，土鳖虫10g，全蝎10g，蜈蚣1条，丹参10g，玫瑰花10g，浙贝10g，佛手15g，合欢皮15g，细辛6g，薄荷10g，藁本10g。

【功效】清肝泻火，镇肝息风，理气活血，通络止痛。

【主治】肝火夹肝风上扰，痰瘀互结所致的舌咽神经痛、三叉神经痛、面神经痉挛及头痛等。

【按】舌咽神经痛、三叉神经痛、面神经痉挛为临床难治病症。赵师认为其发病多由肝火夹肝风上扰，局部气血凝滞，痰瘀互结，经络不通，不通则痛。每因情志因素引动肝火而发作，故治疗宜用清肝泻火、镇肝息风、理气活血、通络止痛之法。方中龙胆草、夏枯草、丹皮泻肝火，煅龙齿、煅龙牡镇肝风，白芍、金钗滋肝阴，佛手、合欢皮疏肝气，薄荷、藁本搜肝风，丹参、玫瑰花活肝血。赵师精于治肝，本方融泻肝、镇肝、滋肝、疏肝、搜肝等治法于一炉，再辅以虫蚁搜剔及化痰定痛之品，可使肝火降，肝风息，肝气舒，肝血活，经络通畅，疼痛痉挛自止。

二甲熄风汤

【组成】龟甲 30g，鳖甲 20g，青龙齿 30g（先煎），钩藤 30g（后下），白芍 50g，当归 20g，炙甘草 20g，蒲公英 30g，全蝎 4g（研冲），蜈蚣 2 条，怀牛膝 30g，生麦芽 10g。

【功效】滋阴潜阳，息风止痉。

【主治】阴虚阳亢，肝风内动所致的面神经痉挛、三叉神经痛、舌咽神经痛及头痛、眩晕等。

【加减】疼痛日久，夹有痰瘀者加土鳖虫 10g，僵蚕 10g；肾阴虚者加桑椹 30g，女贞子 30g，墨旱莲 30g；脾胃功能差者加砂仁 10g，白豆蔻 10g；痛甚难以入睡者加酸枣仁 30g，延胡索 30g，合欢皮 20g，夜交藤 30g，蝉蜕 30g。

【按】《灵枢·经脉》曰："肝足厥阴之脉，起于大指从毛之际……夹胃，属肝，络胆……连目系，上出额，与督脉会于巅。其支者，从目系下颊里，环唇内。"肝经在面部的循行与面神经分布是一致的。《素问·至真要大论》："诸风掉眩，皆属于肝。"故赵师认为头面部之疼痛、痉挛，主要是因为肝风内动。赵师认为介类潜阳息风效果最佳，故以大剂龟甲、鳖甲滋阴潜阳，息风止痉；白芍、当归、甘草滋养肝阴肝血，缓其挛急；龙齿、钩藤平肝息风，镇静安神；生麦芽条达肝气；蒲公英清肝热而不伤阴；全蝎、蜈蚣善通经络，走窜之力最速，内而脏腑，外而经络，无处不至，为搜风止痉之要药。诸药合用，肾水得滋，肝阴得养，肝阳得潜，肝风得息，疼痛、痉挛自止。

丹栀五花汤

【组成】丹皮 10g，栀子 10g，白芍 30g，当归 15g，柴胡 10g，白术 10g，茯苓 10g，薄荷 6g，甘草 6g，红花 10g，鸡冠花 10g，凌霄花 15g，玫瑰花 10g，野菊花 20g，女贞子 30g，墨旱莲 20g。

【功效】疏肝解郁，清热凉血，活血消斑。

【主治】黄褐斑。

【加减】寐差者加合欢皮20g，夜交藤30g；血分热甚者加水牛角30g，生地30g。

【按】肝藏血，主疏泄，所藏之血为物质基础，疏泄正常则道路通畅，面部皮肤得养，自无色斑形成。如肝藏血不足，疏泄太过或疏泄不及，则易发黄褐斑。正如《医宗金鉴·鼆黑䵳》云："鼆黑斑……由忧思抑郁，血弱不华，火燥结滞而生于面上，妇女多有之。"赵师喜用丹栀逍遥散合凉血五花汤治疗本病（《赵柄南临床经验集》，由红花、鸡冠花、凌霄花、玫瑰花、野菊花组成）。丹栀逍遥散疏肝解郁，清热泻火，辅以凉血五花汤活血化瘀，通络消斑以治标；二至丸滋补肾阴，滋水涵木以治本。本方对肝郁化火，血分有热之黄褐斑、痤疮及风湿病出现之红斑均有疗效。

丹栀二仙汤

【组成】丹皮10g，栀子10g，白芍30g，当归15g，柴胡10g，白术10g，茯苓10g，薄荷6g，生甘草6g，仙茅10g，淫羊藿15g，巴戟天15g，知母10g，黄柏10g，佛手15g，合欢皮15g。

【功效】疏肝解郁，清肝滋肾，调和阴阳。

【主治】围绝经期综合征。症见胸闷、烦躁易怒，失眠多梦，全身时有烘热，汗出较多，下肢冰冷，口干口苦，食欲差，月经前后不定期，量少色红，大便时干时稀，小便灼热，舌质淡红苔薄黄，脉弦细数等。

【按】女性围绝经期是因卵巢功能逐渐衰退，体内雌激素水平逐渐下降，神经-内分泌-免疫-代谢网络功能减退而产生的一系列临床综合征。赵师喜用丹栀二仙汤治疗本病。围绝经期女性肾气已衰，天癸将竭，肝失水涵，再加忧思恼怒，日久而致肝气郁结，郁而化火导致寒热虚实错杂之象，故以丹栀逍遥散疏肝解郁，清肝泻火；二仙汤补肾精，滋肾阴，泻肾火；佛手、合欢皮理气安神调节情志。诸药配合，肝肾同调，气血同治，效果较佳。但围绝经期过程缓慢，常需较长时间的调整。

丹栀百合汤

【组成】丹皮10g，栀子10g，白芍30g，当归15g，柴胡10g，白术10g，茯苓 10g，薄荷 6g，甘草 6g，百合 30g，生地 30g，合欢皮 20g，夜交藤 30g，酸枣仁 30g，延胡索 30g。

【功效】疏肝解郁，清热养心，安神定志。

【主治】郁证。症见精神紧张，表情抑郁，喜叹息，胸胁胀满，乏力，纳差，心烦易怒，失眠多梦，大便略干，小便黄，舌质暗红，苔薄黄，脉弦数。

【按】随着社会的发展，竞争压力的增大，郁证患者越来越多。赵师认为郁证症状虽然纷繁复杂，但主要是肝之疏泄功能失常，气机不利所致，故从肝入手是治疗本病取效的关键。方中丹栀逍遥散可养肝血，疏肝气，清肝火；百合、生地可养阴安神；合欢皮配夜交藤、酸枣仁配延胡索是安神定志之有效对药，加入方中可明显提高疗效。同时，赵师亦非常重视心理治疗的作用，常调动患者的主观能动性，鼓励患者树立战胜疾病的信心和勇气，保持情绪稳定，如此方能使气血阴阳调和，从而达到治愈疾病的目的。

丹栀效灵丹

【组成】丹皮 12g，栀子 10g，白芍 30g，当归 15g，柴胡 10g，白术 10g，茯苓 10g，薄荷 6g，丹参 15g，制乳香 10g，制没药 10g，鸡血藤 30g。

【功效】疏肝解郁，理气活血，通络止痛。

【主治】纤维肌痛综合征。症见项背、腰骶、四肢关节肌肉疼痛，呈胀痛或刺痛，喜叹息，易怒，口干口苦，夜寐多梦，神疲乏力，疼痛多与情绪波动有关，舌质暗红有瘀点，苔薄黄，脉弦细。

【加减】寐差者加合欢皮 20g，夜交藤 30g；痛甚者加酸枣仁 30g，延胡索 30g；痛久入络者加全蝎 10g，僵蚕 10g，土鳖虫 10g。

【按】纤维肌痛综合征为西医病名，是一种非关节的风湿综合征，以慢性广泛性肌肉骨骼疼痛、僵硬为特征。该病以中青年女性多见，实验室检查无阳性发现。本病属中医学"周痹"范畴。明代李梴在《医学入门》中说："周身掣痛者，谓之周痹，乃肝气不行也。"本病多因情志不调，忧思郁怒致使肝气郁结，气机不畅，血脉痹阻而周身疼痛。赵师认为本病的治疗与"风寒湿三气杂至合而为痹"的痹证有所区别，其治疗的重点在于疏肝解郁、理气活血，而非祛风散寒除湿。方中丹栀逍遥散清肝火、疏肝气，令气血条达，配以活络效灵丹及鸡血藤活血化瘀，通络定痛。

温肝汤

【组成】乌药10g，吴茱萸6g，小茴香30g，肉桂10g，淫羊藿30g，鹿衔草30g，蜈蚣1条。

【功效】温肝散寒，通络止痛。

【主治】寒滞肝脉之阳痿或睾丸胀痛，小腹冷痛及下肢冷痛等。

定眩汤

【组成】泽泻30g，白术30g，葛根30g，磁石30g，陈皮10g，法半夏20g，藿香15g，车前子30g。

【功效】健脾利湿，镇静止晕。

【主治】痰湿眩晕。

【按】古人有"无痰不作眩"之说，本方则专为痰湿眩晕而设。方中陈皮、半夏燥湿化痰；白术健脾以绝生痰之源；藿香芳香化湿，使湿从上解；泽泻、车前子淡渗利湿，使湿从下解；葛根升清阳；磁石降浊阴而安神定志。诸药配合，使痰湿分消，眩晕自止。

温胆利咽汤

【组成】陈皮10g，半夏15g，茯苓15g，炙甘草6g，枳壳12g，竹茹15g，苍术10g，僵蚕10g，蝉蜕10g，浙贝母10g，瓜蒌皮15g。

【功效】健脾燥湿，化痰散结。

【主治】梅核气症见咽异物感明显，胸胁闷胀，泛恶欲呕，脘闷纳呆，咳痰白黏量多，舌淡苔白腻，脉滑或弦。局部检查：咽部色淡或淡红，咽部黏膜肥厚，咽后壁淋巴滤泡增生，呈片状或块状，咽底附白黏痰液。

【按】《素问·至真要大论》曰："湿淫所胜……嗌肿喉痹。"说明痰湿可致喉痹。脾为生痰之源，痰之不去常责之于脾失健运。故赵师取温胆燥湿化痰，加苍术运脾燥湿，瓜蒌皮化痰，僵蚕、蝉蜕、浙贝母化痰散结。脾健、痰消、结散，梅核气自愈。本方对于痰湿咳嗽亦有良效。

桃红温胆汤

【组成】桃仁10g，红花10g，陈皮10g，法半夏15g，茯苓10g，甘草6g，枳壳12g，竹茹15g，瓜蒌30g，天竺黄20g，黄连10g。

【功效】活血化瘀，清热化痰。

【主治】梅核气、眩晕、咳嗽或胸痹等辨证属于痰瘀互结者。

【加减】咽中如有异物感加厚朴10g，苏叶10g；瘀血甚者加土鳖虫10g，川芎10g；头昏沉甚者加土茯苓30g，僵蚕10g；胸痹加薤白10g，三七10g。

【按】痰、瘀既为病理产物，又是致病因素。痰可致瘀，瘀亦可致痰，二者常同时或先后出现，形成痰瘀互结之势。温胆汤具有良好的理气化痰作用；天竺黄乃竹之精华，为化痰之灵药；桃仁、红花长于活血化瘀；痰瘀日久可生内热，故配以瓜蒌、黄连。本方具有较好的理气化痰、活血化瘀及清热作用，凡痰瘀互结之证皆可化裁应用。

胃宁1号方

【组成】砂仁15g，白豆蔻15g，佛手15g，合欢皮15g，薏苡仁20g，焦白术15g，煅瓦楞子15g，乌贼骨10g，白及12g，山药10g，天冬10g，麦冬10g，金钗30g。

【功效】养阴制酸，健脾去湿，理气止痛。

【主治】慢性胃炎、胃溃疡等属胃阴虚夹有气滞湿阻者。

【按】方中二冬、金钗、山药滋养胃阴，薏苡仁、白术健脾去湿；砂仁、白豆蔻理气健胃消胀；佛手、合欢皮疏肝解郁，理气止痛；瓦楞子、乌贼骨制酸；白及修复损伤之胃黏膜。该方对慢性胃炎、胃溃疡等证属胃阴虚夹有气滞湿阻者有良效。

胃宁2号方

【组成】太子参10g，石斛10g，麦冬10g，木瓜10g，莲子10g，生谷芽15g，甘草6g，生麦芽15g，生山楂10g，陈皮6g。

【功效】益气养阴，消食助运。

【主治】胃阴虚之小儿厌食症。症见饥不欲食，或全无食欲，食少饮多，烦躁易怒，皮肤干涩，手足心热，大便燥结，舌红少津，苔薄少或花剥，脉细数。

【加减】腹胀便秘者加砂仁6g，莱菔子10g，以理气通便；呕恶者加枇杷叶12g，芦根15g，以降逆止呕；汗多者加黄芪10g，五味子6g，桑叶10g，以收敛止汗。

【按】此类患儿多形体偏瘦，或素体阴虚或热病后耗伤胃阴。叶天士谓"阳明燥土，得阴始安"，赵师宗此思想，采用滋养胃阴法治疗小儿厌食症。方中太子参、石斛、麦冬益气养阴；木瓜、甘草酸甘化阴；莲子健脾敛汗；生麦芽、生山楂、陈皮理气助运，使补而不腻。赵师应用本方多年，对胃阴虚或气阴两虚之多种疾病均有良效。

胃宁3号方

【组成】川楝子10g，延胡索15g，蒲黄10g，五灵脂10g，佛手15g，合欢皮15，焦三仙各10g，蒲公英30g。

【功效】理气活血，化瘀定痛。

【主治】胃脘痛证属气滞血瘀，痛久入络者。症见胃脘胀痛、刺痛，每于饥饿、劳累或生气时发作，痛处不移，得食稍缓，舌质暗红苔白厚，脉沉弦。

【加减】胃胀满甚者，加枳壳10g，厚朴10g；舌苔厚腻者，加大腹皮30g，槟榔15g；嗳气吞酸，肝郁化热者，加吴茱萸6g，黄连3g，海螵蛸15g。

【按】胃脘胀痛刺痛，痛处固定不移，且舌质色暗，为瘀血之征，此为"久病入络"，故治宜活血化瘀，通络定痛。胃宁3号方乃赵师治疗瘀血胃痛的常用经验方，凡胃炎、胃溃疡、十二指肠球部溃疡等有瘀血见症者，皆能获效。方中用金铃子散合失笑散理气活血，化瘀止痛。佛手、合欢皮理气和胃，是赵师常用的理气对药。溃疡与疮疡治同一理，蒲公英清热消痈，长于治疗胃脘痛，故常配用之。凡溃疡病的治疗，均应嘱患者戒烟忌酒，禁食辛辣刺激性食物，否则效差。

通便灵

【组成】生白术30～50g，黄芪30g，枳壳15g，当归30g，肉苁蓉30g，决明子30g，生首乌20g，莱菔子30g。水煎饭前服。

【功效】益气养血，健脾温肾，润肠通便。

【主治】肺脾肾不足所致的功能性便秘。

【加减】燥屎内结日久，舌红苔黄者，去黄芪，加生大黄通腑泄热；津亏液耗者，加生地、玄参、麦冬，以增水行舟；气虚明显，排便无力者，加大黄芪用量，并加党参30g；兼有腹中冷痛，喜热怕冷者，加肉桂、干姜，以增强温阳散寒之力。

【按】功能性便秘是临床常见病、多发病，以大便燥结、排便困难、排便间隔时间延长为主要表现。该病与肺脾肾功能失调有关。因肺与大肠相表里，肺气虚，大肠津液不足，则糟粕壅滞肠道；脾虚则大肠传导无力，大便艰涩难下；肾司二便，肾阴虚则肠道干涩，肾阳不足则肠道传导无力。以上诸因均能导致肠道传导失司，形成便秘。本方重用生白术，《本草求真》谓："白术味苦而甘，既能燥湿实脾，复能缓脾生津，且其性最温，服则能以健食消谷，为脾脏补气第一要药也。"配黄芪补气健脾可增强其推动力。当归养血润肠；肉苁蓉补肾阳，益精血，润肠通便；生首乌滋阴养血；决明子润肠通便；枳壳、莱菔子消积导滞，破气下行，能增强胃肠蠕动而通便。全方以补为主，攻补兼施，标本兼治，相得益彰。

三仁温胆汤

【组成】陈皮10g，法夏15g，茯苓30g，炙甘草6g，枳壳10g，竹茹10g，杏仁10g，白豆蔻10g，薏苡仁30g，厚朴10g，竹叶15g，通草10g，滑石30g。

【功效】清热利湿，化痰降逆。

【主治】眩晕、头痛、胃脘痛、失眠、黄褐斑、脱发、口腔溃疡及外感等辨证属于痰湿内阻者。

【加减】湿胜者加藿香10g，茵陈30g；痰甚者加菖蒲15g，远志15g；有内热者加黄芩15g，蒲公英30g；呕恶甚者加苏叶10g，黄连6g；头晕甚者加天麻15g，钩藤15g；头痛者加土茯苓40g，僵蚕10g；胃脘胀痛者加砂仁10g，白豆蔻10g；失眠者加合欢皮30g，夜交藤30g；黄褐斑者加大青叶10g，黄芩10g，白花蛇舌草30g，土茯苓30g，益母草30g；脱发者加透骨草30g，败酱草30g，土茯苓30g，木槿花10g；反复口腔溃疡者加茵陈30g，藿香15g，海桐皮20g；夹有外感者加金银花30g，连翘20g。赵师认为，三仁温胆汤能宣上、畅中、利下，祛湿化痰，应用本方关键是要抓住痰湿内阻这一病机，临证凡见舌苔厚腻、脉弦滑者均可采用本方加减化裁。

化痰逐瘀汤

【组成】桃仁10g，红花10g，当归10g，川芎10g，生地30g，白芍15g，制南星10g，僵蚕10g，土鳖虫10g，地龙10g，鸡血藤30g。

【功效】化痰逐瘀。

【主治】头晕、脑震荡、高脂血症、痹证等辨证属痰瘀互结者。

【加减】头晕健忘者加石菖蒲10g，远志10g；失眠多梦加酸枣仁30g，延胡索30g，夜交藤30g，合欢皮20g；气虚者加黄芪30g，党参30g；兼痰火者加全瓜蒌30g，黄芩15g；肢体麻木疼痛者加桑枝30g，桂枝15g。

【按】本方适用于痰瘀互结证。此类患者多面色晦暗，形体肥胖，舌质黯，苔白腻或黄腻，脉弦滑。血液流变学检查可见血液黏稠、血脂增高。以上方加入全蝎、山慈菇、皂角刺等制成丸剂，名之曰化痰逐瘀丸，广泛应用于痹证、头晕、癥瘕、积聚、乳癖等疾病，取得了满意疗效。

升白汤

【组成】黄芪50g，党参30g，白术15g，当归10g，柴胡6g，升麻6g，仙鹤草30g，陈皮6g，炙甘草6g，鸡血藤30g，白及20g，枸杞子30g，大枣5枚。

【功效】补气健脾，宁络止血。

【主治】白细胞减少症及血小板减少症。

【按】脾胃为气血生化之源，本方为补中益气汤加减而成，方中参、芪、术、草补气健脾；柴胡、升麻升发脾阳；枸杞子填精益髓；仙鹤草、白及不仅有良好的止血作用，且有强壮作用；鸡血藤养血活血通络，具有升高白细胞的作用；陈皮行气，使补而不滞。

安神汤

【组成】青龙齿30g（另包，先煎），生龙骨、生牡蛎各30g（另包先煎），桑椹30g，女贞子15g，墨旱莲15g，合欢皮15g，佛手15g，炙龟甲30g，栀子10g，炒酸枣仁15g，远志10g。

【功效】滋阴潜阳，解郁安神。

【主治】阴虚阳亢之失眠证。

【加减】肝火甚者，加龙胆10g，黄芩10g，竹叶10g；肝郁甚者，加柴胡10g，郁金10g；夹痰者，加半夏10g，胆南星10g；夹瘀者，加丹参10g，红花10g。

【按】失眠属中医学"不寐""不得卧""目不瞑"范畴。赵师认为，肝藏血，血舍魂，魂不宁，则卧不安。素体肝阳偏旺之人比较敏感，更易患本病。赵师常从调肝入手，方中青龙齿、龙骨、牡蛎镇潜肝阳，安神定志；桑椹、女贞子、墨旱莲、炙龟甲滋水涵木；合欢皮、佛手疏肝理气，解郁安神；栀子泻肝火之有余；酸枣仁补肝血之不足；远志化痰以定志。诸药合用，使肝气得舒，肝火得降，肝阳得潜，肝阴得养，使阳得以入阴，故熟寐自至。本方对阴虚阳亢之头晕、头痛亦有良效。

安神2号方

【组成】半夏20g，夏枯草20g，青龙齿30g（先煎），煅龙骨、煅牡蛎各30g（先煎），百合30g，苏叶10g，夜交藤30g，合欢皮15g，酸枣仁30g，延胡索30g。

【功效】交通阴阳，镇静安神。

【主治】阴阳失调，阳不入阴之失眠。

【加减】肝火旺盛，口苦目赤者加龙胆10g，黄芩15g；阴血不足者加生地30g，白芍30g；身体虚弱，虚性亢奋者加炮附子6g，磁石40g。

【按】半夏得至阴之气而生，夏枯草得至阳之气而长，二药相配可交通阴阳；青龙齿、煅龙牡收摄浮阳，潜阳入阴；夜交藤乃何首乌之藤，入夜交缠，含至阴之气，善养心安神，引阳入阴；合欢皮能"安五脏和心志，令人欢乐无忧"；百合、酸枣仁善养阴血而安神，延胡索有很好的镇静安神作用。诸药相配，阴阳调和，熟寐自至。

五子安神汤

【组成】枸杞子30g，女贞子30g，桑椹30g，五味子15g，酸枣仁30g，龟甲20g，夜交藤30g，合欢皮30g，龙齿30g，陈皮6g。

【功效】滋阴潜阳，安神定志。

【主治】肝肾阴虚，水不涵木之失眠证。症见心烦不寐，头晕、耳鸣、健忘，神疲乏力，腰膝酸软，五心烦热，口干津少，舌红苔薄，脉细数。

【加减】眩晕、耳鸣甚者加生龙骨、生牡蛎各30g，磁石30g；腰膝酸痛加鹿衔草30g，杜仲20g。

【按】火之有余，水之不足，诸子入肾，多有补肾之功。龟甲滋阴潜阳，滋水涵木；龙齿镇肝，安神定志；合欢皮、夜交藤为赵师常用之安神之对药；陈皮理气，推动诸药以利吸收。肾水足，肝阳潜，阳入阴，熟寐自至。本方亦常用于肝肾阴虚所致的腰痛，眼睛干涩，视物昏花及头晕头痛等。

首乌生发饮

【组成】制何首乌30g，桑椹30g，枸杞子20g，菟丝子15g，女贞子15g，墨旱莲30g，黄芪30g，当归10g，黄精15g，熟地30g，桑白皮15g，透骨草30g，茯神10g。

【功效】益气养血，滋补肝肾，乌发生发。

【主治】肝肾亏虚，气血不足所致的脱发、白发。

【按】发为血之余，气血不足，无以充养，则发易落或变白，故以黄芪、当归大补气血；肾其华在发，肝肾精血亏虚，则发少滋荣，故以何首乌、桑椹、枸杞子、菟丝子、女贞子、墨旱莲、黄精、熟地诸药滋补肝肾精血；古人谓"皮之不存，毛将安附"，故用桑白皮以皮达皮，透骨草以透毛窍；脱发、白发者多有心神不安或寐不安，故用茯神安神定志。诸药合用，精血充，气血足，毛窍通畅，头发自然乌黑。

温肾生发饮

【组成】炮附子10g，鹿衔草30g，淫羊藿20g，鹿角胶10g，熟地30g，菟丝子20g，茯苓10g，红花10g，细辛6g，透骨草15g，制首乌20g。

【功效】温补肾阳，化瘀通络。

【主治】脱发属于肾阳虚衰，浊阴上泛者。可见于素体虚弱或放、化疗及慢性肾衰竭患者。症见面色暗而少光泽，毛发稀疏，多伴腰脊酸痛，畏寒、肢冷，经血色黑，小腹冷痛，夜尿频，舌质暗淡，脉沉迟细弱。

【按】肾主藏精，内寓元阴元阳，肾阳乃一身阳气之根本。肾阳能推动气血运行周身，荣润毛发。如肾阳亏虚，不能温养经脉，寒凝血滞，或肾阳极度虚弱，蒸腾气化无权，浊阴弥肌肤，皮毛失养则易患脱发。

逍遥生发饮

【组成】白芍30g，柴胡10g，当归15g，白术10g，茯苓10g，甘草6g，薄荷6g，玫瑰花10g，凌霄花15g，蝉蜕10g，透骨草30g，桑白皮15g，夜交藤30g。

【功效】疏肝健脾，养血生发。

【主治】脱发证属肝郁脾虚者。以女性多见，症见情志不遂，精神抑郁，烦躁，易怒，夜寐多梦，食欲不振，经前乳房胀痛，月经不调，舌质暗红，舌苔薄白或薄黄，脉弦或弦细。

【按】肝藏血，主疏泄，所藏之血为物质基础，疏泄正常则道路通畅，毛发得养，自无脱发之虞。如肝藏血不足，疏泄不及或疏泄太过，则易引脱发。本方以逍遥散养血疏肝；玫瑰花、凌霄花理气活血；蝉蜕、透骨草、桑白皮走表达皮，开通毛窍。头发主要在晚上生长，睡眠的好坏直接关系到头发的生长，故赵师常用夜交藤养血安神，以助头发之生长。对于睡眠较差者，赵师亦常配用酸枣仁、延胡索以加强疗效。

滋肾养肝汤

【组成】熟地30g，龟甲15g，女贞子30g，墨旱莲20g，石斛15g，枸杞子15g，白芍30g，当归10g，川楝子6g，合欢皮15g，佛手10g，夜交藤30g，生龙骨、生牡蛎各30g。

【功效】滋水涵木，育阴潜阳。

【主治】围绝经期综合征、郁证、失眠、胁痛等。

【加减】五心烦热甚者加地骨皮30g，青蒿20g；心悸健忘者加菖蒲10g，远志10g；大便燥结者加何首乌30g，莱菔子30g。

养肾回春汤

【组成】枸杞子30g，五味子10g，灵芝10g，紫河车10g，淫羊藿30g，仙茅10g，熟地24g，山药12g，山茱萸12g，茯苓10g，泽泻10g，丹皮10g，桑椹30g，女贞子20g，鹿茸3g。

【功效】补肾填精，祛湿助阳。

【主治】肾精亏虚所致的腰膝酸痛，头晕耳鸣，阳痿，早泄，脱发。

【加减】腰膝酸痛甚者加续断30g，狗脊20g；头晕耳鸣者加葛根30g，丹参15g；阳痿者加蜈蚣1条，紫稍花10g；脱发者加透骨草15g，桑白皮15g。

止血方

【组成】生地30g，枸杞30g，桑椹30g，女贞子20g，墨旱莲20g，蒲公英30g，地丁15g，天葵子15g，白及20g，大蓟20g，小蓟20g，白茅根30g，仙鹤草30g。

【功效】养阴解毒，凉血止血。

【主治】慢性肾炎之血尿及肝肾阴虚、热毒炽盛所致的各种血证。

【按】生地、枸杞、桑椹、女贞子、墨旱莲滋补肝肾之阴，阴足自能制阳；蒲公英、地丁、天葵子甘寒，清热解毒而不伤人正气；大蓟、小蓟、白茅根长于凉血止血；仙鹤草补气强壮身体而擅于收敛止血。诸药合用，标本兼治，对于肝肾阴虚，热毒炽盛所致的各种血证多有良效。

桃红逐瘀汤

【组成】桃仁12g，红花12g，生地30g，当归尾15g，赤芍10g，川芎10g，土鳖虫10g，地龙10g，蜈蚣1条，柴胡10g，枳壳10g，丝瓜络10g。

【功效】活血化瘀，通络起痿。

【主治】瘀血阻络所致的阳痿、胁痛、痹证等。

【按】清代韩善征《阳痿论》说："人有坠堕，恶血留内，腹中满胀，不得前后，先饮利药。盖跌仆则血妄行，每有瘀滞精窍，真阳之气难达阴茎，势遂不举。"本病多见于跌仆损伤，负重过度，强力行房，金刃所伤，损伤血络；或久病入血入络，血脉瘀滞，而致阳痿者。方中桃红四物汤养血活血；柴胡、枳壳调理气机，气行则血行，土鳖虫、地龙、蜈蚣等虫蚁搜剔之品通经入络；丝瓜络引经入络，络通血活，阳痿自愈。此方对于瘀血所致的胁痛、痹证等亦有良效。

温肾回阳饮

【组成】炮附子10g，鹿衔草30g，淫羊藿20g，鹿角胶10g，熟地15g，细辛6g，生龙骨30g，生牡蛎30g。

【功效】补肾助阳，引火归原。

【主治】复发性口腔溃疡，咽痛、牙痛等辨证属于肾阳亏虚，阴寒内胜，虚阳外浮者。

【加减】以上各病可配合每晚睡前用吴茱萸30g研面醋调；贴敷双足涌泉穴，晨起取下，效果更佳。

三金排石汤

【组成】金钱草30~50g，海金沙20g，鸡内金15g，滑石30g，王不留行30g，川牛膝10g，琥珀6g（研吞），乌药10g，杏仁10g，威灵仙15g，白芍30g，甘草10g。

【功效】清热利湿，理气活血，排石定痛。

【主治】肾结石、输尿管结石。

【加减】伴肾盂积水、输尿管扩张者酌加泽泻15g，冬瓜子15g，桂枝6g，车前子30g；兼见血淋（有肉眼血尿或尿检提示RBC阳性者）加生地30g，白茅根30g；热甚或大便秘结者加生大黄10g（后下）；尿急、尿颜、尿痛者加白花蛇舌草30g，瞿麦15g；腰腹部疼痛较剧者加土鳖虫10g，延胡索30g；伴气虚者酌加生黄芪30g，白术20g。

【按】金钱草、海金沙、鸡内金是临床最常用且有效的化石排石药。滑石利尿通淋。王不留行、川牛膝、琥珀活血化瘀，引药下行。肺主宣发肃降，通调水道，石淋多有小便不利症状，加入杏仁宣肺利水，具有提壶揭盖之妙。白芍、甘草缓急止痛。乌药、威灵仙可以扩张尿管，有利于结石排出。

降脂饮

【组成】女贞子15g，桑椹15g，杜仲10g，苍术10g，白术10g，何首乌30g，决明子30g，白芍30g，茯苓15g，泽泻15g，藿香10g，茵陈15g，丹参15g，生山楂30g，玫瑰花10g。

【功效】补肾健脾，养血疏肝，利湿化浊，活血化瘀。

【主治】脾肾亏虚，肝气不疏，湿浊瘀血内阻所致的高脂血症。

【加减】内热较盛者加黄芩10g，黄柏10g；肾阳虚者加淫羊藿30g，附子6g；偏阴虚者加生地30g，墨旱莲30g；痰浊内盛者加半夏10g，竹茹15g，石菖蒲10g；湿热盛者加土茯苓30g，滑石30g；瘀血甚者加三七10g，土鳖虫10g。

【按】随着生活水平的提高，高脂血症患者逐年增加，且有年轻化趋势。赵师认为，其病因不外内外两端。外因为嗜食肥甘厚味，暴饮暴食，饮酒过度，以致脾之运化失常，水谷肥甘之物过剩，不化生气血精微而生为痰浊。内因为肝、脾、肾虚损，导致痰湿、瘀血等病理产物。其病位主要在肝、脾、肾，尤以脾脏为主。脾主运化，为后天之本，气血生化之源，津液输布的枢纽。膏脂的生成与转化皆有赖于脾的健运。若脾胃虚弱，则脾不健运，饮食不归正化，水谷精微失于输布，易致膏脂输化障碍而成高脂血症。情志失调可引起肝气郁结，肝阳上亢，木旺克土，脾胃受损，运化失司，使水谷精微不能正常输布，湿浊化痰蕴热而致本病。肾为先天之本，主水液，具有主持和调节人

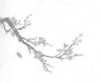

体津液代谢的作用。肾虚则津液代谢失调，痰湿内生，凝聚为脂。中医认为，人年逾四十，肾气逐渐虚衰，故临床上常见中年后出现高脂血症，并随年龄增长发病率逐渐增加。方中苍白二术健脾运脾，以绝痰湿之源，女贞子、桑椹、杜仲平补肾之阴阳，以强先天之本，白芍、何首乌、决明子、玫瑰养血疏肝，丹参、山楂活血化瘀，藿香、茵陈、茯苓、泽泻芳香淡渗，利湿排浊，诸药配合，共奏补肾健脾，养血疏肝，利湿化浊，活血降脂之功。亦可将上方制成药茶，每袋装15g，开水泡服。

养肾祛湿回春膏

【组成】枸杞子50g，五味子40g，灵芝50g，紫河车20g，淫羊藿40g，仙茅40g，何首乌30g，熟地30g，生地30g，山药30g，山茱萸30g，茯苓30g，泽泻30g，丹皮20g，桑椹30g，女贞子20g，木瓜30g，黄芪15g，杜仲20g，丹参30g。

【功效】益肾生精，滋补肝肾，祛湿助阳，延缓衰老，美颜乌发，活血通窍。

【主治】对肝肾亏损，腰膝酸软，头晕耳鸣，肢体倦怠，心神不安，胁肋胀痛有显著疗效，并有延缓衰老的作用。

【包装】每袋重20g，每盒20袋。

【服用方法】每次1袋，每日3次，开水冲服。

【按】方中六味地黄合二至丸滋补肾阴，淫羊藿、仙茅、枸杞子温补肾阳，体现了张景岳"善补阳者，必阴中求阳，则阳得阴助而生化无穷；善补阴者，必于阳中求阴，则阴得阳升而泉源不竭"的思想。紫河车为血肉有情之品，长于补肾精，益肾气；黄芪、山药、茯苓益气健脾，培补后天之本；杜仲、木瓜补肝肾强筋骨；丹参养血活血。本方先后天并补，阴阳并重，对肾虚所致的腰痛、头晕、阳痿等多种疾病及改善亚健康状态均有较好的疗效。

土茯苓饮

【组成】土茯苓30g，藿香15g，茵陈30g，地肤子30g，防风8g，乌梢蛇12g，僵蚕10g，蝉蜕6g，野菊花15g，黄芩15g。

【功效】清热解毒，祛风止痒。

【主治】湿疹、荨麻疹等证属内有湿热，外感风邪者。

【按】虫类药物性善走窜，多具有良好的祛风通络、脱敏止痒功能。赵师经常用乌梢蛇、僵蚕、蝉蜕等药治疗因风邪而致的皮肤瘙痒，效果颇佳。

瓜蒌甘红汤

【组成】全瓜蒌60g，甘草10g，红花10g，龙胆10g，板蓝根30g。

【功效】清肝火，化痰浊，活血络，抗病毒。

【主治】带状疱疹。

【加减】大便溏者，可减全瓜蒌为30g；瘀血重者，加土鳖虫10g；脾胃虚者，加白术10g，陈皮10g；热毒炽盛者，加蒲公英30g，白花蛇舌草30g。

【按】《重庆堂随笔》谓："瓜蒌实润燥开结，荡热涤痰，夫人知之，而不知其疏肝郁、润肝燥、平肝逆、缓肝急之功有独擅也。"甘草缓急止痛且能解毒；红花活血化瘀，通络止痛；龙胆清肝火；板蓝根抗病毒。诸药合用，共奏清肝火，化痰浊，活血络，抗病毒之效。以此法治疗本病多例，尚未见不效者。如果配用青黛、雄黄醋调外敷，则效果更佳。如患者遗留神经痛，久治不愈，可用芍药甘草汤送服全蝎粉，每服2g，每天3次，多可获效。

三虫四物汤

【组成】乌梢蛇10g，蝉蜕15g，僵蚕10g，白芍30g，生地30g，当归15g，川芎10g，槐米15g，连翘15g。

【功效】清热凉血，活血祛风。

【主治】过敏性紫癜。

【按】方中乌梢蛇、蚕蜕为主药，善于祛外风，息内风，外透皮毛，内达脏腑；四物汤可养血活血，凉血化瘀；槐米、连翘清热凉血，可降低毛细血管通透性。诸药配伍，使邪除瘀消，紫癜消退。据赵师经验，三虫四物汤具有激素样的抗炎、抗毒、抗过敏等作用，还可增强机体的免疫力。实践证明，该方是治疗过敏性紫癜的有效方剂。

荆防饮

【组成】荆芥12g，防风12g，升麻10g，白芷10g，麦冬15g，生地30g，白芍15g，赤芍15g，甘草10g，僵蚕10g，蝉蜕10g，浮萍20g。

【功效】养血活血，祛风止痒。

【主治】皮肤瘙痒，过敏性紫癜，鼻炎等。

皮肤病外洗1方

【组成】夜交藤60g，益母草60g，徐长卿30g，白鲜皮30g，刺蒺藜30g。

【功效】祛风止痒。

【主治】各种皮肤瘙痒，皮肤干燥者。

【用法】水煎内服或外洗。

皮肤病外洗2方

【组成】黄精50g，苦参50g，蛇床子50g，白鲜皮50g，地肤子50g。

【功效】燥湿、祛风、止痒。

【主治】皮肤干燥、裂口或流水瘙痒。

【用法】水煎外洗。

滋阴养颜汤

【组成】女贞子30g，墨旱莲20g，石斛15g，龟甲15g，枸杞子15g，白芍30g，当归10g，川楝子6g，冬瓜仁15g，玫瑰花10g，凌霄花10g。

【功效】滋肾养肝，活血养颜。

【主治】黄褐斑。症见面色灰暗，斑色呈黄褐色或棕褐色，枯暗无光泽，边界清楚，伴腰膝酸软，头眩耳鸣，五心烦热，失眠多梦，脱发、白发，两目干涩，舌红，苔薄或少，脉细数。

【按】《外科正宗》曰："黧黑斑者，水亏不能制火，血弱不能华肉，以致火燥结成斑黑，色枯不泽，朝服肾气丸以滋化源，早晚以玉容丸洗面，日久渐退。"素体阴虚、房室过度或久病伤阴，水亏不能制火，虚火上炎，面部肌肤失养而成褐斑。本方以二至、龟甲、石斛滋养肾阴，归、芍、枸杞养肝血，川楝子、冬瓜仁、玫瑰花、凌霄花理气活血。阴血充足，气血调畅，黄褐斑自退。

消痘饮

【组成】生地30g，白芍30g，川芎10g，当归15g，丹皮10g，丹参10g，僵蚕10g，蝉蜕10g，生山楂30g，浙贝母15g，桔梗6g，炙麻黄6g，附子6g，甘草6g。

【功效】养血活血，化痰散结，温通血脉。

【主治】痤疮久治不愈，尤其久服寒凉之品而效果不佳者。

【按】方中生地、白芍、当归补血养阴；川芎、丹参、生山楂活血化瘀，僵蚕、贝母化痰散结，消肿排脓；蝉蜕、麻黄开肺达表；桔梗引药上行，附子温阳以助血脉运行。诸药配合，寒温并用，痰瘀并调，扶正与祛邪并举。本方妙在配用麻黄，《黄帝内经》云："汗之则疮已。"宣通肺气，开通毛窍确为治疗本病另一法门。本方尤妙配用附子。附子虽为阳药，但是配在大剂滋阴养血凉血药中，仍不失为凉血活血，祛瘀排脓之方，本方实寓有阳和汤组方之义。

皮肤病方

【组成】蒲公英10g，地丁10g，天葵10g，地肤子10g，蛇床子10g，五味子5g，紫草10g，水牛角15g，金钗10g，苍术、白术各6g，黄柏8g，僵蚕10g，蝉蜕6g，砂仁6g，生甘草6g。

【功效】清热解毒，燥湿止痒。

【主治】湿疹、疖肿疮毒及多种皮肤病属于湿、热、毒内蕴者。

【按】方中蒲公英、地丁、天葵、紫草、水牛角清热凉血解毒，黄柏燥湿清热，苍、白术燥湿健脾，地肤子、蛇床子、僵蚕、蝉蜕祛风止痒，五味子、金钗安神定志，砂仁、甘草顾护胃气。诸药合用，湿热去，热毒清，诸症自愈。此为小儿用量，成人加倍。

解毒1号

【组成】茵陈15g，藿香15g，丹皮15g，栀子10g，赤芍15g，板蓝根15g，柴胡10g，郁金10g，黄连10g，黄柏15g，砂仁10g，白豆蔻10g，焦三仙各10g。

【功效】清热解毒，利湿化浊。

【主治】急慢性肝炎、胆囊炎、带下、妇科炎症等辨证属于肝胆湿热者及头面部热毒炽盛者。

【加减】转氨酶高者加垂盆草30g，五味子20g；带下者加败酱草30g，车前子30g。

【按】茵陈、藿香化湿降浊；丹皮、栀子清肝火；柴胡疏肝气；赤芍、郁金活肝血；板蓝根、黄连、黄柏清热解毒；砂仁、白豆蔻、焦三仙开胃消食，保护胃气。

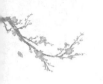

新加当归补血汤

【组成】黄芪30～60g，当归30g，桑叶30g，三七粉9g（冲服），生地30g，白芍30g。

【功效】补气养血，活血止血。

【主治】崩漏属于气虚血瘀者。

【按】凡失血脱血之危候，急当益气固脱，故用大剂黄芪。当归乃养血活血之良药，有人认为崩漏宜少用当归，赵师每用30g，未见出血增多，究其原因有二：一为与益气固脱之黄芪同用，二为与止血之圣药三七同用。桑叶、生地、白芍大剂应用均有很好的凉血止血作用。

消核汤

【组成】白芍30g，当归15g，柴胡12g，夏枯草30g，僵蚕10g，浙贝母15g，佛手20g，合欢皮20g，橘核15g，荔枝核15g，延胡索15g，丝瓜络15g。

【功效】疏肝解郁，化痰散结。

【主治】乳腺增生症。

【加减】经前乳胀明显，肿块增大，并随情志变化而变化，偏于肝郁者，加川楝子10g，香附10g；肿块呈结节状、针刺样痛，舌质暗或有瘀点，脉沉涩，偏于血瘀者，加土鳖虫10g，三七10g（冲服）；肿块较大，质中等硬，苔腻，偏于痰凝者，加法半夏10g，白芥子10g。

【按】乳腺增生症好发于25～45岁妇女，常表现为患侧乳房周期性疼痛，随月经周期变化，行经前5～7天疼痛较甚，行经后症状可减轻。本病属于中医"乳癖""乳疬"范畴。其致病机制为肝气郁结，气滞血瘀，痰浊凝滞于乳房，积而成块。方中白芍、当归养肝柔肝，缓急止痛；柴胡、佛手疏肝理气；延胡索、合欢皮活血定痛；浙贝母、夏枯草、僵蚕、橘核、荔枝核软坚散结化肿块；丝瓜络通络。诸药合用，共奏疏肝理气，活血化瘀，化痰散结之功。

增乳汤

【组成】黄芪30g，党参20g，当归20g，熟地20g，王不留行30g，路路通10g，通草6g，甲珠6g。

【功效】益气养血，通络下乳。

【主治】产后缺乳，乳汁清稀，证属气血亏虚，乳汁生化不足者。

【按】《妇人大全良方》曰："妇人乳汁不行，皆由气血虚弱，经络不调所致。"乳汁由脾胃水谷之精华所化生，脾胃气强，乳汁则多且浓，产后脾胃虚弱，运化失职，气血生化乏源，"无气则乳无以化，无血则乳无以生"，出现乳汁过少甚至全无。方中以黄芪、党参补气健脾，熟地、当归养血生津，穿山甲、王不留行、路路通、通草通络下乳。一方面补充原料，一方面解决通路，标本兼治，对产后气血不足所致的乳少症有良效。

儿宝1号方

【组成】桑叶10g，菊花10g，川贝母10g，桔梗10g，柴胡12g，黄芩10g，僵蚕10g，蝉蜕6g，太子参15g，黄芪10g，蒲公英10g，地丁10g，槟榔10g，焦三仙各10g，罗汉果1枚。

【功效】疏风解表，清热解毒，益气健脾，消食导滞。

【主治】小儿内热外感夹脾虚食滞者。

【按】壮火食气，内热重者多夹有气虚。小儿脾常不足，外感后更易形成积滞，故赵师以桑菊、蚕蜕辛凉透表，给邪以出路，柴、芩、蒲公英、地丁清解内热，太子参、黄芪益气健脾，三仙、槟榔消食助运，罗汉果调味。诸药配合可达到扶正祛邪，表里双解之目的。临床治小儿疾病常用苦寒之品，但患儿颇难接受。赵师说："要想取得疗效，首先要保证能让患儿坚持吃下你开的药。如果药吃不进去，效从何来？罗汉果为调味之佳品，汤剂中放入一枚罗汉果可明显改善口感。再者，小儿为少阳之体，故对小儿尽量少用苦寒之品，即使应用也要中病即止，不可过也，清热解毒可用蒲公英、地丁、天葵子等甘寒之品，既有解毒泻火之功，又无败胃之弊。"临床上此类虚实夹杂之证相当多见，故本方应用亦相当广泛。

儿宝2号方

【组成】太子参15g，焦白术10g，茯苓10g，甘草6g，大枣10g，山药10g，砂仁6g，木香6g，薏苡仁15g，金钗10g，鸡内金10g，焦三仙各10g，罗汉果1枚。

【功效】补气健脾，消食助运。

【主治】脾气虚所致的小儿反复呼吸道感染，多汗，泄泻，厌食，遗尿，生长发育缓慢等。

【加减】反复呼吸道感染者加紫河车6g，黄芪10g；汗多者加桑叶10g，黄芪10g，五味子6g；泄泻者加葛根10g，羌活6g；厌食者加槟榔10g，大黄1g；遗尿者加白果6g，桑螵蛸10g；生长发育缓慢者加紫河车10g。

【按】脾胃为营卫气血生化之源，小儿脾常不足，脾气虚，则卫气弱，故易反复外感，脾失健运则易患泄泻、厌食等。方中四君子、薏苡仁、山药、大枣健脾益气，培补后天之本；鸡内金、焦三仙消食化积；砂仁、木香理气醒脾开胃；金钗养阴；罗汉果调味。诸药合用，共奏健脾开胃，消食化积之效。因其口感好，患儿颇易接受。此为赵师治疗小儿疾病，提高抵抗力最常用之方，后以此方制成儿宝2号膏，每袋10g，每次1袋，每日3次，服用更加方便，很受家长和患儿的欢迎。

健脾散

【组成】山楂、神曲、谷麦芽、鸡内金各15g，黑丑、白丑各10g，槟榔10g，制鳖甲10g，白术10g，山药10g，茯苓10g，白豆蔻6g，陈皮6g。共炒香，制成细粉。

【功效】补气健脾，消食化积。

【主治】小儿脾虚夹食所致的腹胀，腹痛，消化不良，食欲不振。

【用法】每次1~3g，每日3次，温开水冲服，以愈为度。

【按】小儿脾常不足，饥饱无常，每易形成积滞。方中白术、山药、茯苓健脾以强后天之本，三仙、鸡内金、鳖甲消食化积，白豆蔻、陈皮理气开胃，二丑、槟榔通便下积。药后患儿往往大便转稀，排出大便夹有黏液，大便通畅后，饮食随之好转。如患儿服药困难，可加入白糖少许以调味。

槟榔饮

【组成】槟榔10g，乌梅10g，使君子10g，五味子10g，金钗10g，白芍15g，甘草10g，木香6g，鸡内金10g，砂仁10g，白豆蔻10g，焦三仙各10g，薏苡仁10g。

【功效】健运脾胃，祛虫化积。

【主治】小儿虫证及食积腹痛、肠系膜淋巴结肿大等。

【加减】小儿身体素弱者加太子参10g，白术10g，茯苓10g；气滞甚者加青皮10g，陈皮10g；内热甚者加蒲公英10g，地丁10g，天葵子10g；腹痛甚者加延胡索10g，小茴香10g。

【按】虽然当今社会物质丰富，条件优越，但小儿仍不乏面黄肌瘦者，此类小儿多有脾虚夹食积，或有肠道寄生虫存在，常表现为面色苍黄，或有虫斑，巩膜有蓝斑，指甲有白点，嗜食异物，喜咬指甲，睡中磨牙，形体偏瘦，脐周时痛，舌淡红，苔黄白腻，指纹多淡，脉多弦细，查B超多提示有肠系膜淋巴结肿大。赵师认为此为食积化热所致，注重消食助运及清解内热之药的应用。

小儿夜啼方

【组成】钩藤10g，蝉蜕10g，蝎尾3条。

【功效】息风止惊，镇静安神。

【主治】小儿夜啼。

【加减】心火旺者加竹叶6g，灯心草6g；脾胃虚寒者加小茴香6g。

小儿流涎方

【组成】黄芪10g，白术8g，益智仁10g，白果6g，桑螵蛸10g。

【功效】益气健脾，温肾摄涎。

【主治】小儿流涎。

【按】小儿流涎一证，临床较为常见，多因脾肾亏虚，气失摄纳所致，夹有湿热者加车前子10g，同时也可以配合吴茱萸研面，醋调敷涌泉穴，效果更佳。

益气缩泉汤

【组成】黄芪50g，益智仁15g，桑螵蛸15g，新鲜猪膀胱1只。

【功效】益气升提，温肾缩尿。

【主治】气虚或肾虚所致的遗尿、小便失禁。

【制作方法】将新鲜猪膀胱清洗干净，加葱姜少许煮沸，去沫加黄酒适量，再放入黄芪、益智仁、桑螵蛸（三药用纱布包好），加水煮沸，文火熬至膀胱烂熟，取汁200~300ml，分两次口服。夜间最好不饮水，煮熟之猪膀胱可以切碎做菜吃，每2天1剂，见效后可改成每周1剂。

【按】遗尿多见于小儿，青少年偶亦有之，常令人苦不堪言。本法融药疗

第二章　学术思想探讨

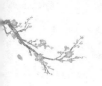

与食疗为一体，猪膀胱能以脏补脏，增强膀胱的功能；黄芪补气升提；益智仁、桑螵蛸温肾阳而缩尿。诸药配用，膀胱固摄功能得到加强。一般用药月余可愈，患者体质往往也能得到明显改善。本法对老年人小便淋漓、小便失禁等属于气虚肾虚者亦有良效。

柴芩退热汤

【组成】柴胡10g，黄芩10g，半夏10g，僵蚕10g，蝉蜕6g，大青叶6g，桑叶10g，菊花10g，焦三仙各10g，鸡内金10g，罗汉果1枚。

【功效】清热解表，消食助运。

【主治】小儿外感发热。

【加减】脾虚纳差者去大青叶，加党参10g，白术10g；大便秘结者加生大黄5g，枳壳10g。

【按】外感发热小儿最为常见，本病具有发病快、病程短、传变迅速、四季可见的特点。赵师经过长期临床实践，总结临床心得，创制了本方，退热效果较好，赵师常嘱患者家属水煎两次令患儿口服，第3煎给患儿泡脚，往往有汗出热退之妙。

小儿腹痛方

【组成】白芍15g，甘草10g，木香6g，鸡内金10g，砂仁10g，白豆蔻10g，焦三仙各10g，薏苡仁10g，槟榔10g，乌梅10g，使君子10g，五味子10g，金钗15g。

【功效】健脾消食，杀虫定痛。

【主治】气滞、食积、虫积及肠系膜淋巴结肿大所致的小儿腹痛。

【加减】小儿身体素弱者加太子参10g，白术10g，茯苓10g；气滞甚者加青皮10g，陈皮10g；内热甚者加蒲公英15g，地丁10g，天葵子10g；如果小儿服药困难，可加罗汉果1枚。

【按】方中芍药甘草汤为缓急止痛之良方，砂仁、白豆蔻、木香理气止痛，鸡内金、焦三仙消食，薏苡仁健脾除湿，槟榔、乌梅、使君子杀虫，五味子、金钗安神而定痛。

二、古方今用

（一）一贯煎

一贯煎为清代名医魏之琇所创，见于《续名医类案·心胃痛门》，是滋阴疏肝的名方。方中重用生地黄，滋水以涵木，配伍枸杞子补肝阴、养肝血；沙参、麦冬养阴润肺，以滋水之上源，兼能清金制木；当归辛散，养血活血，使诸药补而不滞；川楝子性寒不燥，既能疏泄肝气，顺其条达之性，又能使诸药滋而不腻。全方虽仅六味，但配伍严谨，功效卓著，因而备受后世医家推崇。赵师临证长于治肝，应用一贯煎治疗内伤杂病取得了很好的效果。现将其经验介绍如下。

1.慢性胃炎

柴某，女，48岁，2008年7月13日初诊。

胃痛3年，每遇生气或劳累后加重，近2个月来疼痛加重，胃脘灼痛，痛连胸胁，伴嘈杂吞酸，性情急躁，夜寐多梦，形体消瘦，舌质红苔薄少，脉弦细而数。胃镜检查示：慢性萎缩性胃炎。证属肝郁气滞，化火伤阴。治以滋阴疏肝，理气止痛。

【处方】一贯煎加减。

枸杞子20g，北沙参15g，生地黄30g，麦冬15g，当归10g，川楝子10g，炒白芍30g，百合30g，乌药6g，石斛15g，丹皮10g，延胡索10g，炙甘草5g，海蛸螵10g，蒲公英30g。5剂，水煎服。

服药10剂后，胃痛大减，胸胁仍不适，上方加佛手10g，合欢皮15g。续服30剂，疼痛消失，饮食睡眠均有明显好转。随访1年，疼痛未再发作。1年后复查胃镜示：浅表性胃炎。

【按语】肝体阴而用阳，肝阴不足，肝阳易亢，郁而化火，横逆犯胃，灼伤胃阴，故见胃脘灼痛、吞酸等症，肝火上扰，阳不入阴，则夜寐不安。叶天士谓肝为起病之源，胃为传病之所。本病病本在肝，当以治肝为主，肝胃同治。故赵师处以一贯煎加减，方中枸杞子、地黄、沙参、麦冬、石斛、百合滋肝润胃，阴血足则能涵阳；丹皮清肝火；川楝子、延胡索、佛手、合欢皮疏肝解郁，活血止痛；白芍、甘草酸甘化阴，缓急止痛；蒲公英清热解毒；海螵蛸制酸止痛。肝阴足，肝火清，肝气舒，则自不犯胃。药证合拍，故获佳效。

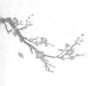

2.足跟痛

钱某，女，46岁，2009年9月22日初诊。

右侧足跟痛1年。经服止痛药、中药汤剂及针灸治疗，均未见明显好转，经朋友介绍来赵师门诊求治。诊见：右足跟酸痛，坐卧时痛止，行走、站立时疼痛即作，活动后疼痛减轻，行走时间久后疼痛加重。平时性情急躁，伴右侧偏头痛，时有胁痛，舌质红苔少，脉弦细。X线片示：足跟骨质增生。证属肝肾阴虚，足跟失养。治宜滋补肝肾，舒筋活络。

【处方】枸杞子30g，北沙参15g，生地黄30g，麦冬15g，当归10g，龟甲15g，川楝子10g，炒白芍30g，炙甘草10g，土鳖虫10g，僵蚕10g，威灵仙10g，鸡血藤30g。6剂，水煎服。

2009年9月29日二诊　服药后足跟痛明显减轻。上方加鹿角10g。又服30余剂，足跟痛消失。

【按语】肝主筋而主疏泄，肾主骨而生髓，肝肾阴虚，足跟失养，则酸痛不已。方中一贯煎养肝阴，疏肝气；鹿角、龟甲补肾精，生髓充骨；白芍、甘草缓急止痛；土鳖、僵蚕化痰逐瘀，活血通络；威灵仙、鸡血藤透骨舒筋，擅长治疗骨刺。诸药合用，见效较速，但本病非短期所能治愈，一般须用月余效果才能巩固。

3.复发性口腔溃疡

王某，女，45岁，2009年10月25日初诊。

主诉口腔溃疡反复发作已有10余年，多发于口腔黏膜舌边等处，劳累、受凉及生气后易加重。平素腰部有酸痛感，口干不欲饮，面色略红，饮食可，夜寐多梦，舌质暗红，苔薄黄，脉弦细。证属肝肾阴虚，虚火上炎。治宜滋补肝肾，清热泻火。

【处方】一贯煎加味。

生地黄30g，北沙参15g，玄参30g，麦冬15g，枸杞子20g，当归10g，石斛20g，川楝子10g，地骨皮30g，黄柏6g，蒲公英30g，7剂，水煎服。

2009年11月6日二诊　服药后口腔溃疡较前有所改善，腰酸好转，原方加海桐皮20g，凤凰衣10g，蚕茧10g，7剂，水煎服。服药30余剂，痊愈。

【按语】火之有余，实为水之不足，患者口疮连年不愈，证属阴虚火炎，故赵师采用一贯煎加玄参、石斛益阴治本，地骨皮、黄柏清虚火以治标。赵师认为口腔溃疡实与疮疡同理，故亦常用甘寒解毒而无寒凉之弊的蒲公英解毒消痛。海桐皮、凤凰衣、蚕茧为赵师治疗口腔溃疡的经验用药。全方补中有泻，清而能润，因药证合拍，故多年顽症月余而愈。

4.偏头痛

乔某，女，25岁，2008年6月22日初诊。

患者诉自小即易出现偏头痛，每因劳累、生气及经期而易诱发。现左侧太阳穴处跳痛、刺痛较剧，伴眩晕，畏光，面部烘热，胁肋隐痛，两目涩痛，视物时昏，手足心热，口咽干燥，舌红少津，苔薄黄，脉弦细数。证属肝阴亏虚，虚火上炎。治宜滋阴降火，平肝息风，通络止痛。

【处方】一贯煎加味。

生地黄30g，北沙参15g，麦冬15g，枸杞子20g，当归10g，川楝子10g，全蝎4g（研面冲服），蜈蚣1条，土鳖虫10g，蝉蜕30g，珍珠母30g（先煎），菊花15g。7剂，水煎服。

2008年7月1日二诊 患者头痛消失，两目仍干涩，舌红苔薄，脉弦细，上方去全蝎、蜈蚣、土鳖虫、蝉蜕加桑椹30g，女贞子15g，石斛20g。继服7剂，诸症基本消失。另服杞菊地黄丸以兹巩固，随访1年未再复发。

【按语】患者体形偏瘦，素体阴虚，继因肝失疏泄，郁而化火，伤及肝阴，导致肝阳、肝风上扰清窍而致头痛、眩晕。方中一贯煎滋补肝阴以治本；全蝎、蜈蚣、土鳖虫、蝉蜕平肝息风，活血通络止痛；珍珠母、菊花清肝而明目以治标。二诊头痛消失，加桑椹、女贞、石斛等滋水涵木，肝阴得滋，肝阳得潜，肝风得息，诸症自愈。

5.胁痛

钱某，男，57岁，2008年5月10日初诊。

右胁痛3个月，3个月前无明显诱因出现右胁疼痛连及背部，痛如针刺，服中、西药物后，疼痛略有好转，5天前因生气而疼痛加重，遂来赵师门诊求治。诊见面黄而暗，右胁有刺痛，连及右背部，口燥咽干，两目干涩，大便干硬，小便赤，舌质暗红，苔薄黄而少津，脉弦细数。患者乙肝病史5年。诊为胁痛（病毒性肝炎）。证属肝肾不足，瘀血阻络。治以滋养肝肾，活血通络。

【处方】一贯煎加减。

枸杞子30g，川楝子10g，麦冬30g，生地30g，当归20g，北沙参15g，女

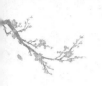

贞子20g，墨旱莲30g，蒲公英30g，土鳖虫10g，鸡血藤30g，丝瓜络15g。5剂，水煎服。药后疼痛减轻，效不更方，继服20剂，诸症消失。

【按语】观其脉证，均为一派阴血不足干燥失润之象，故用枸杞子、麦冬、生地、北沙参、女贞子、墨旱莲养阴清热，川楝子疏肝理气，当归、土鳖虫、鸡血藤、丝瓜络活血化瘀通络，蒲公英凉血解毒。肝炎患者以湿热者居多，但此患者燥象明显，湿象反不明显，故以滋阴润燥为主而取效，因此，治病不能心存成见，一定要辨证用药。

魏之琇一生长于治疗内伤杂病，尤其擅长治疗肝胆疾病，所论肝肾阴虚病机又以肝脏为其论述重点，其曰一贯煎"统治胁痛、吞酸、疝瘕，一切肝病"。魏氏指出："肝木为龙，龙之变化莫测，其于病也亦明者遇内伤证，但求得其本，其标可按籍而稽矣，此天地古今未泄之秘，《内经》微露一言，曰肝为万病之贼，六字而止，似圣人亦不欲竟其端委，殆以生杀之柄不可操之人耳。余临证数十年，乃始获之，实千虑之一得也。世之君子，其毋忽诸。"王士雄评魏氏这一番告诫之言时说："肺主一身之表，肝主一身之里，五气之感皆从肺入，七情之病必由肝起，此余夙论如此。魏氏长于内伤，斯言先获我心。盖龙性难驯，变化莫测，独窥经旨，理自不诬。"张山雷谓之"为涵养肝肾第一良方，血液不充，经脉窒滞，肝胆不驯，而变生诸症者，皆可用之。苟无停痰积饮，此方最有奇功"。赵师对魏氏所论颇为折服，临证擅长应用一贯煎治疗杂病，并常对其进行加减，如阴亏较甚者加龟甲、西洋参、女贞子、墨旱莲；口苦而燥者加黄连、玄参；大便秘结加瓜蒌仁、莱菔子、生首乌；虚热多汗加地骨皮、桑叶；痰多加浙贝母、天竺黄；舌红而干加桑椹、女贞子、石斛；腹痛者加白芍、甘草、延胡索、小茴香；胁痛加佛手、合欢皮；胃脘痛加百合、乌药；头痛者加全蝎、蜈蚣、蝉蜕、土鳖虫等。

（二）丹栀逍遥散

丹栀逍遥散出自明代薛己的《内科摘要》，又名加味逍遥散，由逍遥散加丹皮、栀子组成，具有养肝疏肝、清肝泻火、养血健脾等作用，临床主治由肝脾血虚，化火生热引起的诸症。赵师常采用本方加减治疗各科疾病，尤其擅长应用丹栀逍遥散合方治疗杂病。现将其运用丹栀逍遥散合方治疗杂病的验案介绍如下。

1.丹栀五花汤治疗黄褐斑

钱某，女，29岁。2007年10月21日初诊。

面部出现黄褐色斑2年余。患者于2年前小产后出现面部色斑，以鼻根及两颧部为主。近来色斑颜色逐渐加深，且范围逐渐扩大，伴急躁易怒，心烦，胸闷胁痛，夜寐多梦，嗳气纳差，腰酸软，月经量少色黑，舌质暗红，苔白，脉弦。诊为黄褐斑，证属肝郁化火，气滞血瘀，面失濡养。治当疏肝解郁，清热凉血，活血消斑。

【处方】丹栀逍遥散合凉血五花汤加减。

丹皮10g，栀子10g，白芍30g，当归15g，柴胡10g，白术10g，茯苓10g，薄荷6g，甘草6g，红花10g，鸡冠花10g，凌霄花15g，玫瑰花10g，野菊花20g，女贞子30g，墨旱莲20g。10剂，每天1剂，水煎服。

2007年11月2日二诊 面部色斑大减，腰酸、易怒等症好转，夜寐仍差。上方加合欢皮20，夜交藤30g。继服30剂，色斑退尽，病告痊愈。

【按语】肝藏血，主疏泄，所藏之血为物质基础，疏泄正常则道路通畅，面部皮肤得养，自无色斑形成。如肝藏血不足，疏泄太过或疏泄不及，则易引发黄褐斑。正如《医宗金鉴·鼃黑斑》云："鼃黑斑……由忧思抑郁，血弱不华，火燥结滞而生于面上，妇女多有之。"赵师喜用丹栀逍遥散合凉血五花汤治疗本病。本案患者因小产后肝肾不足，加之七情不遂，肝郁化火，气血运行不畅，面部肌肤失养而发生色斑。故选用丹栀逍遥散疏肝解郁，清热泻火。辅以凉血五花汤（出自《赵柄南临床经验集》，由红花、鸡冠花、凌霄花、玫瑰花、野菊花组成）活血化瘀，通络消斑以治标；二至滋补肾阴，滋水涵木以治本。合欢皮、夜交藤是赵师安神定志有效对药之一。二诊时患者色斑虽减，但夜寐仍差，故加之以增效。

2.丹栀百合汤治疗郁证

于某，女，42岁，2008年5月12日初诊。

精神抑郁1年余。患者1年前因离婚而出现精神抑郁，曾服中、西药物，未见明显好转。诊见：精神紧张，情志抑郁，喜叹息，胸胁胀满，乏力，纳差，心烦易怒，失眠多梦，大便略干，小便黄，舌质暗红，苔薄黄，脉弦数。诊为郁证，治当疏肝解郁，清热养心，安神定志。

【处方】丹栀逍遥散合百合地黄汤加减。

丹皮10g，栀子10g，白芍30g，当归15g，柴胡10g，白术10g，茯苓10g，薄荷6g，甘草6g，百合30g，生地30g，合欢皮20g，夜交藤30g，酸枣仁30g，延胡索30g。10剂，每天1剂，水煎服。

2008年5月23日二诊 服药后患者精神症状及睡眠明显改善，但仍觉乏力。上方去酸枣仁、延胡索，加灵芝15g，党参30g。10剂，每天1剂，水煎服。守上方加减，又服药20剂，诸症消失。

【按语】赵师认为，郁证症状虽然纷繁复杂，但主要是由于肝之疏泄功能失常，气机不利所致，故从肝入手是治疗本病取效的关键。方中丹栀逍遥散可养肝血，疏肝气，清肝火；百合、生地可养阴安神；合欢皮配夜交藤、酸枣仁配延胡索是赵师安神定志之有效对药，加入方中可明显提高疗效。同时，赵师亦非常重视心理治疗的重要作用，常调动患者的主观能动性，鼓励患者树立战胜疾病的信心和勇气，保持情绪稳定，如此方能使气血阴阳调和，从而达到治愈的目的。

3.丹栀二仙汤治疗围绝经期综合征

黄某，女，51岁，2008年9月25日初诊。

胸闷不适，烦躁易怒2年余。曾多方治疗，效果不佳。刻诊：胸闷、烦躁易怒，失眠多梦，全身时有烘热，汗出较多，左下肢冰冷，右下肢灼热，口干口苦，食欲差，月经前后不定期，量少色红，大便时干时稀，小便灼热，舌质淡，红苔薄黄，脉弦细数。诊为围绝经期综合征，证属肝郁化火，阴阳不调。治当疏肝解郁，清肝滋肾，调和阴阳。

【处方】丹栀逍遥散合二仙汤加减。

丹皮12g，栀子10g，白芍30g，当归15g，柴胡10g，白术10g，茯苓10g，薄荷6g，生甘草6g，仙茅10g，淫羊藿15g，巴戟天15g，知母10g，黄柏10g，佛手15g，合欢皮15g。5剂，每天1剂，水煎服。

2008年10月31日二诊 药后患者胸闷已除，烦躁、寒热等症稍减，仍然汗多。上方加桑叶30g，5剂，每天1剂，水煎服。守上方加减又服药30剂，诸症基本消失。嘱患者以上方取药5剂配成丸药，每服10g，每天2次，以兹巩固。

【按语】女性围绝经期是由于卵巢功能逐渐衰退，体内雌激素水平逐渐下降，神经-内分泌-免疫-代谢网络功能减退而产生的一系列临床症状。赵师喜用丹栀二仙汤治疗本病。患者年过五旬，肾气渐衰，天癸将竭，肝失水涵，再加忧思恼怒，日久而致肝气郁结，郁而化火导致寒热虚实错杂之象，故以丹栀逍遥散疏肝解郁，清肝泻火；二仙汤补肾精，滋肾阴，泻肾火；佛手、合欢皮理气安神，调节情志；桑叶止汗。诸药配合，肝肾同调，气血同治，故收佳效。绝经是一个缓慢过程，需一较长时期调整，故取效后常配成丸药以巩固疗效。

4.丹栀效灵丹治疗纤维肌痛综合征

李某，女，50岁，2007年4月22日初诊。

患者周身窜痛3年余，曾在某院查血沉、抗链球菌溶血素O、类风湿因子、抗核抗体等未发现异常。曾服双氯芬酸钠缓释胶囊及祛风散寒中药治疗，略有好转，但停药后又发作。近日因家庭不和，情绪抑郁而病情加重。诊见：项背、腰骶、四肢关节肌肉疼痛，呈胀痛或刺痛，喜叹息，易怒，口干口苦，夜寐多梦，神疲乏力，疼痛多与情绪波动有关。查体：枕骨下肌肉、斜方肌上缘、肩胛棘上方内侧、臀外上象限、肱骨外上髁远端及膝内侧共14个压痛点压痛明显，舌质暗红有瘀点，苔薄黄，脉弦细。诊为纤维肌痛综合征（周痹），证属肝气郁结，气血痹阻。治当疏肝解郁，理气活血，通络止痛。

【处方】丹栀逍遥散合活络效灵丹加减。

丹皮12g，栀子10g，白芍30g，当归15g，柴胡10g，白术10g，茯苓10g，薄荷6g，丹参15g，制乳香10g，制没药10g，鸡血藤30g。5剂，每天1剂，水煎服。

2007年4月28日二诊　药后身痛减轻，乏力好转，仍夜寐多梦。上方加酸枣仁30g，延胡索30g。又服15剂，疼痛消失，夜寐安。半年后随访未见复发。

【按语】纤维肌痛综合征是一种非关节的风湿综合征，以慢性广泛性肌肉骨骼疼痛、僵硬为特征。该病以中青年女性多见，实验室检查无阳性发现。本病属中医学"周痹"范畴。明代李梴《医学入门》说："周身掣痛者，谓之周痹，乃肝气不行也。"本病多因情志不调，忧思郁怒致使肝气郁结，气机不畅，血脉痹阻而致周身疼痛。故赵师认为本病的治疗与"风、寒、湿三气杂至，合而为痹"的痹证有所区别，其治疗的重点在于疏肝解郁，理气活血，而非祛风散寒除湿。患者肝郁化火之象明显，故治以丹栀逍遥散清其肝火，疏其肝气，令其条达，配以活络效灵丹及鸡血藤活血化瘀，通络定痛。药证相合，故一诊而有效。二诊所加之酸枣仁、延胡索是赵师治疗各种痹证常用之对药。酸枣仁长于养心益肝、安神、敛汗，延胡索善于活血、行气、止痛。现代药理研究认为酸枣仁含有枣仁皂苷、脂肪油、有机酸等，具有镇静、催眠、镇痛的作用；延胡索含有延胡索甲素、乙素、丙素、去氢紫堇碱等20多种生物碱，有明显的镇静、催眠与安定作用。两药相伍，镇痛、镇静作用明显加强。赵师认为本组对药对于各种痹证而伴有烦躁、失眠的患者均有佳效。

赵师认为，应用丹栀逍遥散关键是先要抓住肝气郁结、肝郁化火的病机，贵在灵活加减。丹栀逍遥散与凉血五花汤、百合地黄汤、二仙汤及活络效灵丹等方合用，则力量更强，治疗范围更广。可广泛用于治疗精神、神经系统、消化系统、内分泌系统等许多疾病，多有良效。

（三）薏苡附子败酱散

薏苡附子败酱散出自《金匮要略》，由薏苡仁、附子及败酱草组成，具有振奋阳气、消肿排脓之功。临床常用于肠痈脓已成而未溃之病证，即西医学所说的急性阑尾炎、阑尾周围脓肿、慢性阑尾炎、腹内脓肿等。赵师临床擅用经方，其以薏苡附子败酱散加味治疗带下、劳淋、慢性前列腺炎等疾病，收效显著，现举案如下。

1.带下

王某，女，38岁，2006年3月9日初诊。

患者身体素弱，体形微胖，平时畏寒怕冷，患带下病3年。曾多次服中、西药物治疗，均未见明显好转。诊见带下量多、色白微黄、质稀，劳累后加重，食欲不振，月经量少色淡，经期延迟7~10天，伴腰酸痛，小腹坠胀，舌质淡红，苔白滑，脉沉细无力。证属脾肾阳虚，寒湿内阻。

【处方】薏苡附子败酱散加味。

薏苡仁30g，附子10g（先煎），败酱草30g，鹿衔草30g，淫羊藿20g，苍术20g。5剂，水煎服。服药后，白带减少，饮食增加。继服5剂，诸症消失而痊愈。随访半年未见复发。

【按语】带下病是女性的常见病、多发病，其发病主要与肝、脾、肾三脏功能失调有关，尤其以脾虚湿浊下注为最。《傅青主女科》谓"带下俱是湿证"，可以说是对带下病的高度概括。其湿有湿热与寒湿之别，湿热型赵师常以易黄汤加减治疗，寒湿证赵师每以薏苡附子败酱散加减治疗，多能获效。方中苍术健脾燥湿，加强薏苡仁去湿之力；鹿衔草、淫羊藿协附子温肾助阳，强壮体质；败酱草清热利湿解毒以治标。诸药合用，共奏温补脾肾、燥湿止带之功。腰痛甚者，加杜仲、续断等以补肝肾，强筋骨；小腹冷痛者，加小茴香、乌药以散寒止痛；白带色黄者，加蒲公英、黄柏以燥湿解毒。薏苡附子败酱散所治之带下证主要表现为面色黄白，带下清稀如水，时夹黄色，淋漓不断，腰膝酸软无力，畏寒肢冷，舌淡苔白或黄而滑，脉沉细或沉迟。

2.劳淋

马某，女，54岁，2008年11月21日初诊。

患慢性尿路感染3年，每因劳累或受凉而加重。7天前因劳累又发，查尿常规：脓细胞（+++），隐血（+），经静脉输头孢哌酮舒巴坦钠等药未见明显好转。诊见尿频、尿急，轻微涩痛，痛苦异常，伴见腰痛畏寒，舌质淡红，苔白微黄，口中和，脉象沉细。诊为劳淋。证属阳气虚寒兼膀胱湿热。治以温阳散寒，清利湿热。

【处方】薏苡附子败酱散化裁。

薏苡仁30g，炮附子10g（先煎），败酱草30g，白花蛇舌草30g，白茅根30g，仙鹤草30g，鹿衔草30g。5剂，水煎服。服药后，尿路刺激症状大减，继服15剂，诸症消失，尿常规检查正常。嘱患者服济生肾气丸以兹巩固。

【按语】尿路感染初期多为热证、实证，采用八正散加减或使用大量抗生素，收效明显，但反复、大量使用，则容易复发，因为清热利湿中药与抗生素皆属寒凉之品，过用易伤人阳气。若单纯清热利湿解毒，不扶助阳气，则正不胜邪，所以迁延不愈。方中薏苡仁清热利湿，附子扶助阳气，败酱草清热解毒，三药温清并用，恰合阳虚而夹有湿热之证。加入白花蛇舌草可加强薏苡仁、败酱草清热利湿解毒之功。鹿衔草可助附子温肾助阳。白茅根、仙鹤草为小便隐血而设。全方味少而药精，目的明确，针对性较强，故药仅20剂，3年顽疾告愈。应用本方的辨证要点为下元虚冷，腰酸痛，恶寒，乏力，舌淡，脉沉细，尿检见大量白细胞或伴脓球，辨证属阳虚夹有湿热。

3.不育、慢性前列腺炎

李某，男，32岁，2008年9月22日初诊。

患者婚后5年未育，1年前出现尿频、尿急、尿痛，会阴部发胀，无尿后滴精。在某三甲医院诊断为慢性前列腺炎。曾多次输液、服消炎药，未见明显

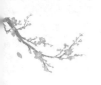
改善。经朋友介绍前来就诊。刻诊：面白、体略胖，平时怕冷，现仍时有尿频尿痛，小便淋漓，腰酸痛，口不渴，大便正常，纳可，夜寐多梦，舌淡苔薄黄腻，脉沉弦。辅助检查：死精35%，精子活动不良40%、活动欠佳15%、活动良好10%，精液白细胞（++）。诊断：①男性不育；②慢性前列腺炎。证属肾阳虚衰，夹有湿热。治宜温补肾阳，兼以清利湿热。

【处方】薏苡附子败酱散加减。

薏苡仁30g，炮附子6g，败酱草30g，鹿衔草30g，白花蛇舌草30g，淫羊藿15g，枸杞20g。6剂，水煎服。

2008年9月28日二诊　服药6剂，尿频、尿痛、腰酸痛明显改善，会阴发胀消失，舌淡苔薄腻，脉沉。上方加菟丝子20g，五味子10g，覆盆子15g，陈皮10g，鹿角胶10g（烊化），龟甲胶10g（烊化）。6剂，水煎服。后以上方去白花蛇舌草，加紫河车3g冲服，共服药2月余，精液化验已正常，诸症均已消失，嘱常服五子衍宗丸。2009年3月18日患者告知其妻已怀孕。

【按语】据面白怕冷，舌淡可知患者为阳虚体质，虽有尿频、尿痛等下焦湿热之象，也不宜单用苦寒清热之品，这也是久用抗生素而效果欠佳之原因所在。初诊处以薏苡附子败酱散加减，方中附子、淫羊藿、鹿衔草温肾助阳，败酱草、白花蛇舌草清热利湿解毒，薏苡仁健脾利湿，枸杞补肾填精，诸药合用，标本兼顾，前列腺炎症迅速得到控制。二诊时患者湿热已减，肾阳肾精仍不足，故合入五子衍宗及龟鹿二仙胶以助先天之本，经过几个月的调理，终于获愈。

（四）三仁汤

三仁汤出自吴鞠通的《温病条辨》，由杏仁、白豆蔻仁、薏苡仁、飞滑石、白通草、竹叶、厚朴、半夏组成，原用于治疗湿温初起及暑温夹湿，邪在气分，症见头痛恶寒、身重疼痛、面色淡黄、胸闷不饥、午后身热、舌白不渴、脉弦细而濡。赵师在临床上将该方应用于各科疾病，随证化裁，取得了较好的疗效，现择其验案数则介绍如下。

1.不明原因发热案

王某，女，32岁，2007年9月13日初诊。

患者3天前无明显诱因出现发热，伴寒战，汗少，体温最高达40℃，遂入我院。查血常规、血沉、肥达氏反应、胸片、B超均未见异常，查疟原虫为阴性。经输液2天，无好转迹象。遂请赵师会诊。诊见患者体温39.8℃，发热以午后为甚，发热前伴有寒战，汗出黏而不畅，头重如裹且胀痛，周身困倦，纳差，口干口黏不欲饮，大便溏而黏滞不爽，每日2次，小便黄，舌质红，苔黄厚腻，脉滑数。证属湿热内蕴，气机不利。治以宣畅气机，清利湿热。

【处方】三仁汤加味。

杏仁15g，白豆蔻仁10g，薏苡仁50g，飞滑石30g，白通草6g，竹叶10g，厚朴6g，半夏15g，柴胡24g，黄芩10g，僵蚕10g，蝉蜕10g，金银花30g，连翘20g，生大黄8g（后下）。3剂，水煎服，每日1剂，服药2剂后热退神清。

2.头痛

兰某，女，35岁，2008年3月13日初诊。

头痛反复发作3年余，患者头重如裹，胀闷疼痛，伴恶心欲吐，口干不欲饮，纳差，便溏，舌淡暗，苔黄腻，脉滑。测血压正常，颈椎X线片示：颈椎病。诊为头痛，证属湿热内阻，清窍不利。

【处方】三仁汤加减。

杏仁10g，白豆蔻仁10g，薏苡仁30g，飞滑石30g，白通草6g，竹叶10g，厚朴6g，半夏15g，僵蚕10g，土鳖虫10g，土茯苓40g，荷叶15g，木槿花15g，川芎20g。5剂，水煎服。药后头痛减轻，恶心消失，饮食大增。

继服10剂，头痛愈随访半年未见复发。

3.不寐

祁某，女，49岁，2007年4月22日初诊。

近3年来入睡困难，或入睡后易醒，多梦，头昏，症状日趋加重，每晚须服安定方能入睡，睡眠时间3小时左右，伴心烦不安，大便不畅，舌淡，苔黄腻，脉弦细滑。证属湿热内蕴，痰浊阻窍。

【处方】三仁汤加减。

杏仁10g，白豆蔻仁10g，薏苡仁30g，飞滑石30g，白通草6g，竹叶10g，厚朴6g，半夏15g，酸枣仁30g，延胡索30g，合欢皮15g，夜交藤30g。5剂，水煎服。药后睡眠好转，每晚能睡约4小时，上方加青龙齿30g，又服15剂，停用地西泮能每晚睡6小时。

4.湿热痹

钱某，男，30岁，2008年7月16日初诊。

双膝关节肿胀疼痛年余，经服用萘普生及针灸治疗未见明显好转。半月

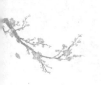

前疼痛加重，沉重肿胀，行走困难，午后低热，经朋友介绍到赵师门诊就诊。诊见双膝关节肿胀，触之热，活动受限，两小腿有静脉曲张，舌淡胖，苔白腻微黄，脉滑数。证属湿热为痹，治以清热利湿，通络定痛。

【处方】三仁汤加味。

杏仁10g，白豆蔻仁10g，薏苡仁30g，飞滑石30g，白通草6g，竹叶10g，厚朴6g，半夏15g，海桐皮20g，汉防己20g，川牛膝15g，鸡血藤30g。5剂，水煎服。药后小便明显增多，关节疼痛肿胀均减轻。上方加减共服药20余剂，肿痛消失，静脉曲张亦见明显好转。

5.糜烂性胃炎

张某，女，40岁，2005年9月18日初诊。

胃脘部胀闷，隐隐作痛，伴有灼热感，不欲食，大便溏而不爽，日行2～3次，口中黏，不欲饮，经胃镜检查示糜烂性胃炎，舌微红，苔黄白厚腻，脉沉滑。治拟清热利湿，和胃化浊。

【处方】三仁汤加味。

杏仁10g，白豆蔻仁10g，薏苡仁30g，飞滑石30g，白通草6g，竹叶10g，厚朴6g，半夏15g，蒲公英30g，白花蛇舌草30g。5剂，水煎服，每日1剂。药后诸症减轻，饮食增进，大便通畅，舌苔变薄。又服上方5剂，病愈。

6.阳痿

梁某，男，27岁，2006年10月25日诊。

患者近2个月来阴茎不能勃起，头沉胀闷，身重，乏力，腹胀满，纳差便黏，小便黄而不利，阴囊有汗而黏，舌质暗红，苔黄腻，脉濡滑数。诊为阳痿，证属湿热下注，宗筋弛缓。治宜清热利湿法。

【处方】三仁汤加减。

杏仁10g，白豆蔻仁10g，薏苡仁30g，飞滑石30g，白通草6g，竹叶10g，厚朴6g，半夏15g，当归15g，浙贝母15g，苦参10g，白花蛇舌草30g，黄柏10g，砂仁6g，甘草3g。5剂，水煎服，药后诸症悉除。

7.阴囊湿疹

刘某，男，28岁，2006年8月1日初诊。

阴囊湿疹4年。诊见阴囊皮肤潮红，底部糜烂，渗出稀薄分泌物，晚上瘙痒明显。疲劳乏力，食欲不振，舌淡红，苔黄腻，脉濡滑。患者平时嗜酒。诊为阴囊湿疹，证属湿热内阻，治以清热、利湿、止痒。方用三仁汤加味。

【处方】杏仁10g，白豆蔻仁10g，薏苡仁30g，飞滑石30g，白通草6g，竹叶10g，厚朴6g，半夏15g，白鲜皮30g，蝉蜕15g，败酱草30g。5剂，每天1剂，水煎服，并嘱戒酒。

2006年8月7日二诊　瘙痒明显减轻，渗出减少。上方加减共服药30剂，阴囊处皮损恢复正常，症状消失，体力明显好转、食欲佳。

【按语】三仁汤方中杏仁入上焦，宣利肺气；白豆蔻仁入中焦，化湿健脾，行气宽中；薏苡仁入下焦，甘淡性寒，渗泄湿热。三药相伍，具有宣上畅中渗下之功。厚朴、半夏行气化湿；通草、滑石、竹叶清利湿热，引湿热从小便而去。诸药合用则宣畅气机，清利湿热，可使三焦湿热得以分解。王某高热案证属湿热浊邪内蕴，表邪不透所致，故配以柴胡、黄芩和解退热，银、翘、蚕、蝉解表透邪于外，生大黄通腑泻浊于内，使病邪表里分消，气机调畅，高热自退。兰某头痛案乃湿热内阻，清阳不升，浊阴不降，痰瘀互结所致。故配以荷叶升其清阳，土茯苓、木槿花降其浊阴，僵蚕、土鳖虫、川芎化其痰瘀。祁某不寐案为湿热内蕴之不寐，枣仁配延胡索、合欢皮配夜交藤为赵师经验对药，配之可加强安神定志之效。钱某案为湿热痹，单用三仁汤治痹力量略显不足，故配以海桐皮、汉防己、川牛膝、鸡血藤等祛湿活血通络之品。张某案为糜烂性胃炎，配以蒲公英、白花蛇舌草则清热解毒，消炎止痛之力得到加强。梁某阳痿案为湿热下注所致，配以当归贝母苦参丸及封髓丹，加强清热燥湿之效。刘某案阴囊湿疹瘙痒明显故配以白鲜皮、蝉蜕、败酱草等燥湿解毒止痒之品。赵师认为，只要见到舌苔厚腻，肢体沉重，大便溏而不爽者，以本方灵活化裁，多有良效。

（四）血府逐瘀汤

血府逐瘀汤为清代名医王清任《医林改错》中的一首颇具代表性的活血化瘀名方，具有活血化瘀理气之功效。其原方组成为当归三钱，生地三钱，桃仁四钱，红花三钱，枳壳一钱，赤芍二钱，柴胡一钱，甘草一钱，桔梗一钱半，川芎一钱半，牛膝三钱。王氏立此方专治"胸中血府血瘀"所致的各种病症。赵师在临床中经常用此方治疗各科疾病，取得了很好的疗效。现将其部分治验介绍如下。

1.血管神经性头痛

赵某，女，28岁，2006年9月12日初诊。

左偏头痛7年余，每于生气或劳累后发作，持续3～5天，痛甚则欲呕，以刺痛、跳痛为主，伴有左眼抽痛，心烦易怒，双乳胀痛有硬块。经某院神经科检查确诊为血管神经性头痛。曾服正天丸等效果欠佳。诊见左侧偏头刺痛难忍，表情痛苦，坐立不安，舌质暗红有瘀点，舌苔薄，脉沉细。诊为瘀血头痛（血管神经性头痛）；证属气滞血瘀，脑窍失养。治宜理气活血，通络定痛。

【处方】血府逐瘀汤加减。

生地30g，当归15g，川芎24g，桃仁10g，赤芍10g，牛膝15，柴胡10g，桔梗10g，枳壳10g，红花10g，土鳖虫10g，全蝎10g，细辛6g，甘草6g。5剂，水煎服。服第2剂药后头痛即明显减轻。上方继服10剂，头痛消失。随访半年未见复发。

2.慢性肥厚性鼻炎

兰某，男，36岁，2007年5月12日初诊。

患者有慢性鼻炎病史3年余，经用中西药物治疗多次效果欠佳。诊见：鼻塞，流黄涕，质黏，甚则张口呼吸，嗅觉减退，头胀闷疼痛，舌质暗红，脉细涩。耳鼻喉科检查诊为慢性肥厚性鼻炎。证属久病致瘀，鼻窍不利。治宜活血化瘀，宣通鼻窍。

【处方】血府逐瘀汤加减。

桃仁10g，红花10g，赤芍10g，川芎12g，生地15g，桔梗10g，柴胡10g，牛膝10，枳壳10g，甘草6g，当归10g，石菖蒲10g，通草6g，辛夷15g（包煎）。5剂，水煎服。药后鼻塞及头痛显减。原方加鹅不食草20g，又服15剂，诸症消失。

3.高脂血症

刘某，女，48岁，2008年6月10日初诊。

3年前体检发现血脂偏高，曾服西药降脂治疗，病情好转，因副作用大，停药后又复发。2008年6月1日查血脂：甘油三酯2.7mmol/L，总胆固醇8.3mmol/L，HDL–C 0.8mml/L。患者头胀闷痛，胸闷气短，大便干结，形体肥胖，舌质暗红有瘀点，苔腻，脉弦滑。B超示：中度脂肪肝。诊为高脂血症；证属痰瘀内阻，经脉不利。

【处方】血府逐瘀汤加减。

桃仁12g，红花10g，当归10g，川芎10g，赤芍10g，牛膝15g，枳壳10g，桔梗10g，柴胡10g，生地15g，甘草6g，决明子30g，荷叶15g，生山楂30g，羊蹄根10g。5剂，水煎服。药后大便通畅，头痛、胸闷等症减轻。上方加减共服药30剂，复查：甘油三酯1.8mmol/L，总胆固醇7.05mmol/L，HDL-C 1.02mmol/L，体重减轻约3kg。嘱患者每日以决明子20g泡水送服血府逐瘀丸常服，并注意控制饮食，加强锻炼，3个月后复查血脂，均基本正常。

4.银屑病

陈某，女，36岁，2008年12月25日初诊。

全身性红斑、脱屑、瘙痒反复发作5年，近半个月来日趋加重。诊见肘后及四肢伸侧、背部可见大片肥厚性红斑，上有白色鳞屑，指甲变厚，表面凹凸不平，舌暗红有瘀斑，脉弦滑。诊为银屑病；证属瘀血阻滞，肌肤失养。治宜活血通络，濡润肌肤。

【处方】血府逐瘀汤加减。

桃仁12g，红花10g，当归20g，川芎10g，赤芍15g，牛膝15g，枳壳10g，桔梗10g，柴胡10g，生地30g，甘草6g，土鳖虫10g，僵蚕10g，蝉蜕10g，何首乌15g，刺蒺藜20g。水煎服，服药20剂后，鳞屑减少，瘙痒显减，皮损变薄，继用上方加减，又服药50余剂，皮肤基本恢复正常。

5.胸闷

王某，女，20岁，1996年7月6日初诊。

胸闷1年余，曾多次拍片检查未见异常，于某医院住院治疗半月，亦未见好转。经朋友介绍到赵师门诊求治。诊见面色如常，体形略偏瘦，除胸闷外别无所苦，二便饮食均正常，细察其舌质有瘀点，苔薄白，脉沉。证属瘀血为患，治宜活血通络。

【处方】血府逐瘀汤加减。

桃仁10g，红花10g，生地15g，当归15g，川芎10g，赤芍10g，牛膝10g，枳壳6g，桔梗6g，柴胡6g，甘草6g。3剂，水煎服。此后患者未再复诊，1年后，患者陪同朋友来看诊时诉服药1剂胸闷减轻，3剂服完，胸闷已愈。

6.黄褐斑

李某，女，35岁，2006年11月10日初诊。

面部满布黄褐斑2年余。近些年，因家庭矛盾心情不畅，2年前体检查出子宫肌瘤，近半年来面部黄褐斑加重，伴胸闷、心慌，乏力，口干不欲饮，纳可，夜寐多梦，大便不利，舌质暗苔薄，脉沉细。诊为黄褐斑，证属气滞血瘀，肌肤失荣。治宜活血化瘀，行气通络。

【处方】血府逐瘀汤加减。

柴胡10g，当归10g，生地30g，赤芍10g，红花12g，桃仁12g，川芎10g，枳壳10g，枯梗10g，怀牛膝10g，甘草6g，桑叶15g，桑白皮20g，凌霄花15g，玫瑰花15g，鸡冠花15g，益母草30g。7剂，水煎服。上方加减共服药40余剂，黄褐斑基本消退，诸症皆除。

7.小腹内发热

尚某，女，36岁，2005年7月2日初诊。

自觉小腹内阵阵发热，昼轻夜重，3月余。每天发作数次，发作时伴有烦躁不安，夜寐多梦。二便正常，舌质暗红边有瘀点，苔白，脉细。曾到某院检查排除器质性病变，诊为神经症，服用中西药物治疗未见明显好转。证属瘀血为患，法当活血化瘀。

【处方】血府逐瘀汤加减。

生地15g，当归10g，川芎10g，柴胡10g，赤芍10g，桃仁12g，红花12g，枳壳10g，桔梗10g，怀牛膝10g，百合20g，夜交藤30g，甘草6g。5剂，水煎服，服药3剂，小腹内发热即止。

【按语】小腹内发热临床较为少见，西医检查亦难发现实质病变。此症见于清代周学海《读医随笔·瘀血内热》："腹中常自觉有一段热如汤火者，此无与气化之事也。非实火内热，亦非阴虚内热，是瘀血之所为也。"患者之舌象亦支持瘀血诊断。赵师处以血府逐瘀汤加味，3剂后患者症状即已消除。血府逐瘀汤为王清任活血化瘀诸名方之一，以养血活血的桃红四物汤为主，以赤芍易白芍，生地易熟地，增强了活血化瘀的功效；配以桔梗、枳壳、柴胡、怀牛膝，气血并调，攻补兼施，升降并用，从而使气血调畅，瘀血去则新血生，临床治疗因气滞血瘀引起的各科疾病确有良效。赵师认为其应用指征为刺痛，痛处固定不移，失眠，烦躁，面部色斑，舌质暗或有瘀斑瘀点，脉涩等，诸症不必悉具，有一二种瘀血之征象即可应用。

（五）温胆汤

温胆汤见于唐代孙思邈《备急千金要方》，《外台秘要》言其出于南北朝姚僧垣所撰的《集验方》，由半夏、枳实、陈皮、竹茹、甘草、生姜六味药组成，主治"胆寒之大病后虚烦不得眠"。又见于陈无择之《三因极一病证方论》，但药味略有不同，即在《备急千金要方》原方基础上加茯苓、大枣，生姜则由原来的四两减为五片，主治"气郁生痰变生的诸症"。赵师所用温胆汤由陈皮、半夏、茯苓、枳壳、竹茹、甘草组成。临床用于治疗胆胃不和，痰热内扰所致的精神、神经、消化等多个系统的疾病取得了较好的疗效，现将其部分验案介绍如下。

1.头痛

陈某，女，47岁，2006年12月15日初诊。

头痛5年，呈阵发性胀闷沉痛，以左偏头部为甚，伴恶心、口黏、口苦，每月发作数次。服用氨酚咖匹林片能暂时缓解，曾在某医院做头颅CT及TCD检查，未见明显异常。舌质暗红，苔黄白厚腻，脉弦滑。证属痰浊阻窍，气血不畅，治以清热化痰，活血定痛。

【处方】温胆汤加味。

陈皮10g，法半夏20g，茯苓30g，生甘草6，竹茹12g，枳壳10g，僵蚕15g，土鳖虫10g，全蝎8g，木槿花15g，石菖蒲10g。5剂，水煎服。

2006年12月21日二诊 患者自诉服药后头痛大减，但仍感头闷头沉，上方加土茯苓30g，又服15剂，头痛诸症消失，随访1年未见复发。

2.不寐

王某，男，35岁，2007年6月10日初诊。

5年前因谈恋爱受挫而致失眠，精神抑郁，时有烦躁，服中、西药物治疗数载，疗效一直欠佳。近1个月来，因工作压力太大，失眠加重，伴头晕头沉，胸闷，口苦恶心，食欲差，舌质微红，苔黄白腻，脉弦滑。证属痰热内扰，胆胃不和。治宜清热化痰，安神定志。

【处方】温胆汤加味。

陈皮10g，法半夏20g，茯苓30g，枳实10g，竹茹15g，黄连10g，夏枯草

30g，合欢皮30g，夜交藤30g，甘草6g。5剂，水煎服，每日1剂，药后睡眠明显好转，诸症减轻，上方随证加减又服30余剂，多年失眠之苦告愈，随访半年未见复发。

3.胸痹

宋某，女，57岁，2007年11月22日初诊。

患者有冠心病史8年。10余天来，胸闷气短加重，心痛时作，每次1~3分钟不等，伴有头晕耳鸣，心悸不安。经口服硝酸甘油、麝香保心丸、硝苯地平等药物，症状时轻时重。诊见患者舌质暗红苔黄腻，脉弦滑数。证属痰瘀互结，阻遏胸阳。治宜化痰泄浊，活血通阳。

【处方】温胆汤加减。

陈皮10g，半夏15g，茯苓30g，甘草6g，枳实10g，竹茹15g，黄连10g，全瓜蒌30g，薤白10g，石菖蒲15g，红花10g，合欢皮20g，佛手10g。5剂，水煎服。药后胸闷减轻，心痛发作次数减少，心悸好转，上方加减共服药45剂，诸症完全消失，心电图提示：大致正常心电图。

4.梅核气案

吕某，女，35岁，2006年10月15日初诊。

患者自诉咽部有异物感5个月，吐之不出，咽之不下，伴胸闷、恶心、口苦、口黏，夜寐噩梦纷纭，舌质红，苔黄白厚腻，脉弦滑，曾在外院做喉镜检查，未见异常。证属痰热郁阻，咽部气机不利，治宜清热化痰，理气利咽。

【处方】温胆汤加味。

陈皮10g，法半夏15g，茯苓20g，生甘草6g，竹茹20g，枳实15g，厚朴10g，苏叶10g，合欢皮20g，佛手10g。5剂，水煎服。

2006年10月21日二诊 服药后，咽部异物感明显减轻，偶有恶心，守上方5剂，病愈。

5.抽动秽语综合征

秦某，男，10岁，2007年6月13初诊。

家长述患儿近3个月来出现不由自主挤眉弄眼，头颈向一侧扭转，喉中有痰鸣音，口中时出秽语，近几天发作较频繁，每天次数不等，白天发作，入睡后症状消失。于某医院查脑电图、颅脑CT，未见明显异常，其余神经系统查体亦无阳性体征，诊为抽动秽语综合征。曾服氟哌啶醇、安坦等药治疗，未见好转，经朋友介绍到赵师门诊治疗。诊见患儿症状同上，伴心烦，易怒，纳差，大便干结，小便黄，舌质红，苔黄厚腻，脉弦滑。证属肝火夹痰浊蒙闭心窍。治以清热化痰，镇肝息风。

【处方】温胆汤加减。

陈皮10g，半夏12g，茯苓15g，甘草5g，竹茹15g，枳实10g，石菖蒲10g，僵蚕10g，蝉蜕10g，生龙骨、生牡蛎各30g（先煎），龙胆草5g，生大黄5g（后下）。5剂，水煎服。药后大便转稀，挤眉弄眼及秽语减轻，上方去大黄，加胆南星10g、远志10g，5剂。以上方加减又服药35剂，诸症悉除，随访1年未见复发。

【按语】本方药性平和，具有清胆和胃、除烦止呕的功效。临床可广泛用于神经、消化、心血管等各系统疾病辨证属胆胃不和，痰热内郁者。症见虚烦不寐，噩梦纷纭，胸闷，心悸，口苦，呕恶，舌红，苔黄腻，脉滑数等，均可以温胆汤为主方治疗，但兼证不同，加减化裁又不可雷同。陈某头痛案，患者头痛5载，久痛夹有痰瘀，故配以僵蚕、土鳖虫、全蝎等虫蚁搜剔之品通络定痛；王某不寐案，患者失眠，加黄连去其心火，安其神志，半夏、夏枯草交通阴阳，合欢皮、夜交藤为治疗失眠之有效对药。宋某胸痹案，配全瓜蒌、薤白、石菖蒲化痰宣痹；吕某梅核气案，配半夏厚朴汤理气化痰；秦某抽动秽语综合征案配大黄釜底抽薪，龙、牡、蚕、蝉镇肝息风。此又加减变化之妙用也。

（六）温胆汤合方

温胆汤载于唐代孙思邈《备急千金要方·胆虚实门》中，由制半夏、陈皮、枳实、竹茹、生姜、甘草组成。温胆汤实由二陈汤加枳实、竹茹而成，二陈汤理气和胃，燥湿化痰；枳实、竹茹清胆胃之热，除烦止呕。方名温胆，实为清胆和胃之方。赵师常以本方与丹栀逍遥散、三仁汤、龙胆泻肝汤等方合用，治疗多种疾病取得了较好的疗效，现将其经验简介如下。

1.柴芩温胆汤治梦游症案

贺某，女，10岁，2007年4月24日初诊。

其母代述，患儿常凌晨12时至1时起床开灯，整理课本和文具，将书包放回原处后仍关灯睡觉。白天生活、学习均无异常。问及此事，患儿一无所知。

诊其脉弦滑有力，望其舌质红而苔腻。诊为梦游症，证属痰火扰心，治以柴芩温胆汤加减。

【处方】枳壳12g，竹茹15g，陈皮10g，法半夏15g，茯苓12g，甘草6g，黄芩10g，黄连5g，柴胡10g。5剂，水煎服。药后病愈，随访1年未见复发。

【按语】梦游症是一种较常见的睡眠障碍，小儿多于成人，常有家族史。本病多发生于睡眠初2~3h，持续时间5~30min。发病时脑活动呈不完全觉醒状，处于一种意识朦胧状态。本病多属于功能性疾病，但具体病因不明，少数可由器质性病变引起，如癫痫等。本例患儿梦游每发于夜半子时，正为足少阳胆经经气旺盛之时；其舌脉乃痰火扰心之象，故赵师处以柴芩温胆汤清其痰热，和其少阳，其取效神速，实出意料。赵师还常用本方治疗痰湿体质而兼外感者，对于出现往来寒热者效果更佳。

2.三仁温胆汤治外感高热案

吕某，女，38岁，2006年8月5日初诊。

高热7日不退，经用抗生素及中药白虎汤、清瘟败毒饮等效果不显，请赵师会诊。就诊时症见：高热39.8℃，不恶寒，汗出黏而少，头重痛，嗜睡懒言，食欲不振，大便溏而不爽，舌苔黄腻，脉滑数。证属湿热内蕴，气机不利。法当清热利湿，芳香化浊。

【处方】三仁温胆汤加减。

陈皮10g，法半夏15g，茯苓20g，炙甘草6g，枳壳10g，竹茹15g，杏仁10g，白豆蔻仁10g，薏苡仁30g，厚朴6g，竹叶10g，通草6g，滑石30g，藿香10g，茵陈30g，黄芩15g，土茯苓30g，大青叶15g。3剂，水煎服。服药1剂后，体温降至38.5℃，3剂服完，体温恢复正常，饮食好转，精神大振。

【按语】中医治病，取效的关键是辨证施治，绝不能一味套用西医杀菌及抗病毒治疗，更不能见热仅知退热。一定要探本求源，仔细辨别病因。本例患者虽为高热，但无恶寒，非外感风寒可知；无舌边尖红、口渴，汗出而热不退，可知亦非风热。汗出而黏、头重痛、便溏而不爽及舌脉当为湿热内蕴之象。处以三仁温胆加味，宣上、畅中、利下，湿热除，气机畅，故获效迅速。三仁汤与温胆汤合用，祛湿化痰作用得到加强。赵师常用本方加土茯苓30g，天麻10g，木槿花15g，僵蚕10g，治疗痰湿上蒙清窍之头痛、头沉、头昏，效佳。对反复口腔溃疡证属湿热痰浊内蕴为患者，赵师常加茵陈30g，藿香15g，海桐皮20g；内热盛者加黄芩15g，大青叶15g；兼有外感者加金银花30g，连翘20g。

3.丹栀温胆汤治胆汁反流性胃炎案

于某，男，68岁，2007年10月18日初诊。

右上腹胀痛3年余，胃镜检查提示为胆汁反流性胃炎。曾服摩罗丹及中药汤剂等治疗，未见好转。刻下症见：右胁及胃脘胀痛，嗳气反酸，纳少，口干口苦，乏力，舌质红，苔黄腻，脉弦滑。诊为胃脘痛（胆汁反流性胃炎），证属肝火犯胃，胃失和降，治拟清肝利胆，和胃降逆。

【处方】丹栀温胆汤加减。

陈皮10g，法半夏15g，茯苓15g，炙甘草6g，枳壳10g，竹茹15g，白芍30g，当归15g，柴胡10g，白术10g，牡丹皮10g，栀子10g，合欢皮20g，徐长卿15g，蒲公英30g，煅瓦楞子20g，乌贼骨10g。每日1剂，水煎服。服上方12剂后，诸症减轻。仍用上方加减治疗，30剂后临床症状完全消失。随访1年未见复发。

【按语】胆汁反流性胃炎是长期饮食不节、情志不畅、吸烟、劳累等，导致自主神经功能紊乱，幽门括约肌松弛，以致含有胆汁的十二指肠液反流入胃所致。本病属于中医学"胃脘痛""嘈杂"范畴，临床表现为上腹灼痛不适、泛酸、呕恶、脘腹饱胀及纳少。本病虽然在胃，但与肝胆密切相关。胆汁的生成、排泄依靠肝气的疏泄、胃气的下行。若情志不舒，肝气郁结，疏泄失职，横逆犯胃，则胃脘胀痛，胃气上逆则恶心、呕吐。《灵枢·四时气》曰："邪在胆，逆在胃，胆汁泄则口苦，胃气逆则呕苦。"方中丹栀逍遥散清肝火，散郁结，健脾胃；温胆汤化痰浊，和胃降逆；煅瓦楞子、乌贼骨制酸护胃，合欢皮、徐长卿理气活血定痛，蒲公英清热解毒。肝火得清，胃气得降，诸症自愈。本方肝胆胃并治，可用于内外科多种病症的治疗。如治疗失眠，赵师常用本方加合欢皮20g，夜交藤30g；治围绝经期综合征，加佛手15g，合欢皮20g；治面部黄褐斑，加玫瑰花15g，凌霄花15g，益母草30g；治脱发，加透骨草30g，茯神15g。

4.泻肝温胆汤治癫痫案

陈某，男，15岁。2008年10月11日初诊。

间断性意识丧失5年，加重1个月。患者于5年前无明显诱因于玩耍时突然出现仰头、双目上视，伴意识丧失，持续约10秒，家长未在意。2004年6月，患儿在做作业时突然出现意识不清、双目斜视，约10秒后自然缓解。此后频繁发作，5～7天发作1次，每次持续10余秒，表现同前，事后不能忆起。查脑电图示痫性放电，头部CT正常。就诊时神志清楚，烦躁，多动而易怒，不思食，口苦口黏，不欲饮，大便黏而不爽，梦多寐差，舌质偏红，苔黄白腻，脉弦滑数。诊为痫证，证属肝火夹痰浊上扰，蒙蔽清窍。治宜清肝泻火，化痰开窍。

【处方】龙胆泻肝汤合温胆汤加减。

龙胆10g，黄芩10g，柴胡10g，竹叶10g，栀子10g，枳壳10g，竹茹15g，陈皮10g，法半夏10g，茯苓15g，甘草6g，郁金10g，石菖蒲10g，青龙齿30g（另包，先煎），生龙骨、生牡蛎各30g（另包，先煎），大黄10g。每日1剂，水煎服。服药15剂后来诊，其间只发作1次，见舌苔转薄。上方去大黄，加远志10g，僵蚕10g。续服50余剂，发作停止，将中药配成丸药巩固治疗半年，逐渐停药。2010年3月12日复查脑电图，未见明显异常。

【按语】痫之为病，病理因素总以痰为主，故有"无痰不作痫"之说。痫病与五脏均有关联，但与肝关系最为密切。肝火夹痰上扰，蒙闭清窍，最易导致本病发作。赵师喜用龙胆泻肝汤合温胆汤治疗本病。方中龙胆泻肝清泻肝火，温胆理气，而化痰浊；石菖蒲、郁金化痰开窍醒神；龙齿、龙骨、牡蛎镇肝而安神定志；大黄釜底抽薪，导痰浊于下。肝火清，痰浊化则神自清。本方多用于治疗肝胆湿热兼痰浊炽盛之证。赵师常用本方加败酱草30g、白花蛇舌草30g，治疗湿热下注所致的泌尿系感染及阴痒、带下；加蜈蚣1条、土鳖虫10g，治疗阳痿亦有佳效。

赵师认为，应用温胆汤关键是先要抓住胆胃不和、痰热内扰的病机，贵在灵活加减。温胆汤与丹栀逍遥散、三仁汤、龙胆泻肝汤等方合用，则主治范围扩大且功效更强，可广泛用于心脑血管、神经系统、消化系统、呼吸系统、内分泌系统等多系统疾病的治疗。

（七）七味白术散

七味白术散原名白术散，见于北宋钱乙所著的《小儿药证直诀》一书中。由人参、白茯苓、炒白术、藿香叶、木香、甘草、葛根组成，功效健脾生津，行气消胀，用于治疗脾胃久虚，津液内耗，呕吐泄泻频作，烦渴多饮等。赵师认为本方融补、运、升、降于一体，且补而不滞，不仅可用于治疗小儿腹泻，凡辨证以脾虚为主者皆可加减应用。

1.小儿腹泻

黄某，男，3岁，2012年6月5日初诊。

家长代诉，患儿半月前因饮食不节而出现腹泻，经输液治疗未见明显好转。患儿每天有3～5次稀水样便，无黏液、泡沫，有酸臭味，有未经消化的食物残渣，食欲极差，消瘦，腹部触之凉，喜揉喜按，面色发黄，动则汗出，精神稍差，舌淡苔，白厚腻，食指络脉色淡。证属脾虚湿盛兼食之腹泻，治以健脾益气，消食化积，化湿止泻。

【处方】七味白术散加减。

党参10g，炒白术10g，茯苓10g，炙甘草6g，葛根10g，木香3g，藿香8g，焦三仙各6g，鸡屎藤30g。3剂，嘱浓煎，少量多次频服。服2剂后腹泻即止。

【按语】腹泻是小儿常见疾病，究其病因，以感受外邪、内伤饮食和脾胃虚弱等最为多见，主要病变在于脾胃。正如《景岳全书·泄泻》所说："泄泻之本，无不由于脾胃，盖胃为水谷之海，而脾主运化，使脾健胃和，则水谷腐熟，而化气化血，以行营卫，若饮食失节，起居不时，以致脾胃受伤，则水反为湿，谷反为滞，精华之气，不能输化，乃致合污下降，而泻利作矣。"赵师认为，小儿腹泻日久不愈，其主要原因有二：一为脾虚，二为湿盛。脾虚为本，湿邪为标。七味白术散既有健脾之功，又有祛湿之效，患儿夹有积滞，故加入鸡屎藤以消积。该方药性平和，温而不燥，补而不滞，用于治疗小儿脾虚湿胜，日久不愈之泄泻有良效。

2.厌食

霍某，女，17岁，2006年12月22日初诊。

患者减肥3个月，体重下降9kg，此后见到食物即恶心，严重时呕吐苦水，经多方治疗效果不显。诊见形体消瘦，面色少华，倦怠乏力，神情呆滞，舌

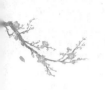

淡，苔薄白，脉濡细。诊为厌食症，证属脾胃虚衰，气血不足，治以健脾益气，和胃止呕。

【处方】七味白术散加味。

太子参20g，白术20g，茯苓10g，炙甘草6g，藿香15g，木香10g，葛根10g，半夏10g，焦三仙各10g，陈皮10g。5剂，水煎服。

2006年12月28日二诊　药后患者呕恶止，稍有食欲，精神状态转佳，上方加鸡内金15g，继服10剂。

2007年1月10日三诊　患者食欲大增，体力好转，因服汤剂不方便，改服儿宝2号膏3盒，以兹巩固。

【按语】当今社会，生活富足，饮食多膏粱厚味，平时则多坐而少动，故肥者日多，而节食减肥者日众。该患者之厌食即本源于节食日久，脾胃废用，受纳运化功能衰退，故投以七味白术散健脾益气，和胃助运，辅以焦三仙、鸡内金化食开胃，陈皮、半夏降逆止呕，脾胃得健，气血生化有源，故患者食增而体力得以恢复。

3.慢性咽炎

余某，女，35岁，2012年11月25日初诊。

患者咽部异物感反复发作3年，偶有咳嗽，少痰，易疲劳，头晕，饮食可，上午困倦，咽部干燥，便秘，舌质淡，苔白腻，脉沉细滑。检查见：咽部黏膜弥漫性充血，咽后壁淋巴滤泡增生。诊为慢性咽炎，证属脾虚湿阻。治以补气健脾，化湿利咽。

【处方】七味白术散加味。

红参10g，生白术30g，茯苓15g，炙甘草10g，藿香10g，木香10g，葛根30g，桔梗10g，枳壳10g，枇杷叶30g，凤凰衣10g，木蝴蝶10g。6剂，水煎服。共服药18剂，临床症状消失。随访半年未见复发。

【按语】《素问·阴阳类论》曰："咽喉干燥，病在土脾。"本案诸症主要为脾胃虚弱，痰湿中阻，升降失司所致，脾失升清，则困倦头晕，咽喉干燥；浊阴不降则咽喉如梗物，大便秘结。故治以七味白术散加味。方中红参、白术、茯苓、炙甘草补气健脾利湿，藿香、葛根、桔梗升清阳，枳壳、枇杷叶降浊阴，凤凰衣、木蝴蝶为治疗咽喉之经验对药。诸药并用，共奏健脾、化湿、升清、降浊、利咽之效。

4.干燥综合征

雷某，女，52岁，2012年10月18日初诊。

患者口、眼、鼻腔干燥已有5年，经某医院确诊为干燥综合征。曾服用中西药物效果较差，现仍在服泼尼松每日15mg；羟氯喹每次0.1g，日2次。经朋友介绍求赵师诊治。刻诊：口干舌燥，鼻腔干燥，两目干涩，耳鸣，双腕、双膝关节痛，神疲纳差，舌质淡苔薄白，脉沉细。诊为干燥综合征，证属脾虚失运，官窍失濡。治宜健运脾胃，濡润官窍。

【处方】七味白术散加减。

太子参30g，生白术15g，茯苓15g，甘草6g，葛根15g，木香6g，藿香10g，桔梗10g，石斛20g，黄精15g，麦冬10g，五味子6g，木瓜15g，白芍10g。7剂，水煎服。

2012年10月26日二诊 口干、鼻干、眼干稍有好转，腕、膝关节疼痛减轻，舌脉同前。上方加减共服药100余剂，患者五官症状基本消失，服药60剂后已停用西药。随访至今，患者病情稳定。

【按语】李东垣说："胃气一虚，耳目口鼻俱为之病。"《素问·阴阳类论》曰："咽喉干燥，病在土脾。"脾胃为气血生化之源。津血同源，气血不足，津液亦乏，津血不能上濡官窍，故干燥异常。患者以前曾服增液汤及沙参麦冬汤等滋阴养液辈数十剂而未见明显效果，概不能治本也。患者见症为脾胃虚弱，运化不及之象，故取七味白术散培土健脾为主，配以酸甘化阴之品以治其标。干燥综合征为免疫系统疾病，治疗颇难，患者积极配合，坚持服药，终获临床治愈。七味白术散是赵师临床最为常用的处方之一，由四君子汤加葛根、藿香、木香而成。赵师认为，凡是以脾虚为主的病证，均可采用本方加减治疗。方中四君补气健脾，葛根升举清阳之气，藿香芳香化湿醒脾，正合脾喜燥恶湿的特点；木香理三焦之气，既可消胀除满，又可防四君之壅滞。腹胀者，赵师常加枳壳、桔梗；夹食滞者，加鸡屎藤、鸡内金；腹泻日久不愈者，加石榴皮、柿子叶；咽喉不利及嗳气者，加枇杷叶、竹茹、枳壳；便秘者，加生白术、生首乌；夹有外感者，加蝉蜕、僵蚕。方中的人参，赵师一般多替用党参，因党参药性平和，温而不燥，且药价低廉；如脾气虚甚者则用红参，因红参性温，而补气强壮作用明显；夹有阴虚者，赵师多用太子参，不仅补气健脾，且尚有养阴增液之效。赵师常说，七味白术散是一良方，深合脾之特性，加减化裁，可用于临床各科疾病。

第三章
专病论治经验

第一节 痹 证

痹证是正气不足，风、寒、湿、热等外邪侵袭人体，痹阻经络，气血运行不畅导致的，以肌肉、筋骨、关节发生疼痛、麻木、重着、屈伸不利，甚至关节肿大灼热为主要临床表现的病证。痹证在文献上有许多名称，或以病因，或以症状，或病因与症状结合命名，如风痹、寒痹、风湿、行痹、痛痹、着痹、历节、白虎历节、痛风等。西医学的风湿性关节炎、类风湿关节炎、强直性脊柱炎、骨性关节炎、坐骨神经痛等疾病以肢体痹病为临床特征者，可参照本病辨证论治。肢体经络痹病为常见病，发病率甚高，有些甚为难治，求治于中医者多，疗效亦佳。赵师行医多年，对于此病的诊治经验颇丰，现简介如下。

一、病因病机

1.正气不足

正气不足是痹病的内在因素和病变的基础。体虚腠理空疏，营卫不固，为感邪创造了条件，故《诸病源候论》说："由血气虚，则受风湿。"《济生方》说："皆因体虚，腠理空疏，受风寒湿气而成痹也。"正气不足，无力祛邪外出，病邪稽留而病势缠绵。

2.外邪入侵

外邪有风寒湿邪和风湿热邪两大类。外感风寒湿邪多因居处潮湿，涉水冒雨，或睡卧当风，或冒雾露，气候变化，冷热交错等原因，致风寒湿邪乘虚侵袭人体所致。正如《素问·痹论》说："风寒湿三气杂至，合而为痹也。"感受风湿热邪，可因于湿热环境工作所致，如农田作业、野外施工，处于天暑地蒸之中，或处于较高湿度、温度的作坊、车间、实验室里，风湿热之邪乘虚而入。亦可因阳热之体、阴虚之躯素有内热，复感风寒湿邪，邪从热化；或因风寒湿郁久化热，而为风湿热之邪。

赵师认为风、寒、湿、热之邪往往相互为虐，方能成病。风为阳邪，开发腠理，又具穿透之力，寒邪借此力内犯，风邪又借寒凝之积，使邪附病位，而成伤人致病之基。湿邪借风邪的疏泄之力、寒邪的收引之能侵入筋骨肌肉，风寒又借湿邪之性黏着、胶固于肢体而不去。风、热均为阳邪，风胜则化热，热胜则生风，狼狈相因，开泄腠理而让湿入，又因湿而胶固不解。风、寒、湿、热病邪留注肌肉、筋骨、关节，造成经络壅塞，气血运行不畅，肢体筋脉拘急、失养为本病的基本病机。但风寒湿热病邪为患，各有侧重，风邪甚者，病邪流窜，病变游走不定；寒邪甚者，肃杀阳气，疼痛剧烈；湿邪甚者，黏着凝固，病变沉着不移；热邪甚者，煎灼阴液，热痛而红肿。痹病日久不愈，气血津液运行不畅之病变日甚，血脉瘀阻，津液凝聚，痰瘀互结，闭阻经络，深入骨骺，出现皮肤瘀斑、关节肿胀畸形等症，甚至深入脏腑，出现脏腑痹的证候。初病属实，久病必耗伤正气而虚实夹杂，伴见气血亏虚，肝肾不足的证候。

二、辨治经验

1.治风寒湿痹，突出温补肾阳

《灵枢·百病始生》说："风雨寒热不得虚，邪不能独伤人。卒然逢疾风暴雨而不病者，盖无虚，故邪不能独伤人。"《素问·评热病论》："邪之所凑，其气必虚。"赵师认为，对于痹证而言，"其气必虚"主要指卫气虚。赵师常说"脾为卫之主，肾为卫之根"，卫气虽源于脾胃，但实根于肾阳。临床每易见肾阳不足，命门火衰之人最易患风寒湿痹。故赵师认为温补肾阳乃治本之举，祛风散寒除湿仅为治标耳！临床常用自拟经验方二仙蠲痹汤（仙茅、淫羊藿、杜仲、狗脊、制附子、桂枝、羌活、独活、防风、当归、鸡血藤、络石藤、川芎、砂仁、白豆蔻）加减。方中以仙茅、淫羊藿、杜仲、狗脊、制附子温壮肾阳，兼以散寒除湿。羌、独、防风祛风散寒除湿，配用当归、鸡血藤等养血活血之品，其用意有三：一为痹者闭也，诸邪痹阻经络，气血运行不畅每易致瘀，现代研究也发现，痹症早期即存在微循环障碍；二为寓有"治风先治血，血行风自灭"之意；三为可以制约诸般热药之燥性，以防过用耗伤阴血。

2.疗风湿热痹，重视清热解毒

赵师认为，热痹多见于素体阳气偏盛，内有蕴热，或阴虚阳亢之体感受外邪，外邪每易从阳化热；或风寒湿邪久滞经脉，郁而化热。以关节红肿热痛，痛势较剧，舌红苔黄腻，脉滑数为特征。常见于类风湿关节炎、风湿热及痛风等风湿病的活动期。赵师多治以自拟经验方牛角解毒汤（水牛角、蒲公英、地丁、紫背天葵、地龙、赤芍、鸡血藤、僵蚕、薏苡仁、桂枝、生地、砂仁、白豆蔻）加减。方中重用水牛角凉血解毒，水牛角乃血肉有情之骨药，用于治疗风湿等骨病，有同气相求之妙。蒲公英、地丁、紫背天葵乃取五味消毒饮之意，甘寒解毒而不伤正，地龙、赤芍、鸡血藤活血通络，僵蚕、薏苡仁化痰祛湿消肿。单用解毒之品，恐有凉遏之弊，赵师每反佐以桂枝，辛温宣散，使热邪易透，湿邪易除。热之所至，其阴易伤，故配以生地黄，合《神农本草经》"干地黄逐血痹，填骨髓，长肌肉，除痹"之用。高热甚者加生石膏，肿甚加防己、泽兰。

3.除顽痹久痹，补肾化痰逐瘀

赵师认为，顽痹久痹的病机主要是肝肾精血亏虚，痰湿瘀血痹阻经络。多见关节肿大变形。赵师常以滋补肝肾、强筋壮骨治其本，化痰逐瘀通络治其标。常用经验方河车骨痹汤（紫河车、狗脊、杜仲、骨碎补、炙龟甲、山萸肉、金钗、延胡索、全蝎、炮山甲、僵蚕、白芥子、鸡血藤、砂仁、白豆蔻、焦白术）加减治疗。方中紫河车为血肉有情之品，赵师认为其能大补精血，补益作用远胜于他药。狗脊、杜仲、骨碎补温补肾阳，炙龟甲、山萸肉、金钗滋补肝肾之阴，充分体现了张景岳"善补阳者，必阴中求阳，则阳得阴助而生化无穷；善补阴者，必于阳中求阴，则阴得阳升而泉源不竭"的思想。痹证日久，邪气久羁，深入经髓骨骱，痰瘀痹阻，经脉不达，即所谓"久病入络""久痹多瘀"。轻则疼痛不移，重则关节变形。故配用全蝎、炮山甲、僵蚕等虫蚁搜剔之品，穿透筋骨，通达经络。赵师认为其破瘀消坚之功远非草木之品所能及。颈项强痛可加葛根、羌活；腰痛可加续断、桑寄生；膝关节痛可加牛膝、独活；痛甚可加制乳香、没药、制川乌、制附片、细辛；湿热甚可减补肾药量，合用四妙散。

4.治诸般痹证，不忘健脾化湿

赵师治疗痹证非常重视健脾化湿药物的运用。因为脾为后天之本，气血生化之源，饮食药物的吸收无不由之。脾胃一败，再好的药物也难以发挥作用。况且许多痹证患者因久服西药，或过服寒凉伤胃之中药，损伤脾胃，多见腹胀、腹痛、纳呆、嗳气等症。赵师在治疗各种痹证时常配砂仁、白豆蔻、鸡内金、焦三仙、焦白术等健运脾胃之品，每能提高疗效。赵师认为，湿邪是形成痹证的最基本因素。正如《素问·痹论》所说："风寒湿三气杂至，合而为痹。"如果没有湿邪的参与，就不会有痹证的形成。痹证之所以久治不愈或易反复，究其原因，就是湿邪在作祟。因为风邪易散、寒邪易温、热邪易清，而湿性黏腻，不易速除，赵师认为，脾虚为生湿之源，健脾乃治湿之本。故在痹证的治疗中，健脾化湿药常贯彻始终。

此外，赵师在治疗痹证时，亦很重视外治。他常嘱患者用药渣蒸热外敷，或用川乌、草乌、伸筋草、透骨草、威灵仙、海桐皮、木瓜等药煎汤加白酒外洗，每能迅速止痛，缩短病程。赵师治疗本病一般先让患者服汤剂，此急则治其标；待疼痛缓解后，常给患者配制丸药令其长服，此缓则治其本，常获佳效。

三、典型病案

明某，女，52岁，2006年3月18日初诊。

【主诉】关节疼痛10余年。

【现病史】自述关节疼痛10余年，经西医院确诊为"类风湿关节炎"，久服中药及布洛芬、吡罗昔康等西药，时轻时重，纳差，时有胃痛。诊见患者双侧指、趾、腕踝关节增大变形，僵直，疼痛，行走困难，阴天加重，关节局部喜暖畏寒，舌质暗红，苔薄，脉沉弦细。

【中医诊断】顽痹。肝肾精血不足，痰瘀痹阻关节。

【西医诊断】类风湿关节炎。

【治法】滋补肝肾，化痰逐瘀。

【处方】河车骨痹汤加减。

紫河车10g，狗脊12g，杜仲15g，炙龟甲20g，金钗10g，女贞子12g，桑椹10g，全蝎10g，炮山甲10g，僵蚕10g，羌活、独活各10g，鸡血藤15g，海风藤15g，络石藤15g，砂仁10g，白豆蔻10g，鸡内金10g，川芎7g，牛膝

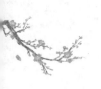

10g，尖贝10g，薏苡仁15g。5剂，水煎服，日一剂。并嘱患者将药渣装入面袋中蒸热外敷患处。

服用上方加减共45剂后，大关节已无僵直，小关节肿大较前缩小，活动时仍觉痛。10年宿疾，虽见小效，但仍需久服方能缓解。遂取上方10剂，加鹿茸30g，白花蛇2条，海马60g，三七100g，西洋参50g，大枣70g，为末，水泛为丸，每服20g，每天2～3次。服丸药5个月后，患者行走自如，关节疼痛消失，关节仍略大。赵师令其改为每服10g，每天2次，再服3个月以巩固疗效。

第二节 颈椎病

颈椎病又称颈椎综合征，是颈椎骨关节炎、增生性颈椎炎、颈神经根综合征、颈椎间盘脱出症的总称，是一种以退行性病理改变为基础的疾患。主要由于颈椎长期劳损、骨质增生，或椎间盘脱出、韧带增厚，致使颈椎脊髓、神经根或椎动脉受压导致。表现为椎节失稳、松动，髓核突出或脱出，骨刺形成，韧带肥厚和继发的椎管狭窄等。相应病变刺激或压迫邻近的神经根、脊髓、椎动脉及颈部交感神经等组织，引起一系列症状和体征。对于颈椎病的病因病机及辨证论治，赵师有以下观点。

一、病因病机

1.肾精亏损，肝血不足

肾主骨生髓，肾气盛、肾精足则骨骼强健。即"肾实则骨有生气"（《外科集验方·服药通变方》）。肝主筋而为藏血之脏，肝血充足则筋脉强劲束骨而利关节。静则可以保护诸骨，充养骨髓；动则可以约束诸骨，免致活动过度，损伤关节。《素问·阴阳应象大论》曰："年四十，而阴气自半也。"主要指肝肾精血亏虚。颈椎病也的确多见于40岁以上的中老年人。《证治准绳》曰："有风，有寒，有湿，有闪挫，有瘀血气滞，有痰积，皆标也，肾虚其本也。"可谓一语中的。

2.劳损外伤

《素问·宣明五气》云："五劳所伤，久视伤血，久卧伤气，久坐伤肉，久立伤骨，久行伤筋，是谓五劳所伤。"长期低头工作，姿势不良，或扭伤、跌打损伤导致局部气血不畅，筋骨失去滋养，久而久之，关节发生退变而形成本病。

3.太阳感邪

《素问·痹论》云："风寒湿三气杂至，合而为痹也。"颈椎为足太阳膀胱经所过之处，膀胱经又为一身之藩篱，最易感受风、寒、湿诸邪，导致太阳经枢不利，而致颈项强痛，转侧不灵。

二、辨治经验

1.治虚——滋补肝肾，强筋壮骨

赵师滋补肾阴喜用桑椹、女贞子、墨旱莲，认为这些药物味甘性凉，具有滋而不腻、补而不滞的特点，且药价低廉。精血亏甚者则用紫河车、炙龟甲等血肉有情之品。同时赵师也推崇张景岳"善补阳者，必阴中求阳，则阳得阴助而生化无穷；善补阴者，必于阳中求阴，则阴得阳升而泉源不竭"理论，常用补阴药配以仙茅、淫羊藿、狗脊等补肾壮阳的祛风湿药治疗颈椎病，往往能达到事半功倍的效果。

2.治风——内风宜息，外风宜散

内风主要表现为头晕，多因肝肾阴虚，肝阳上亢，肝阳化风所致。赵师常用煅龙齿、煅龙骨、煅牡蛎、天麻、钩藤等潜阳息风治其标，滋补肾阴治其本。外风主要表现为颈、肩、背及上肢的窜痛麻木。赵师常用羌活、防风、白芷等辛温之品祛散外风，同时这些风药亦有升清阳、通血脉、解痉挛的作用。

3.治瘀——久痹入络，虫蚁搜剔

《素问·本脏》云："血和则经脉流行，营复阴阳，筋骨劲强，关节清利矣。"可见促使"血和"在治疗颈椎病中具有重要意义。赵师治疗本病常用活血化瘀之品，如鸡血藤、川芎、三七粉等。赵师很推崇叶天士"久痹入络"的观点，治疗久治不愈、比较顽固的颈椎病，多配用虫蚁搜剔之品，如全蝎、炮山甲、蜈蚣、僵蚕等。因虫蚁之品善于走窜，其穿透筋骨，通达经络，破瘀消坚远非草木之品所能及。合理配用虫蚁搜剔之品常能提高疗效。

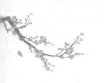

4.治湿——调理脾胃，以绝湿源

赵师认为，湿邪是颈椎病难以速愈的原因所在。湿之来源主要有二：一为外感之湿；二为脾失健运，内生之湿。外感之湿虽可以风药散之，但如果脾运不及，仍易招致外湿。故赵师认为，"治湿不治脾，非其治也"。脾健自可以绝生湿之源。赵师在治疗颈椎病的过程中，应用健脾和胃药每贯彻始终，常用药物为砂仁、白豆蔻、焦术、鸡内金、焦三仙等。

三、经验良方——葛根颈痹汤

赵师经过30余年的临床观察与研究，创制了治疗颈椎病的良方——葛根颈痹汤。其药物组成有葛根、白芍、桂枝、川芎、羌活、鸡血藤、海风藤、络石藤、僵蚕、全蝎、桑椹、女贞子、墨旱莲、仙茅、淫羊藿、焦白术。辨证加减：肾精亏甚者，加炙龟甲、紫河车；肾阳虚者，加狗脊、续断、杜仲；湿盛者，加茯苓、泽泻；头晕失眠者，加煅龙齿、煅龙牡、钩藤；瘀血较甚者，加广三七粉、制乳香、制没药。

此外，赵师在应用上方治疗颈椎病的同时，亦不废外治。他常嘱患者把药渣装入布袋中，加少许白酒蒸热外敷，每能迅速止痛，缩短病程。赵师治疗本病一般先让患者服汤剂，此急则治其标；待症状缓解后，常给患者配制几个月的丸药令服，此缓则治其本，常获佳效。

四、典型病案

吕某，女，48岁，2006年9月26日初诊。

【主诉】颈项强痛伴左上肢酸麻、头晕1年。

【现病史】患者起病1年余，颈项强痛，旋转不利，左上肢酸麻，伴有头晕。经用泼尼松等药物治疗，效果尚可，但停药后仍强痛不利，近日逐渐加重。经某医院拍片诊断为"颈椎骨质增生"。诊见颈项强痛，前俯后仰，左右转动均受限，左上肢麻木酸痛，伴头晕失眠。舌质微红苔薄，脉沉细。

【中医诊断】颈痹。肝肾亏虚，痹阻经脉。

【西医诊断】颈椎骨质增生。

【治法】滋补肝肾，祛风除湿，活血通络。

【处方】葛根颈痹汤加减：葛根30g，白芍15g，桂枝10g，川芎10g，羌活10g，鸡血藤10g，海风藤10g，络石藤10g，僵蚕10g，全蝎10g，桑椹30g，女贞子15g，墨旱莲15g，淫羊藿10g，焦白术10g，煅龙齿30g。5剂，水煎服。嘱患者将药渣蒸热，加入白酒少许外敷局部。以上方加减，共服20剂，疼痛麻木基本消失，头晕亦止。赵师以上方稍作加减，取药10剂配制水丸，每次服10g，每日服3次，以兹巩固。

3个月后随访，未见复发。

第三节　肩周炎

肩周炎又称肩关节周围炎，俗称"凝肩""五十肩"，是以肩部逐渐产生疼痛，夜间为甚，逐渐加重，肩关节活动功能受限且日益加重，达到某种程度后逐渐缓解，直至最后完全复原为主要表现的肩关节囊及其周围韧带、肌腱和滑囊的慢性特异性炎症。肩周炎以肩关节疼痛和活动不便为主要症状，好发年龄在50岁左右，女性发病率略高于男性，多见于体力劳动者。如得不到有效治疗，有可能严重影响肩关节的功能活动。肩关节可有广泛压痛，并向颈部及肘部放射，还可出现不同程度的三角肌萎缩。本病属中医学"痹症"范畴，《针灸甲乙经》称其为"肩不举""肩胛周痹"，《病科心得集》称为"漏肩风"，民间又有"五十肩""肩凝症""冻结肩"之名。赵师临证多年，有以下经验。

一、病因病机

赵师认为本病有内因和外因之说，《素问·上古天真论》曰："七八肝气衰，筋不能动；八八天癸竭，精少，肾气衰。"说明50岁后易出现肝肾亏虚，因肝主筋，肾主骨，故肝肾虚则筋骨失荣而退变，此为内因。邪之所凑，其气必虚，正虚体弱之时，风、寒、湿、瘀邪杂至致局部经脉痹阻，此为外因。根据临床经验，将此病分为三型施治。

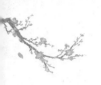

二、辨治经验

1.风寒湿闭阻证

症见肩部疼痛，向颈部及前臂放射，痛处不移，遇寒剧痛，得热则减，舌质淡，苔薄白或白腻，脉弦紧。治宜祛风散寒，利湿通络。赵师常采用自拟二仙蠲痹汤（淫羊藿20g，仙茅10g，狗脊20g，杜仲30g，桂枝10g，制附子10g，羌活15g，独活15g，防风10g，川芎10g，当归15g，鸡血藤30g，络石藤20g，砂仁10g，白豆蔻10g）加减。寒盛加肉桂10g、干姜10g，温阳散寒；湿盛加苍术15g、薏苡仁30g，健脾利湿；风盛加乌梢蛇10g，海风藤30g，祛风通络；痛甚者加全蝎6g，延胡索15g，通络止痛。

本证多因年老肾气虚衰，气血亏虚，风寒湿邪乘虚入袭所致。气血为寒湿之邪闭阻，不通则痛。方中以二仙、杜仲、狗脊温肾助阳；制附子、桂枝、羌独、防风等温阳散寒，祛风除湿；当归、川芎、鸡血藤等养血活血，血行则风自灭；砂仁、白豆蔻芳香化湿，理气和胃。诸药相伍，标本兼顾，祛邪而不伤正。

2.寒凝血瘀证

症见患肩刺痛，固定不移，痛处拒按，动则痛剧，昼轻夜重，上肢活动受限，重者梳头、穿衣困难，舌质紫瘀，舌薄白，脉沉涩。治宜温经散寒，活血舒筋。赵师常采用乌头汤合活络效灵丹加减（制川乌10g，麻黄10g，黄芪30g，白芍30g，甘草10g，丹参30g，当归15g，乳香10g，没药10g，鸡血藤30g，蜂蜜30g）。寒邪较甚者加附子10g，桂枝20g，以温通经脉，散寒止痛；体弱虚甚者加红参15g，配合黄芪以补气生血；久病入络加蜈蚣1条，全蝎6g，以搜风通络。

疼痛固着不移，刺痛，疼痛夜甚为本证的特点。舌质紫黯为血行不畅，脉沉涩为寒凝血瘀之象，故用制川乌、麻黄辛温大热之品为主，温经散寒止痛；乳香、没药、鸡血藤活血化瘀，通络止痛；蜂蜜可减轻川乌之毒性，且能护胃。诸药合用具有温经散寒、活血止痛之功效。

3.气血亏虚，肝肾不足证

症见患肩酸痛，时轻时重，缠绵不愈，患侧上肢肌肉萎缩无力，腰膝酸软，面色少华，舌质淡红，苔薄白，脉沉细。治宜补肝肾，益气血，通经络。

赵师常采用独活寄生汤加减（独活30g，桑寄生30g，秦艽15g，防风10g，细辛6g，当归10g，芍药30g，川芎10g，熟地黄15g，杜仲15g，桂枝10g，党参15g，茯苓15g，甘草10g）。肾阳虚者加用鹿衔草30g，淫羊藿30g，补肾填髓，温阳散寒；气虚明显者加黄芪30g，益气扶正。

本病的病理基础是气血亏虚，肝肾不足，即正气亏虚。而独活寄生汤既能补肝肾、益气血，又能祛风湿、通经络，可谓标本兼治，用于本证较为妥帖。赵师认为，独活为祛风湿之良药，不只是走下肢，病在上肢亦有良效。

三、其他疗法

1.刺血疗法

取穴：尺泽、曲池、曲泽，任选一穴。

操作方法：选择穴位周围有瘀血的脉管，局部常规消毒，用小号三棱针刺入，即流出5～10ml暗紫色瘀血，出血量与病情、体质等因素有关。然后拔罐5分钟，去罐后用盐水棉球擦洗针孔血迹，10天后可行第2次治疗。大多数患者经一次治疗即有明显改善，多数患者经二三次治疗可获得显著效果。

2.穴位注射疗法

取穴：天宗。

操作方法：可选用甲钴胺，或当归注射液，或麝香注射液，或祖师麻注射液进行穴位注射。每次注射0.5～1ml，日1次，7次为一疗程。

甲钴胺的主要成分是维生素B_{12}，功能是营养神经，促进代谢，有助于减少肩部肌肉、神经的疼痛感，增强疗效。当归、麝香、祖师麻等注射液具有抗炎、镇痛作用。天宗为手太阳小肠经的穴位，小肠经"上循臑外后廉，出肩解，绕肩胛，交肩上，入缺盆"，以此穴进行穴位注射药效可直达病所，达到活血通络、祛风除湿的目的。赵师认为，穴位注射既可发挥药物的作用，又能发挥针刺的特异性作用，对机体功能整体调节，可使血管扩张，增加局部血液供应，促进新陈代谢，消除无菌性炎症、水肿，阻断疼痛的恶性循环，从而达到较好的止痛作用。

3.中药贴敷

组成：生草乌21g，生川乌21g，生南星21g，细辛12g，白芷12g，延胡索12g，白芥子6g，冰片1g。

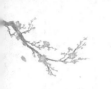

用法：上药共为细末，以陈醋或姜汁调至糊状，用专用敷贴固定于患者最痛处。一般可贴4～12小时，如果患者有烧灼感或痒感，可随时揭掉。每天1贴，10天为一疗程。

4.熏洗疗法

组成：生川乌30g，羌活30g，桂枝30g，红花15g，木瓜30g，晚蚕沙15g，大血藤30g，黄酒500g。

用法：上药加清水适量，浸泡30分钟，再加黄酒煎沸后备用。趁热熏洗患处，冷则加热再熏再洗，每次熏洗30分钟，每日1次。每剂可连用3天。方可祛风散寒，活血化瘀，通经活络，对肩周炎有一定疗效。

赵师认为，本病经过积极治疗大多数预后较好。但平时的调摄亦非常重要。医生要告知患者相关的预防知识，如保持良好的姿势，尽量减少长时间伏案工作，避免长期不良姿势造成慢性劳损和积累性损伤。同时，应加强肩背肌功能锻炼，注意运动量，以免造成肩关节及其周围软组织的损伤。嘱患者注意防寒保暖，如晚上睡觉时要防止肩关节外露；常居寒湿环境或从事井下作业者要采取防护措施；淋雨后应洗热水澡，使微汗出以祛除寒湿之邪；要避免汗出当风，不要长时间吹电扇、空调等。此外，患者应加强营养，保证摄入足够的维生素、钙等。对于肩周炎患者，赵师常嘱其采用以下锻炼方法促进康复。

（1）体操练习：双手在体前握住体操棒，手臂伸直，然后反复用力向上举，尽量向头后部延伸。

（2）手指爬墙练习：侧面或前面站立，抬起患侧前臂，以食指和中指贴墙向上慢慢做爬墙式运动。

（3）梳头练习：头部应保持正中位置，不能左右偏倒，然后用患侧手做类似梳头的动作，重复练习。

第四节　骨关节炎

骨关节炎是一种关节软骨变性或被破坏而致的慢性关节病变。下肢负重关节及双手指远端关节最易受累。在病理上，软骨病变首先出现，以后侵犯软骨下骨、滑膜及关节周围组织，导致侵蚀性的软骨破坏、硬化、囊性变和代偿性骨赘形成，从而导致关节疼痛、肿胀及活动受限。本病在40岁人群中的患病率为10%～17%，而60岁以上人群的患病率可达40%～60%。随着人口老龄化，骨关节炎的患病率亦会明显增加。骨关节炎属中医"痹证""骨痹""腰腿痛"范畴，是一种严重危害中老年健康的骨关节病变。赵师经过多年探索，积累了宝贵的临床经验，现介绍如下。

一、病因病机

1.肾精亏损，肝血不足

肾主骨生髓，肝主筋而为藏血之脏。中老年人精血亏虚，筋骨失养，再经频繁劳作，过度损伤，关节每易发生退变而成本病。

2.劳损外伤

身体长期处于某一姿势（如长期伏案、长期弯腰等），或扭伤、跌打损伤导致局部气血不畅，筋骨失去滋养，久而久之，关节发生退变。

3.外感内伤，酿生痰湿

久居湿地，或感受风寒湿热等邪气，或脾失健运，均可生湿，湿蕴日久即可化痰。多见于形盛气衰的体胖者。

二、辨治经验

1.治虚——滋补肝肾，强筋壮骨

赵师滋补肝肾喜用紫河车，认为紫河车为血肉有情之品，能大补精血，作用远胜于他药。也常用狗脊、杜仲、石斛、淫羊藿等，这些药物大多入肝肾经，不仅能滋补肝肾，且具有强筋壮骨的作用。如狗脊，《神农本草经》谓"主腰背痛，机关缓急，周痹寒湿膝痛，颇利老人"。杜仲，《神农本草经》谓"主腰背痛，补中益精气，坚筋骨"。石斛主走肾经，甘可补，淡可利湿，咸可坚阴，能"益精强阴，壮筋补虚，健脚膝祛冷痹"（《本草正》）。《日华子本草》云"石斛，治虚损劣弱，壮筋骨，暖水脏"。可知石斛乃强筋壮骨除痹之妙药。同时赵师也常以补阳药配用炙龟甲、山萸肉、白芍等治疗骨关节炎，往往达到事半功倍的效果。

2.治瘀——久痹入络，虫蚁搜剔

《素问·本脏》云"血和则经脉流行，营复阴阳，筋骨劲强，关节清利矣"。可见促使"血和"在治疗骨关节炎中具有重要意义。赵师治疗本病常用活血化瘀之品，如当归、川芎、延胡索及乳香、没药等。赵师很推崇叶天士"久痹入络""久痹多瘀"的观点，治疗多用虫蚁搜剔之品，如全蝎、蜈蚣、僵蚕、地龙、蜂房等。因虫蚁之品善于走窜，其穿透筋骨，通达经络，破瘀消坚远非草木之品所能及。合理配用虫蚁搜剔之品常能提高疗效。

3.治痰（湿）——调理后天，以绝痰源

赵师认为，痰之来源主要有三：一为脾失健运，痰湿内生；二为外感寒湿，湿热内郁，日久化为痰；三为瘀血内阻，津液不能正常运行而成痰湿。痰湿与瘀血交结，难解难分，日久容易导致关节肿大变形，是本病难以速愈的原因所在。赵师认为治疗痰（湿）有两个层次，即治标与治本。治标常用薏苡仁、土茯苓、泽泻以去湿，用半夏、南星、白芥子、贝母等以化痰。治本即调理脾胃，常用砂仁、白豆蔻、焦术、鸡内金、焦三仙等健脾和胃理气。赵师在治疗骨关节炎的过程中，应用健脾和胃药每每贯彻始终，首先，脾胃强健，自可绝生痰之源；再者，许多患者多依靠非甾体类药物减轻局部疼痛以缓解症状，这些药物使用过久损伤脾胃；第三，营养及药物的吸收都得靠脾胃的运化，脾胃一败，再好的药物也难发挥作用。

三、经验良方——河车骨痹汤

赵师经过30余年的临床观察与研究，创制了治疗骨关节炎的良方——河车骨痹汤。药物组成：紫河车、狗脊、杜仲、骨碎补、炙龟甲、山萸肉、金钗、延胡索、全蝎、炮山甲、僵蚕、白芥子、鸡血藤、砂仁、白豆蔻、焦白术。辨证加减：颈椎增生可加葛根、羌活；腰椎增生可加续断、桑寄生；膝关节增生可加牛膝、独活；跟骨增生可加土鳖虫、木瓜；痛甚可加制乳香、没药、制川乌、制附片、细辛；湿热甚可减补肾药量，合用四妙散。临床需根据具体情况灵活加减运用。

此外，赵师在应用上方治疗骨关节炎的同时，亦不废外治，常嘱患者用药渣外敷，或用川乌、草乌、伸筋草、透骨草、威灵仙、海桐皮、木瓜等煎汤，加白酒、米醋外洗或外贴自制黑膏药，每能迅速止痛，缩短病程。

四、典型病案

黄某，女，65岁，2002年10月3日初诊。

【主诉】右膝关节痛1年

【现病史】右膝关节痛。经某医院拍片诊断为"膝关节骨质增生"，经针灸、按摩及口服芬必得效果不明显。现患者膝关节微肿，不动时酸痛，行走则痛甚，上下楼及下蹲则痛如刀割，胃脘胀满，纳呆，舌质淡暗，苔白略厚，脉沉滑。

【中医诊断】骨痹。肝肾亏虚，痰瘀阻络。

【西医诊断】膝关节骨质增生。

【治法】滋补肝肾，活血通络，化痰止痛。

【处方】河车骨痹汤加减。

紫河车15g，狗脊30g，杜仲20g，炙龟甲15g，山萸肉10g，延胡索15g，全蝎7g，炮山甲10g，僵蚕10g，砂仁10g，白豆蔻10g，焦白术10g，怀牛膝10g，金钗30g，鸡血藤30g，络石藤15g，生薏苡仁30g。5剂，水煎服。嘱将药渣蒸热外敷局部。以上方加减共服药25剂，疼痛基本消失。上方稍作加减，取药10剂配制水泛丸，每次服20g，每日服3次，以兹巩固。

半年后随访，未见复发。

第五节　强直性脊柱炎

强直性脊柱炎是脊椎的慢性炎症性病变，主要侵及骶髂关节、脊柱及近躯干的大关节，导致纤维性、骨性强直和畸形。属中医学"骨痹""肾痹"范畴。目前西医治疗本病多采用"一线药"加"二线药"，但副作用较大。而中医对本病的治疗具有一定的优势。赵师从事风湿病临床、科研工作30余载，在诊治强直性脊柱炎方面具有丰富的临床经验，现介绍如下。

一、病因病机

强直性脊柱炎病因病机虽然较为复杂，但概括起来不外虚实两端。虚主

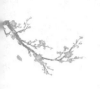

要指肾督亏虚，元阴元阳不足；实主要指外感之风寒湿热，内生之痰浊瘀血等病邪。本病多属于本虚标实。

二、辨治经验

在治疗上，赵师强调急则治其标，急性期以祛风散寒、清热利湿及化痰祛瘀为主；缓则治其本，缓解期以补肾强督为主。临床上常分为寒湿痹阻证、湿热痹阻证和痰瘀交阻证三型进行辨证治疗。

1.寒湿痹阻证

症见腰骶、脊背酸楚疼痛，引至肩背及臀髋，伴僵硬和沉重感，阴雨天、劳累后加剧，得热则痛减，或伴双膝冷痛，或恶寒怕冷，舌质淡，苔白腻，脉沉弦或弦紧。治宜补肾壮督，散寒除湿，温经通络。常选用自拟经验方二仙蠲痹汤（仙茅、淫羊藿、杜仲、狗脊、制附子、桂枝、羌活、独活、防风、当归、鸡血藤、络石藤、川芎、砂仁、白豆蔻）加减。方中以仙茅、淫羊藿、杜仲、狗脊、制附子温肾壮督，兼以散寒除湿。羌独、防风祛风散寒除湿，配用当归、鸡血藤等养血活血之品，其用意有二：一为痹者闭也，诸邪痹阻经络，气血运行不畅每易致瘀，现代研究也发现本病早期即存在微循环障碍，遂以养血活血药物促进血液循环；二可以制约诸般热药之燥性，以防过用耗伤阴血。

2.湿热痹阻证

症见腰骶、脊背、髋部酸痛，僵硬，转侧不利，夜间尤甚，或伴下肢关节红肿疼痛，身重发热，口干口苦，小便黄赤，舌质红，苔黄腻，脉濡数或滑数。治宜滋补肝肾，清热解毒，利湿通络。赵师多治以自拟经验方牛角解毒汤（水牛角、蒲公英、地丁、紫背天葵、地龙、赤芍、鸡血藤、僵蚕、薏苡仁、桂枝、生地、砂仁、白豆蔻）加减。方中重用水牛角凉血解毒，其乃血肉有情之骨药，用于治疗风湿骨病，有同气相求之妙；蒲公英、地丁、紫背天葵乃取五味消毒饮之意，甘寒解毒而不伤正；地龙、赤芍、鸡血藤活血通络；僵蚕、薏苡仁化痰祛湿消肿。单用解毒之品，恐有凉遏之弊，赵师每反佐以桂枝辛温宣散，使热邪易透，湿邪易除。热之所至，其阴易伤，故配以生地黄，"逐血痹，填骨髓，长肌肉，除痹"。

3.痰瘀交阻证

症见腰髋尻或脊骨疼痛，固定不移，或见腰脊僵硬，屈伸不利，仰卧活动受限，或脊柱关节周围皮肤色暗，按之坚硬，肢体沉重或麻木，时有刺痛或木痛，舌质暗，苔白腻，脉弦涩。治宜补肾壮督，化痰祛瘀通络。赵师常选用自拟经验方鹿鳖壮督汤（鹿角、鳖甲、续断、淫羊藿、生地、杜仲、白芍、土鳖虫、白僵蚕、蜈蚣、延胡索、鸡血藤、合欢皮、徐长卿）加减。鹿乃纯阳之物，鹿角为督脉所发，故善温壮肾督，鳖乃至阴之物，善于养元阴而清虚热，单用即有止痛作用。鹿角与鳖甲均为血肉有情之品，两者相配，阴阳并调。淫羊藿、续断、杜仲温补肾阳，生地、白芍滋补肝肾之阴，充分体现了张景岳"善补阳者，必阴中求阳，则阳得阴助而生化无穷；善补阴者，必于阳中求阴，则阴得阳升而泉源不竭"的思想。痹证日久，邪气久羁，深入经髓骨骱，痰瘀痹阻，经脉不达，即所谓"久病入络""久痹多瘀"。轻则疼痛不移，重则关节变形，故配用土鳖虫、僵蚕、蜈蚣等虫蚁搜剔之品，其穿透筋骨，通达经络，破瘀消坚之功远非草木之品所能及。

此外，赵师在治疗强直性脊柱炎时，亦很重视外治。他常嘱患者用药渣蒸热外敷，或用川乌、草乌、伸筋草、透骨草、威灵仙、海桐皮、木瓜等药熏蒸，每能迅速止痛。

三、典型病案

黄某，男，30岁，2006年10月15日初诊。

【主诉】脊柱僵硬作痛10年，加重1年。

【现病史】近1年来脊柱僵硬作痛日益加重，晚上翻身困难，身体感到困累，起床时有强直感，坐姿起身时腰弯曲僵硬，活动后有所好转，大便正常，畏寒，舌质淡，舌苔薄腻，脉沉缓无力。查HLA-B27（＋），血沉40mm/h。X线片示骶髂关节模糊不清。诊为强直性脊柱炎。

【中医诊断】骨痹。肾督亏虚，骨骼失养。

【西医诊断】强直性脊柱炎。

【治法】益肾壮督，舒筋活络。

【处方】鹿鳖壮督汤。

鹿角15g，鳖甲15g，羌活、独活各10g，续断20g，淫羊藿20g，生地30g，杜仲30g，白芍30g，土鳖虫10g，白僵蚕10g，蜈蚣1条，延胡索30g，鸡血藤30g，合欢皮20g，徐长卿15g。14剂，水煎服。并嘱患者用药渣蒸热外敷痛处，且避风寒湿，坚持适当活动。

2006年10月30日二诊 药后脊柱僵硬强直疼痛渐减，食欲较差，舌质淡红，苔薄腻，脉细。上方加白术30g，陈皮10g。14剂，水煎服。以上方加减共进70余剂，症状得到改善，病情稳定。上方加葛根20g，炮山甲5g，鹿衔草20g，共取10剂配成水丸，每服10g，每天2次，以巩固疗效。

随访3年病情未进一步发展。

第六节　小儿肾病综合征

肾病综合征以大量蛋白尿、低蛋白血症、高胆固醇血症及不同程度的水肿为主要特征。其发病率较高，病程长，部分患儿还会反复发作，严重影响其身体健康和生长发育。赵师认为，虽然肾病综合征主要表现为"三高一低"，但其主要临床症状表现为水肿、小便异常。《景岳全书·肿胀》曰："凡水肿等证，乃肺、脾、肾三脏相干之病。盖水为至阴，故其本在肾；水化于气，故其标在肺；水唯畏土，故其制在脾。今肺虚则气不化精而化水，脾虚则土不制水而反克，肾虚则水无所主而妄行。"指出水肿的发病机制与肺、脾、肾三脏关系密切，且三者相互联系，相互影响。小便异常主要表现为蛋白尿、血尿（包括镜下血尿）等。尿中蛋白和血中医称为"精微物质"，蛋白尿、血尿（包括镜下血尿）即中医谓之"精微下注"。"肾者主水，受五脏之精而藏之""肾者主蛰，封藏之本，精之处也"。因此，肾病综合征之小便异常主要与肾气不固，肾不藏精，致精微下注有关。现将赵师治疗小儿肾病综合征的经验介绍如下。

一、病因病机

小儿肾病综合征属于中医"水气病"范畴，其标在肺，其本在肾，其制在脾，本虚而标实。本虚指肺、脾、肾三脏损。肺气不足，宣肃失司，水道不利；脾弱气虚，水湿失运，湿浊内蕴；肾虚不固，封藏失职，精微外泄，水湿泛溢肌肤，周身浮肿，蛋白下泄而为肾病。《诸病源候论·水病诸候》曰："水病无不由脾肾虚所为，脾肾虚则水妄行，盈溢肌肤而令周身肿满。"

1.免疫系统功能失调

外感六淫是本病的病因，患儿形体未充，卫外机能不固，无力抵御外邪，风邪常夹杂寒、湿、热邪侵袭人体，致肺、脾、肾功能失常而发病。肺为娇脏，外合皮毛，外邪侵袭，肺失宣降，水道不通，致风水相搏，流溢肌肤而病。

2.脏腑娇嫩，形气未充

《温病条辨》载"脏腑薄，藩篱疏，易于传变；肌肤嫩，神气怯，易于感触"。小儿为"稚阴稚阳之体"，主要表现为"肝常有余，脾常不足，肾常虚"的生理特点。幼儿脏腑娇嫩，脾胃功能尚未健全，且饮食不能自节，脾胃易损，以致脾失健运，三焦壅滞，水道不通，则水湿不化，泛溢肌肤。

3.阳常有余，阴常不足

"阳常有余"不仅是指生机旺盛，病之初起，每易化热，且包括小儿肝肾所寄之相火旺盛。相火扰动，必致疏泄失常，损伤肾水，以致肾不藏精，精微下注。正如《类证治裁·遗泄》所述："凡脏腑之精，悉输于肾，而恒扰于火，火动则肾之封藏不固"。小儿"阴常不足"，是指生长发育迅速，易出现阴分不足的病理现象。肾藏元阴元阳，主生长、发育，因此，病久损及肾阴，肾失封藏，精微下注，缠绵难愈。"阳常有余，阴常不足"的病理特点决定了小儿肾病综合征的后期治疗应重在肝肾。

二、辨治经验

在治疗上，赵师紧扣"本元虚怯，脾肾两亏，而水湿泛滥之本虚标实"的病机，以扶正培本为主。重在益气健脾补肾，同时配合祛邪之法以治其标。

1.宣肺祛邪

正气存内，邪不可干。人体正气强盛则能够抵御外邪，或控制自身伏邪而不发病。"肺主气，外合皮毛，开窍于鼻，卫气属肺，司腠理开合"，肺气固护一身之表，使外邪难以入侵。赵师在治疗小儿肾病综合征时常佐以宣肺解表之品，如防风、桑叶、菊花、苏梗、枇杷叶等，开宣肺气，固护肌表，使邪气外达，以利正气恢复。《素问·汤液醪醴论》云："岐伯曰：平治权衡，去宛陈莝，微动四极，温衣，缪刺其处，以复其形，开鬼门，洁净府。"故利水配合宣肺之法可取得事半功倍之效。

2.健脾益气，清利湿热

脾为后天之本，有化水湿之力，小儿消化功能发育不完善，但生长发育迅速，对水谷需求较迫切，加之年幼饮食不当，恣食酸咸等易损伤脾胃，脾虚失于运化水湿，水津内聚成湿，积而成水。《幼幼集成》云："夫肿满之证，悉由脾胃之虚也。脾土喜燥而恶湿。因中气素弱，脾虚无火，故水湿得以乘之。"故赵师常用健脾化湿之品，如以焦白术、砂仁、白豆蔻、薏苡仁、焦三仙等，调理脾胃，运化水湿；用泽泻、车前子等淡渗利水通淋；以防风祛风利水；用桑白皮、陈皮利水消肿；用菊花、连翘清热解毒；用白茅根清热凉血止血；用石韦降蛋白。赵师尤其重用黄芪、党参。据研究报道，二者可增强网状内皮系统的功能，提高小儿细胞免疫功能，促使机体产生干扰素。黄芪还具有双向免疫调节作用，既能抑制过高的免疫反应，又能提高T细胞功能。黄芪为兼补肺、脾、肾三脏之药，温而不伤阴，更为小儿肾病常用激素易出现阴虚证适宜之品。参、芪为补肺脾之气要药，气行水亦行，因此能使水肿消退，使蛋白尿消失。

3.调补肾阴肾阳

赵师补肾喜用平补之品，补肾而不滋腻，选用桑椹、枸杞子、山药、女贞子、墨旱莲、肉苁蓉、淫羊藿、仙茅、菟丝子等益气补阳药，有助于减轻机体对激素的依赖；可调整免疫功能紊乱现象，预防反复感染。小儿为"纯阳之体"，阳气活泼旺达，精力充沛，生长发育迅速，在阴充阳长过程中，阳占优势，若过于温补则易助火伤阴。赵师常于方中加用紫河车少许，因其为血肉有情之品，能大补精血，补益之功远胜他药。

三、典型病案

管某，男，6岁，2000年11月10日初诊。

【主诉】肾病综合征1年。

【现病史】患者一年前始患肾病综合征，经西药激素治疗后好转，但激素减量或受凉后又复发。本次于2周前受凉后再发，表现为眼睑、颜面浮肿，双下肢凹陷性水肿，皮色光亮，咳嗽，手足心热，食欲欠佳，欲呕，腹胀便溏，小便短少，精神疲惫，舌苔白，脉浮紧。体格检查：血压90/65mmHg，咽红，双肺呼吸音粗，未闻及啰音，腹水征（-）。小便常规：尿蛋白（+++），24h尿蛋白定量0.94g/d。

【中医诊断】水气病。肺肾气虚。

【西医诊断】肾病综合征。

【治法】解表祛寒，补益肺肾。

【处方】桑椹15g，女贞子10g，墨旱莲15g，蒲公英10g，地丁10g，桑叶10g，菊花10g，砂仁7g，白豆蔻7g，薏苡仁10g，泽泻10g，焦白术10g，党参10g，白芍7g，黄芪10g，山药7g，石韦7g，金钗15g，紫河车6g。7剂，水煎服，日一剂。后以上方加减共服药2月余，水肿基本消退，临床症状消失，未再复发。

后复查小便常规、24小时尿蛋白定量、肝肾功能，均正常。以上方稍作加减，令其取药10剂配制水泛丸，每次服10g，每日3次，以资巩固。以后多次复查尿检，均正常。

第七节　高脂血症

血脂乃血浆或血清中脂类的统称，包括许多脂溶性物质，主要成分为胆固醇、甘油三酯、磷脂、游离脂肪酸等。血中脂类含量超过正常值称为高脂血症。随着生活水平的提高，人们活动量减少，营养不平衡，高脂血症患病率逐年增加，且有年轻化趋势。中医虽无高脂血症的病名，但《黄帝内经》已明确提出了"膏""脂"的概念。《灵枢·血络论》云："血气俱盛而阴气多者，其血滑，刺之则射，阳气蓄积，久留而不泻者，其血黑以浊，故不能射。""其血黑以浊"形象地说明了气血津液代谢失调以致痰瘀胶结于血脉中的状况，与现代高脂血症、高黏血症的概念非常接近。赵师认为，高脂血症病机多为虚实并见，虚主要以脾肾亏虚为主，实则多为痰瘀胶结。

一、病因病机

高脂血症病因不外内外两端，外因为嗜食肥甘厚味，暴饮暴食，饮酒过度，以致脾之运化失常，水谷肥甘之物过剩，不化生气血精微而生为痰浊；内因为肝脾肾虚损，生成痰湿、瘀血等病理产物。但无论何种病因，高脂血症的发生皆以脏腑功能失调为主，其病位主要在肝、脾、肾，尤以脾脏为主。脾主运化，为后天之本，气血生化之源，津液输布的枢纽，膏脂的生成与转化皆赖于脾的健运。若脾胃虚弱，则脾不健运，饮食不归正化，水谷精微失于输布，易致膏脂输化异常而成高脂血症。情志失调可致肝气郁结，肝阳上亢，木旺克土，脾胃受损，运化失司，水谷精微不能正常输布，湿浊化痰蕴热而致本病。肾为先天之本，主水液，具有主持和调节人体津液代谢的作用。肾虚则津液代谢失调，痰湿内生，凝聚为脂。中医认为，人年逾四十，肾气逐渐虚衰，故临床上中年人发病率较高。

二、辨治经验

1.肝肾阴虚型

症见形体消瘦，头晕耳鸣，口干咽燥，腰膝酸软，盗汗遗精，心烦少寐，健忘，目涩，舌红苔少，脉细数。治宜滋补肝肾，益阴化浊。方用滋肾降脂汤，药用女贞子、墨旱莲、桑椹、枸杞子、杜仲、何首乌、决明子、泽泻、白芍、茯苓、丹参、生山楂。阴虚内热较盛者加知母、黄柏。

2.脾肾阳虚型

症见面色白，头晕，神疲乏力，形寒肢冷，面部或下肢浮肿，腰膝酸软，腹胀，纳呆便溏，小便频多，舌淡，苔薄白，脉沉细。治宜补益脾肾，温阳化浊。方用附子理中汤加味，药用苍术、白术、附子、干姜、茯苓、薏苡仁、泽泻、淫羊藿、车前子、丹参、生山楂等。

3.痰浊内阻型

症见形体肥胖，头晕头重，胸脘痞满，倦怠乏力，四肢沉重，舌苔白腻，脉滑。治宜芳香化浊，健脾祛湿。方用平胃散合温胆汤加减，药用苍术、白术、厚朴、陈皮、藿香、茵陈、泽泻、砂仁、决明子、陈皮、半夏、竹茹、石菖蒲等。

4.痰瘀互结型

症见头晕肢麻，肢体沉重，胸痞闷胀，甚则隐隐作痛，舌质紫暗或有瘀斑，舌苔白腻，脉沉或结代。治以活血化瘀，涤痰通络。方用丹参饮合涤痰汤化裁，药用丹参、葛根、三七、大黄、僵蚕、土鳖虫、生山楂、陈皮、半夏、茯苓、石菖蒲、郁金、泽泻等。

5.脾胃湿热型

症见腹部痞满，纳呆呕恶，肢体困倦，眼睑有黄色斑，尿黄，舌苔黄腻，脉滑数。治宜清热利湿。方用朱良春的降脂减肥汤加减，药用制苍术、黄芪、决明子、丹参、泽泻、冬瓜皮、生山楂、淫羊藿、生薏仁、干荷叶、枳壳等。

6.胃热腑实型

症见身体强壮，体态丰腴，大便秘结，消谷善饥，喜食厚味，口渴欲饮，舌质红，苔黄厚腻，脉弦滑。治宜清胃泻火，通腑降浊。方用谢海洲的健胃消脂方加味，药用荷叶、黄芩、皂角子、泽泻、炙甘草、大黄、枳实、决明子、黄连、生山楂、山栀等。

第八节 头 痛

头痛是指外感或内伤致使脉络拘急、失养，清窍不利，而引起的以头部疼痛为主要临床特征的疾病。头痛既是一种常见病证，也是一个常见症状，可发生于多种急慢性疾病过程中，有时亦是某些相关疾病加重或恶化的先兆。头痛近年来的发病率呈上升趋势，尤其是偏头痛，一般人群发病率达5％。流行病学调查表明，我国患病率为985.2/10万，30岁以下发病者逐年增多，男女患病率之比约为1：4。相当数量的患者，尤其是久治不愈者，往往求治于中医。西医学中的偏头痛，还有国际上新分类的周期性偏头痛、紧张性头痛、丛集性头痛及慢性阵发性偏头痛等，凡符合头痛证候特征者均可参考本节辨治经验。

一、病因病机

1.感受外邪

多因起居不慎，坐卧当风，风寒湿热等外邪上犯于头，清阳之气受阻，气血不畅，阻遏络道而发。外邪以风邪为主，因风为阳邪，"伤于风者，上先受之""巅高之上，唯风可到"。但"风为百病之长"、六淫之首，其常夹寒、湿、热邪上袭。

2.情志郁怒

长期精神紧张忧郁，肝气郁结，肝失疏泄，络脉失于条达，拘急而头痛；或平素性情暴逆，恼怒太过，气郁化火，日久肝阴被耗，肝阳失敛而上亢，气壅脉满，清阳受扰而头痛。

3.饮食不节

素嗜肥甘厚味，暴饮暴食，或劳伤脾胃，以致脾阳不振，脾不能运化转输水津，聚而痰湿内生，以致清阳不升，浊阴下降，清窍为痰湿所蒙；或痰阻脑脉，痰瘀痹阻，气血不畅，致脑失清阳、精血之充，脉络失养而痛。此如丹溪所言："头痛多主于痰"。饮食伤脾，气血化生不足，气血不足以充盈脑海，亦为头痛之病因病机。

4.内伤不足

先天禀赋不足，或劳欲伤肾，阴精耗损，或年老气血衰败，或久病不愈，产后、失血之后营血亏损，气血不能上营于脑，髓海不充，可致头痛。

此外，赵师认为外伤跌仆，或久病入络，则络行不畅，血瘀气滞，脉络失养，易致头痛。头为神明之府，"诸阳之会""脑为髓海"，五脏精华之血、六腑清阳之气皆能上注于头，即头与五脏六腑之阴精、阳气密切相关，凡能影响脏腑之精血、阳气的因素皆可成为头痛的病因，归纳起来不外外感与内伤两类。病位虽在头，但与肝、脾、肾密切相关。风、火、痰、瘀、虚为致病之主要因素。邪阻脉络，清窍不利，精血不足，脑失所养，为头痛之基本病机。

二、辨治经验

（一）治头痛六法

1.益气升清法

用于气虚头痛。症见头痛隐隐，上午为甚，面色萎黄或白，气短乏力，劳累后加重，休息后减轻，舌质淡，苔薄白，脉沉细弱。多见于体质较差，面白体弱者。赵师喜用益气聪明汤（黄芪30g，甘草10g，芍药30g，黄柏10g，人参10g，升麻6g，葛根15g，蔓荆子15g）加酸枣仁、延胡索、细辛等，俾清升浊降，大脑得养，则头痛自止。

2.滋阴降火法

适用于肾水不足、肝火上炎所致的头痛。症见头痛且晕，呈胀痛或抽掣样痛，性急易怒，烦躁，伴腰酸，耳鸣，夜寐多梦，舌红少苔或苔黄，脉弦细而数。治宜滋养肾阴，清肝降火。方用天麻钩藤饮加减（天麻10g，钩藤30g，生石决明30g，夏枯草15g，生地30g，龟甲15g，鳖甲15g，桑椹30g，女贞子15g，墨旱莲30g，黄芩10g，生白芍30g，甘草10g）。

3.活血通络法

用于瘀血头痛。此症多见于脑外伤后，或头痛日久不愈者。症见头痛日轻夜剧，头痛剧烈，如锥如刺，可伴见四肢麻木或面部麻木等，舌质暗，有瘀斑瘀点，苔白或黄，脉细涩。赵师常用血府逐瘀汤（生地30g，当归15g，川芎24g，桃仁10g，赤芍10g，牛膝15，柴胡10g，桔梗10g，枳壳10g，红花10g，甘草6g）加土鳖虫、僵蚕、全蝎、细辛等。

4.清热化痰法

用于痰热阻络头痛。症见头胀痛、闷痛，多伴头沉，同时有胸脘痞闷，呕吐痰涎，舌苔白腻或黄腻，脉弦滑。治宜清热化痰，通络止痛。赵师常治以三仁温胆汤（杏仁10g，白豆蔻10g，生薏苡仁30g，厚朴6g，法半夏15g，竹叶10g，通草6g，滑石30g，陈皮10g，枳壳10g，竹茹20g，茯苓15g）加土茯苓、木槿花、瓜蒌、黄芩等。

5.疏肝解郁法

用于肝郁头痛。症见头痛时轻时重，每因情志抑郁、恼怒或休息不好而加重，或伴心烦易怒，两胁胀痛，女性可见经前乳胀、月经不调等，舌质红，苔薄白或薄黄，脉弦细或弦涩。治宜疏肝解郁，理气止痛。赵师喜用丹栀逍遥散（白芍30g，当归15g，柴胡10g，白术10g，茯苓10g，甘草6g，薄荷6g，丹皮10g，栀子10g）加合欢皮、佛手、玫瑰花、凌霄花等治疗。

6.镇肝息风法

用于肝阳上亢、肝阳化风之头痛。症见头痛而眩，心烦易怒，夜眠多梦，每因烦劳或恼怒而加重，面赤口苦，舌质红苔黄，脉弦长有力。治宜平肝潜阳，镇肝息风。赵师常用镇肝息风汤加减方（生赭石30g，生龙骨30g，生牡蛎30g，鳖甲15g，龟甲15g，川楝子10g，生麦芽10g，怀牛膝30g，川芎30g，白芍30g，全蝎10g，蜈蚣2条）。

（二）引经报使，直达病所

《灵枢》云："十二经脉，三百六十五络，其血气皆上于面而走空窍。"赵师认为，头为诸阳之会，手足三阳经均上行于头面，足厥阴经上会巅顶，太阴、少阴经脉虽不上头，但太阴中湿、少阴中寒亦有头痛者。引经药犹如向导，能引药直达病所，适当配用引经药可达到事半功倍的效果。太阳头痛多在头后部，下连于项背，可加羌活、蔓荆子；少阳头痛多在头之两侧，连及耳部，常用川芎、柴胡；阳明头痛多痛在前额，常用白芷、葛根；太阴头痛常加苍术；少阴头痛多用细辛；厥阴头痛则在巅顶部位或连于目系，可加藁本、吴茱萸。

（三）常用对药

1.川芎配白芍

川芎味辛，性温，归肝、胆、心包经，辛温香窜，走而不守，能上行巅顶，下行血海，为血中之气药，具活血行气、祛风止痛之功效，为治头痛之圣药。白芍味苦酸，性微寒，入肝经，既能养血柔肝，又能平抑肝阳，长于缓急止痛。二者相配，川芎得白芍，则行气活血祛风而不伤阴；白芍得川芎，则补阴养血而不滞。赵师常用量为川芎15～40g，白芍30～50g。

2.全蝎配蜈蚣

全蝎味辛、咸，性平，入肝经，长于息风止痉，通络止痛，解毒散结。蜈蚣味辛，性温，入肝经，功善通经络，息肝风，解痉挛，止抽搐，走窜之力最速，外而经络，内而脏腑，气血凝聚之处皆能开之。二者均为息风止痉，通络止痛之圣药，相须为用，相得益彰，息风止痛之力倍增。二者相配名曰止痉散，对于顽固性头痛有良效。常用量：全蝎6～10g，蜈蚣1～2条。赵师体会，二者等量研面冲服效果最佳，可每次服2～3g，日2次。

3.僵蚕配土鳖虫

僵蚕味咸、辛，性平，入肝、肺经。功能息风止痉，祛风定痛，化痰散结。土鳖虫味咸，性寒，入心、肝、脾经，擅长破血逐瘀，通络止痛。僵蚕擅于化痰散结，土鳖虫长于活血化瘀。凡头痛夹有痰瘀者配用，均可增强疗效。

常用剂量：僵蚕、土鳖虫各10g。

4.酸枣仁配延胡索

酸枣仁味甘、酸，性平，入肝、胆、心经，有养心益肝、安神、敛汗的作用。延胡索味辛、苦，性温，入心、肝、脾经，擅长活血，行气，止痛。现代药理研究证明，酸枣仁含有枣仁皂苷、脂肪油、有机酸等，具有镇静、催眠、镇痛的作用；延胡索含有延胡索甲素、乙素、丙素、去氢紫堇碱等20多种生物碱，有明显的镇静、催眠与安定作用。两药相伍，镇痛、镇静作用明显增强，可用于治疗各种头痛，尤其对于头痛伴有烦躁、失眠的患者效果更佳。常用量：酸枣仁、延胡索各30g。

第九节　脱　发

脱发为皮肤科常见疾病之一，分为生理性脱发和病理性脱发。病理性脱发是指头发异常或过度脱落，常见类型有脂溢性脱发、斑秃、休止期脱发、拔毛癖、牵引性脱发等。脱发常见为斑秃和脂溢性脱发，归属于中医"鬼剃头""油风"等范畴。

一、病因病机

1.脏腑亏虚为本

毛发的生长发育与五脏六腑的关系密切。肾其华在发，《素问·上古天真论》提出："女子七岁肾气盛，齿更发长……四七筋骨坚，发长极，身体盛壮；五七阳明脉衰，面始焦，发始堕；六七三阳脉衰于上，面皆焦，发始白……丈夫八岁肾气实，发长齿更……五八肾气衰，发堕齿槁；六八阳气衰竭于上，面焦，发鬓斑白；七八肝气衰，筋不能动，天癸竭，精少，肾脏衰，形体皆极；八八则齿发去。"可知肾气、肾精充盛则毛发生长茂密；肾气肾精亏虚，则发鬓斑白，甚则枯萎脱落。"发为血之余，血为发之本"，血盛则发润，血亏则发枯。《诸病源候论》云"血盛则荣于须发，故须发美。若气血衰弱，经络虚竭，不能荣润，故须发秃落"，进一步说明血与毛发息息相关。心、肝与血关系密切。心主行血，心气不足，气血不运，不能充毛泽发，毛悴色夭；肝主藏血，肝不藏血，化生不足或血溢脉外，气血亏虚，则毛发无华。此外血的充足有赖于脾胃运化功能的正常。《素问·玉机真脏论》云："脾为孤脏，中央土以灌四傍。"可知脾为中枢，为其余脏腑提供充足的物质基础，保证各脏腑生理功能正常。五脏调和，津液充足，气血通畅，则毛发光泽、浓密。脱发的根本原因责之于脏腑亏虚，其中尤以心、脾、肝、肾不足为主。

2.邪气充盛为标

脱发发病多以脏腑盛衰为本，以邪气去留为标。赵师认为其病因病机为肝肾不足、风邪、气虚、血虚、瘀血阻滞等。

二、辨治经验

1.滋水涵木法

肾主藏精，其华在发，肝主藏血，发为血之余，素体阴虚、房室过度或久病伤阴，水亏不能制火，虚火上炎，发根失养会致脱发。症见毛发稀疏、干枯或成片脱落，并逐渐加重，重者可成为全秃，多伴腰膝酸软，头晕耳鸣，失眠多梦，五心烦热，两目干涩，舌红苔薄或少，脉细数。治宜补肾养阴，滋水涵木。赵师临床常用甘露饮（生地30g，熟地30g，茵陈10g，黄芩10g，枳壳10g，枇杷叶15g，石斛15g，天冬20g，麦冬20g，甘草6g）加女贞子、墨旱莲、枸杞子、制首乌等治疗。

2.益气升阳法

气能生血，且能行血，气血不足，毛发失养，则易变细而脱落。此证多见于素体虚弱或大病久病而未恢复的患者。症见头发稀疏，神疲乏力，头晕眼花，心悸失眠，舌质淡苔白，脉细弱。治宜益气升阳，温经通络。赵师临床常采用益气聪明汤（葛根30g，蔓荆子15g，人参10g，黄芪30g，黄柏6g，升麻6g，炙甘草6g）加灵芝、夜交藤、当归等，益气升阳，引气血上行，直达病所，则事半功倍。

3.温补肾阳法

肾主藏精，内寓元阴元阳。肾阳乃一身阳气之根本，能推动气血运行周身，荣润毛发。如肾阳亏虚，不能温养经脉，寒凝血滞，或肾阳极度虚弱，蒸腾气化无权，浊阴弥漫肌肤，皮毛失养则易患脱发。本症可见于素体虚弱或放、化疗及慢性肾衰竭患者。症见面色暗而少光泽，毛发稀疏，多伴腰脊酸痛，畏寒，肢冷，经血色黑，小腹冷痛，夜尿频，舌质暗淡，脉沉迟细弱。治宜温补肾阳，化瘀通络。赵师临床常用自拟温肾生发饮（炮附子10g，鹿衔草30g，淫羊藿20g，鹿角胶10g，熟地30g，菟丝子20g，茯苓10g，红花10g，细辛6g，透骨草15g，制首乌20g）加减。

4.养血祛风法

高巅之上，唯风可到，风邪入侵，邪客肌肤，致气血不调，日久生瘀，毛发失养，干枯而脱落。风邪之所以得以入侵，实与头皮肌肤失于血之濡养有关，故当治风与治血并举。症见头发干枯，头皮肤干燥有脱屑，伴有轻微瘙痒，心悸失眠，头晕眼花，面色少华，女性月经量少，舌淡红或边尖红，苔薄白或薄黄，脉浮或细数。治宜养血祛风。赵师临床常采用荆防四物汤（荆芥12g，防风12g，生地30g，当归10g，川芎6g，白芍15g，赤芍15g）加白蒺藜、蝉蜕、桑白皮等治疗。

5.疏肝解郁法

肝藏血，主疏泄，所藏之血为物质基础，疏泄正常则道路通畅，毛发得养，自无脱发之虞。如肝藏血不足，疏泄不及或疏泄太过，则易引脱发。此类患者以女性多见。症见情志不遂，精神抑郁，烦躁，易怒，夜寐多梦，食欲不振，经前乳房胀痛，月经不调，舌质暗红，舌苔薄白或薄黄，脉弦或弦细。治宜疏肝解郁，养血健脾。赵师临床常采用逍遥散（白芍30g，柴胡10g，当归15g，白术10g，茯苓10g，甘草6g，薄荷6g）加玫瑰花10g、凌霄花15g、蝉蜕10g、透骨草30g、桑白皮15g、何首乌30g等辨证治疗。

6.清热利湿法

素体湿邪偏盛，或久居湿地，或嗜食肥甘厚腻，酿湿生热，湿热之邪循经上蒸巅顶，侵蚀发根，出现脱发。症见头发油腻，伴瘙痒，头屑多且黏腻污秽，不易洗净，头发成片或稀疏脱落，口中黏，大便不爽，舌质淡红或红，苔黄腻。治宜清热利湿，活血通络。赵师临床常采用三仁温胆汤（杏仁10g，白豆蔻10g，生薏苡仁30g，法半夏15g，竹叶10g，通草6g，滑石30g，厚朴6g，陈皮10g，茯苓15g，枳壳12g，竹茹15g）加黄芩、白花蛇舌草、败酱草、土茯苓、木槿花、白鲜皮等清热除湿之品治疗。

7.活血逐瘀法

《医林改错》说："头发脱落，各医书皆言伤血，不知皮里肉外血瘀阻塞血路，新血不能养发，故发脱落。"头发之荣枯取决于血之濡养，瘀血阻滞脉络，毛发失其滋养，则易患脱发。症见病变突然发生，或伴有头痛，或病变处有外伤史，毛发干枯而无光泽，或半截，或易折断，舌质多暗，脉细涩。治宜活血逐瘀法。赵师临床常采用血府逐瘀汤（生地30g，当归15g，川芎10g，桃仁10g，红花10g，赤芍10g，怀牛膝10g，柴胡6g，枳壳6g，桔梗6g，甘草6g）加土鳖虫、地龙、透骨草、桑白皮、葛根等治疗。

8.凉血解毒法

血为水谷精微所化，以奉养周身。如过食辛辣及肥甘厚味，或五志过极化火，火热蕴毒，发根得不到阴血滋养，则头发自然会脱落。本证一般发病较快，多见于青壮年体质强壮者，斑秃和脂溢性脱发均可见。症见头发突然成片脱落，脱发处皮肤光亮，成圆形或不规则形，受热后病情加重，局部瘙痒，口干口苦，大便干结，小便黄，舌质红，苔薄黄或黄厚腻，脉滑数。宜清热凉血，解毒止痒。赵师常采用自拟解毒1号方（茵陈15g，藿香10g，丹皮15g，栀子10g，赤芍15g，板蓝根15g，柴胡10g，郁金10g，黄连10g，黄柏15g，砂仁10g，白豆蔻10g，焦三仙各10g）加生地、制首乌、荷叶、白花蛇舌草、败酱草等治疗。

除以上八法外，赵师也很重视以下两点：①宣肺达皮之品的应用。因肺开窍于皮毛，古人谓"皮之不存，毛将安附焉"，故常配用桑白皮、蝉蜕以皮达皮，杏仁宣肺气，石菖蒲、透骨草开毛窍；②脱发患者多有心神不安或失眠多梦等，现代研究表明头发的生长主要在晚上，故常配用夜交藤、茯神、延胡索、酸枣仁、合欢皮等安神定志之品，为头发生长创造良好的环境。

第十节　黄褐斑

黄褐斑，中医又称"肝斑""黧黑斑""蝴蝶斑"等。《难经·二十四难》记载："手少阴气绝，则脉不通，脉不通，则血不流，是色泽去，故面黑如黧。"《素问·至真要大论》称黄褐斑为"面尘"，"燥淫所胜，民病面尘，身无膏泽"。孕妇在妊娠期患有黄褐斑则称"妊娠斑"。西医对本病病因认识尚不明确。中医对本病进行辨证论治，多有成效，现将赵师的临床心得记录如下。

一、病因病机

1.脏腑功能失调

中医认为，黄褐斑的发病离不开肝、脾、肾功能失调。《灵枢经》："足厥阴之脉病，面尘脱色；足少阳之脉病，面微尘；手厥阴之脉病，面赤；足少阴之脉病，面黑如炭色；足阳明之脉病，面黑。"肝失调达，气机郁结，血行不畅，可致颜面气血失和；脾失健运，不能生化水谷精微，则气血不能上荣于面，或湿热内生，熏蒸于面；情志失调可导致肝、脾、肾气机紊乱，气血悖逆，不能上荣于面。肝、脾、肾的功能失常为本，面部的经络阻滞为标。

2.胞宫、冲任功能失调

赵师认为，除了肝、脾、肾外，胞宫失常及冲任失调亦可导致黄褐斑。清代唐宗海《中西汇通医经精义》云："女子之胞，男子为精室，乃血气交会，化精成胎之所，最为紧要。"《太平圣惠方》："妇人月水不通……面上奸黑黪"。月经不通畅，或房劳过度、女性行流产术或剖宫手术等，可导致湿热之毒侵入胞宫，湿热循经上犯面部，阻滞气血运行，面部气血不通，气滞血瘀，致黄褐斑。冲脉为"血海"，任脉为"阴脉之海"，若冲、任二脉失调，则血海不能充盈，气血无法上荣面部，则出现黄褐斑。

3.络病理论

皮肤病的发生主要因邪在皮肤脉络。络脉为人身之小的脉络，在脏腑间及大的经络间较为丰富，而肌肤是经络运行的最末端，易寒易热，易虚易实，易瘀易滞。络病有邪气直接犯络者，也有病久邪气由经传络者，不论新久，邪气均可犯络而导致络病。本病发生主因头面部脉络血瘀或脉络失养。

二、辨治经验

（一）分型辨治八法

1.疏肝解郁法

肝藏血，主疏泄，所藏之血为物质基础，疏泄正常则道路通畅，面部皮

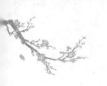

肤得养，自无色斑形成。如肝藏血不足，疏泄太过或疏泄不及，则易引发黄褐斑。正如《医宗金鉴·黧黑斑》云："黧黑斑……由忧思抑郁，血弱不华，火燥结滞而生于面上，妇女多有之。"症见面部色斑呈浅褐色或青褐色，情志不遂，精神抑郁，烦躁，易怒，夜寐多梦，食欲不振，经前乳房胀痛，月经不调，舌质暗红，舌苔薄白或薄黄，脉弦或弦细。治宜疏肝解郁，养血健脾。赵师临床常用自拟逍遥去斑汤（白芍30g，柴胡10g，当归15g，白术10g，茯苓10g，甘草6g，薄荷6g，玫瑰花10g，凌霄花15g，蝉蜕10g，刺蒺藜10g）加减治疗。心烦急躁者丹皮10g，栀子10g；夜寐不安者加合欢皮20g，夜交藤30g。

2.理气活血法

凡情志失调，如肝气郁结，暴怒伤肝，思虑伤脾，惊恐伤肾等，皆可致气机逆乱，气滞血瘀，不能上荣于面，肌肤失养，则生褐斑。正如《医宗金鉴》所云："黧黑如尘久始暗，原于忧思恼怒成。"症见色斑呈浅褐色至棕褐色，伴性情急躁或心烦易怒，头晕，胸胁胀痛，经前乳房胀痛，经期腹痛，月经色暗，夹有血块，舌质紫暗或舌有瘀斑瘀点，脉沉涩或弦细涩。治宜理气活血化瘀。赵师临床常用血府逐瘀汤加益母草30g、鸡冠花15g、白蒺藜10g、白菊花15g、白芷10g等治疗。气滞甚者，加佛手15g，合欢皮20g；瘀血甚者，加土鳖虫10g，三七粉6g（冲服）。

3.养血祛风法

高巅之上，唯风可到，风邪入侵，头面先伤，邪客肌肤，致气血不调，日久生瘀，壅滞颜面络脉，面肤失养，渐生黄褐斑。风邪之所以得以入侵，实与面部失于血之濡养有关，故当治风与治血并举。《女科百问》："面黑皯者……或皮肤受风邪，皆令血气不调，致生黑皯……腠理受风，致血气不和，或涩或浊，不能荣于皮肤，故变生黑皯。"症见色斑呈浅褐色至棕褐色，伴皮肤干燥，月经量少，舌淡红或边尖红，苔薄白或薄黄，脉浮或细数。治宜养血祛风。赵师常采用荆防四物汤加白蒺藜10g、白僵蚕10g、益母草30g、凌霄花15g、玫瑰花10g、蝉蜕10g等治疗。

4.滋水涵木法

《外科正宗》曰："黧黑斑者，水亏不能制火，血弱不能华肉，以致火燥结成斑黑，色枯不泽，朝服肾气丸以滋化源，早晚以玉容丸洗面，日久渐退。"素体阴虚、房室过度或久病伤阴，水亏不能制火，虚火上炎，面部肌肤失养而成褐斑。症见面色灰暗，斑色呈黄褐色或棕褐色，枯暗无光泽，边界清楚，伴腰膝酸软，头眩耳鸣，五心烦热，失眠多梦，脱发、白发，两目干涩，舌红苔薄或少，脉细数。治宜补肾养阴，滋水涵木。赵师临床常用自拟滋阴养颜汤（女贞子30g，墨旱莲20g，石斛15g，龟甲15g，枸杞子15g，白芍30g，当归10g，川楝子6g，冬瓜仁15g，玫瑰花10g，凌霄花10g）加减。

5.温补肾阳法

肾主藏精，内寓元阴元阳，肾阳乃一身阳气之根本。肾阳能推动气血运行周身，荣润颜面，以及蒸腾气化津液，排泄浊邪。如肾阳亏虚，不能温养经脉，寒凝血滞；或肾阳极度虚弱，蒸腾气化无权，浊阴弥漫颜面肌肤，均可见面色黧黑无泽而致黄褐斑，正如《灵枢·经脉第十》所云："肾足少阴之脉……是动则病……面如漆柴。"症见面色暗而少光泽，色斑呈黑褐色，多伴腰脊酸痛，畏寒、肢冷，经血色黑，小腹冷痛，夜尿频，带下清稀，舌质暗淡，脉沉迟细弱。治宜温补肾阳，化瘀消斑。临床常用自拟温肾化斑汤（炮附子10g，鹿衔草30g，淫羊藿20g，鹿角胶10g，熟地30g，菟丝子20g，茯苓10g，红花10g，细辛6g，柿子叶15g，白芷10g）加减。

6.清热利湿法

《诸病源候论》曰："若皮肤受风，外治则瘥，腑脏有饮，内疗方愈也。"素体湿邪偏盛，或久居湿地，或嗜食肥甘厚腻，酿湿生热，湿热之邪循经上泛颜面，出现黄褐斑。症见色斑呈黄褐色，面部油脂较多，口中黏，大便不爽，舌质淡红或红，苔黄腻，脉滑。治宜清热利湿，活血通络。赵师常采用三仁汤合温胆汤加大青叶15g、黄芩15g、白花蛇舌草30g、土茯苓30g、益母草30g等清热除湿之品，以促进色素消除。

7.宣肺通阳法

肺主皮毛，主通调水道，输布津液，如肺气不宣，输布失职，皮毛失濡，浊邪郁滞，则易现黄褐斑。症见面色白，斑色淡黄或黄褐，平时易患外感，或有浮肿，舌质淡红，苔薄，脉浮。治宜宣肺通阳法。临床常用三拗汤加味（麻黄10g，杏仁10g，甘草6g，苏叶10g，防风10g，桔梗10g，竹叶10g，枇杷叶30g，浙贝母15g，蝉蜕10g，白芷10g，白僵蚕10g）等治疗。

8.表里双解法

身体素壮，平素嗜食辛辣厚味，胃肠内热炽盛，浊邪上泛于面，则颜面

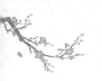

出现黄褐斑。症见面部色斑多为深褐色，且面色垢腻，大便干结，或溏而不爽，舌质红或暗红，苔黄厚腻或干黄，脉弦滑有力。赵师临床常处以自拟双解1号方（桑叶15g，菊花15g，当归10g，生地30g，玄参30g，黄芩15g，全瓜蒌30g，茯苓10g，竹叶10g，大黄10g，陈皮10g，僵蚕10g，杏仁10g）加减。腑气一通，浊邪得排，则黄褐斑消退较速。

（二）常用对药

1.柿子叶配冬瓜子

柿子叶味苦，性寒，专入肺经，功能止咳定喘，生津止血，并有降血压、美容等功效。冬瓜子味甘，性寒，入肺、胃、大肠、小肠经，能清肺化痰，利湿排脓，去面䵟，润肌肤，用于治疗咳嗽、肺痈、肠痈、水肿、带下、面部色素沉着等症。赵师常以二者相配治疗黄褐斑，效果显著。常用量：柿子叶、冬瓜子各10~15g。

2.玫瑰花配鸡冠花

玫瑰花味甘、微苦，性温，归肝、脾经。《本草正义》谓玫瑰花"香气最浓，清而不浊，和而不猛，柔肝醒胃，流气活血，宣通窒滞而绝无辛温刚燥之弊，断推气分药之中，最有捷效而最为驯良者，芳香诸品，殆无其匹"。临床常用于治疗肝胃气痛、月经不调、经前乳房胀痛及跌打伤痛。鸡冠花味甘、涩，性凉，归肝、大肠经。《本草纲目》言其能"治痔漏下血，赤白下痢，崩中，赤白带下"。本品味涩性凉，善能收敛止带，凉血止血，涩肠止痢。常用于赤白带下、崩漏、赤痢等病。玫瑰花擅于行气活血，鸡冠花长于凉血收敛，二者相伍，气血并调，活血与涩血并用，使活血而不破血，涩血而不留瘀。临床常用于治疗妇人赤白带下、崩漏等，对于面部黄褐斑亦有较好的疗效。常用剂量：玫瑰花10g，鸡冠花15g。

3.木槿花配凌霄花

木槿花甘、苦，微寒，《本草纲目》载其能"利小便，除湿热"。后世多用于治疗痢疾、泄泻等病。凌霄花辛，微寒。《神农本草经》谓其"主妇人产乳余疾，崩中，癥瘕，血闭，寒热羸瘦"。擅长破瘀通经，凉血祛风。二药相伍，共奏清利湿热、活血通经之效。赵师经常用此药对治疗黄褐斑、赤白带下、闭经、头晕、痢疾等属于湿瘀互结者。常用量：木槿花、凌霄花各15g。

第十一节 阳 痿

阳痿是指青壮年男子由于虚损、惊恐、湿热等原因，宗筋失养而弛纵，致阴茎痿弱不起，临房举而不坚，或坚而不能持久的一种病证。《素问·阴阳应象大论》《灵枢·邪气脏腑病形》称阳痿为"阴痿"；《灵枢·经筋》称为"阴器不用"；《素问·痿论》称为"筋痿"："思想无穷，所愿不得，意淫于外，入房太甚，宗筋弛纵，发为筋痿"。西医学中的男子性功能障碍和某些慢性疾病以阳痿表现为主者，可参考本节辨治。

一、病因病机

1.命门火衰

房劳太过，或少年误犯手淫，或早婚，以致精气亏虚，命门火衰，发为阳痿。《景岳全书·阳痿》："凡男子阳痿不起，多由命门火衰，精气虚冷。"

2.心脾受损

胃为水谷之海、气血之源。若忧愁思虑不解，饮食不调，损伤心脾，病及阳明冲脉，以致气血两虚，宗筋失养，而成阳痿。《景岳全书·阳痿》说："凡思虑焦劳忧郁太过者，多致阳痿。盖阴阳总宗筋之会……若以忧思太过，抑损心脾，则病及阳明冲脉……气血亏而阳道斯不振矣。"

3.恐惧伤肾

大惊卒恐，惊则气乱，恐则伤肾，恐则气下，渐至阳道不振，举而不坚，导致阳痿。《景岳全书·阳痿》说："忽有惊恐，则阳道立痿，亦其验也。"

4.肝郁不舒

肝主筋，阴器为宗筋之汇。若情志不遂，忧思郁怒，肝失疏泄条达，不能疏通血气而畅达前阴，则宗筋所聚无能，如《杂病源流犀烛·前阴后阴病源流》说："又有失志之人，抑郁伤肝，肝木不能疏达，亦致阴痿不起。"

5.湿热下注

过食肥甘，伤脾碍胃，生湿蕴热，湿热下注，热则宗筋弛纵，阳事不兴，导致阳痿，经所谓壮火食气是也。《明医杂著·男子阴痿》谓："阴茎属肝之

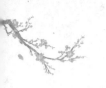

经络。盖肝者木也，如木得湛露则森立，遇酷热则萎悴。"

赵师认为，阳痿的病因比较复杂，但以房劳太过，频犯手淫为多见。病位在肾，并与脾、胃、肝关系密切。病机主要有上述5种，最终导致宗筋失养而弛纵，发为阳痿。五者中以命门火衰较为多见，而湿热下注较少，如《景岳全书·阳痿》说："火衰者十居七八，而火盛者仅有之耳。"

二、辨治经验

1.温补肾阳法

本法适用于命门火衰证，多见于老年人或先天不足、肾气素虚的年轻人。症见阳事不举，精冷稀薄，面色黄白，头晕耳鸣，喜热怕寒，手足少腹、阴器冷，精神萎靡，腰酸软无力，舌质淡苔薄白，脉沉细弱。治宜温补肾阳法。方用自拟二仙起阳汤（仙茅10g，淫羊藿30g，鹿衔草30g，熟地30g，山茱萸15g，枸杞子30g，阳起石30g，小茴香10g，鹿角10g，紫河车10g）加减。

2.滋阴降火法

本法适于阴虚火旺证。多见于体质较壮的年轻人。症见阳物能举，但举而不坚，临房即软，常伴有汗出，口渴喜饮，腰酸腿软，手足心热，便干溲黄，舌红苔薄，或有花剥苔，脉细数等。治宜滋阴降火法。方用自拟三甲五子汤［生鳖甲15g（先煎），生龟甲15g，生牡蛎30g（先煎），枸杞子30g，桑椹30g，女贞子20g，五味子10g，菟丝子15g，丹皮10g，陈皮10g］加减。

3.清热利湿法

本法适用于下焦湿热证。多见于形体肥胖，素善饮酒或嗜食辛辣厚味者。《灵枢·经筋》曰："热则筋弛纵不收，阴痿不用。"症见阴茎痿软不举，阴囊潮湿，困倦乏力，口黏口苦，大便黏而不爽，小便黄赤，舌质红苔黄腻，脉滑数或濡数。治宜清利湿热。方用加味龙胆泻肝汤（柴胡10g，黄芩10g，车前子15g，龙胆草10g，栀子10g，生地30g，当归10g，泽泻10g，通草6g，甘草6g，土茯苓30g，白花蛇舌草30g，陈皮10g）加减。

4.疏肝解郁法

本法适用于肝气郁结者。多见于性格内向，或平时精神压力大，情志不悦者。肝为刚脏，主疏泄，喜条达而恶抑郁。当今社会，竞争压力大，情志不舒者日众。肝经经络绕阴器，又主筋，前阴为宗筋之所聚，肝郁日久，疏泄不及，每易导致阳痿。正如《杂病源流犀烛》所云："又有失志之人，抑郁伤肝，肝木不能疏泄，亦致阴痿不起。"症见阳痿不举，或举而不坚，情志抑郁，胸闷不舒，舌质暗红苔薄，脉弦细。治宜疏肝解郁，通络起痿。方选逍遥散（白芍30g，当归15g，柴胡10g，白术15g，茯苓15g，甘草10g，薄荷6g）加蜈蚣、僵蚕、紫稍花、佛手、合欢皮等。

5.活血化瘀法

本法适用于瘀血阻滞者，多见于跌打损伤，负重过度，强力行房，金刃所伤，损伤血络；或久病入血入络，引起血脉瘀滞，而致阳痿者。清代韩善征《阳痿论》说："人有坠堕，恶血留内，腹中满胀，不得前后，先饮利药。盖跌仆则血妄行，每有瘀滞精窍，真阳之气难达阴茎，势遂不举。"临床多伴有面色晦暗，舌有瘀斑瘀点或舌质紫，脉涩。治以活血化瘀，通络起痿。方选桃红逐瘀汤（桃仁12g，红花12g，生地30g，当归尾15g，赤芍10g，川芎10g，土鳖虫10g，地龙10g，蜈蚣1条，柴胡10g，枳壳10g，丝瓜络10g）加减。

6.补养心脾法

本法适用于心脾两虚证。多见于素体虚弱或脑力劳动者。症见阳痿不举，面色萎黄，不思饮食，疲乏少力，心悸少寐，大便溏薄，舌淡苔少，脉来细弱。治宜补益心脾。方用归脾汤（黄芪30g，红参15g，白术30g，当归10g，白茯苓10g，远志10g，龙眼肉30g，酸枣仁30g，木香6g，炙甘草6g）加减。

第四章
临证医案精选

第一节　呼吸系统疾病

一、外感高热

张某，男，56岁，2008年7月25日初诊。

【主诉】高热10日。

【现病史】患者高热10日不退，西医遍用抗生素，中医曾用白虎汤、银翘散等，效果不显。诊见高热39.6℃，不恶寒，汗出较少而黏，头重头沉，神疲乏力，食欲不振，大便溏，舌苔黄白腻，脉滑。

【中医诊断】发热。湿热内蕴，气机不利。

【西医诊断】发热。

【治法】清热利湿，芳香化浊。

【处方】三仁汤合温胆汤加减。

陈皮10g，法半夏15g，茯苓30g，炙甘草6g，枳壳10g，竹茹10g，杏仁10g，白豆蔻10g，薏苡仁30g，厚朴10g，竹叶15g，通草10g，滑石30g，藿香10g，茵陈30g，黄芩15g。3剂，水煎服。

服药1剂后，体温降至38℃，3剂服完，体温恢复正常，饮食好转，精神大振。

【按语】中医治病，取效的关键是辨证施治，不能一味套用西医抗菌、抗病毒治疗，更不能见热仅知退热。一定要探本求源，仔细辨别。本案患者虽为高热，但并不恶寒，非外感风寒可知；无舌边尖红、口渴，汗出而热不退，可知亦非风热。汗出而黏，头重便溏及舌脉当为湿热内蕴之象。处以三仁、温胆加味，宣上、畅中、利下，湿热除，气机畅，故获效迅速。

王某，男，45岁，2007年8月22日初诊。

【主诉】发热5天。

【现病史】患者外感发热5天，曾在诊所输液治疗，但药力一过，发热依然。刻诊：面色微赤，测体温39.2℃，微恶风，发热汗出热不退，咽喉肿痛，咳嗽有黄痰，胸闷痛，口苦口干而黏，体倦乏力，食欲不振，大便3天未解，小便黄，舌苔黄腻，脉滑数。

【中医诊断】发热。湿热内阻证。

【西医诊断】发热。

【治法】清热利湿。

【处方】甘露消毒丹合升降散加减。

射干15g，白豆蔻10g，藿香12g，茵陈15g，石菖蒲10g，滑石30g，通草6g，薄荷10g，黄芩15g，金银花30g，连翘20g，浙贝母15g，姜黄15g，僵蚕10g，蝉蜕10g，大黄10g（后下），杏仁10g，生石膏50g，全瓜蒌30g。2剂，水煎服。

药后大便畅泻3次，热退脉静身凉，咳嗽减轻，有少量黄痰，咽痛已愈，舌苔黄白腻，脉滑。上方去大黄，继服3剂，诸症愈。

【按语】甘露消毒丹乃主治湿温、时疫之邪留恋气分，湿热并重证之良方。升降散乃《伤寒瘟疫条辨》温病十五方之首，善治温病邪热充斥内外，阻滞气机，清阳不升，浊阴不降，致头面肿大，咽喉肿痛，胸膈满闷诸证。患者湿热交蒸，故身热倦怠；湿蔽清阳，阻滞气机，故胸闷痛；热毒上壅，则咽痛；小便短赤，舌苔黄腻，皆为湿热内蕴之象。故治宜利湿化浊，清热解毒。方中滑石、茵陈清利湿热；黄芩清热解毒而燥湿；石菖蒲、白豆蔻、藿香、薄荷芳香化浊，行气悦脾；射干、贝母降肺气，利咽喉；连翘协黄芩清热解毒。《伤寒瘟疫条辨》曰："盖取僵蚕、蝉蜕，升阳中之清阳；姜黄、大黄，降阴中之浊阴，一升一降，内外通和，而杂气之流毒顿消矣。"诸药相伍，湿热得清，浊邪得降，尤妙以生大黄釜底抽薪，热毒浊邪自大便排出，邪有出路，故获效较速。

二、咳嗽

贺某，男，52岁，2007年6月22日初诊。

【主诉】反复咳嗽半年。

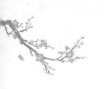

【现病史】近半年来反复咳嗽不已，西医诊断为肺气肿。经中西医药物治疗，依然如故。刻诊：咳嗽，有白痰，食欲不振，胃脘胀满，嗳气频作，有时恶心，神疲乏力，舌质淡，略有齿痕，舌苔厚，脉沉细无力。

【中医诊断】咳嗽。脾胃气虚。

【西医诊断】肺气肿。

【治法】补气健脾，化痰止咳。

【处方】六君子汤加味。

党参15g，白术15g，茯苓15g，甘草10g，陈皮10g，半夏15g，紫菀10g，冬花10g，川贝10g。5剂，水煎服。

2007年6月28日二诊　药后咳嗽显减，饮食好转，精神转佳，仍然时有呕恶。上方加藿香15g。5剂。

2007年7月4日三诊　患者咳嗽已止，嘱服六君子丸2盒以兹巩固。

【按语】《素问·咳论》曰："五脏六腑皆令人咳，非独肺也。"强调脏腑功能失调，影响及肺，均能导致咳嗽。与脾胃中土关系最为密切，故又曰："此皆聚于胃，关于肺。"据临床所见，内伤咳嗽证候甚多，除肺脏自病外，与肝、肾、脾胃均有密切关系，而其中久咳不愈者常多源自脾胃。肺属金，脾胃属土。脾胃中土虚衰，土不生金而致肺虚咳嗽，此类咳嗽多表现为咳嗽经久不愈，咳声低微。病情较甚者，可见纳呆便溏，短气乏力。气损及阳可见畏寒肢冷，面色黄白，舌多淡胖或有齿痕，苔薄白或白厚，脉多沉细而无力。治疗可选用六君子汤、七味白术散加减。兼见阳虚者，适当佐以淫羊藿、附子等扶阳之品，每获良效。

三、喉源性咳嗽

李某，女，28岁，2006年12月10日初诊。

【主诉】咳嗽1月。

【现病史】患者宿有慢性咽炎，久治未愈。平时咽喉干涩，微咳。1个月前因感冒引发剧烈咳嗽，经用西药及止嗽散、清燥救肺汤等中药治疗，效果不明显。诊见咽喉干涩，时而发痒，痒则呛咳，愈咳愈烈，气促面红，涕泪俱出，连咳数十声不止，痰少而黏，不易咯出，昼重夜轻，饮食可，舌质淡红苔白而干，脉象细滑。

【中医诊断】咳嗽。风燥伤津，咽喉失濡。

【西医诊断】慢性咽炎。

【治法】祛风解痉，养阴润燥。

【处方】六味汤加味。

荆芥10g，防风10g，桔梗10g，生甘草6g，薄荷10g，僵蚕10g，射干10g，蝉蜕10g，木蝴蝶15g，白芍10g，玄参15g。5剂，水煎频服。

药后喉痒呛咳稍减，咳痰较利，仍咽喉干燥。上方加麦冬10g，生地10g，又服10剂，诸症基本消失。

【按语】"喉源性咳嗽"为当代喉科名医干祖望老先生提出病名，以"阵发性喉头作痒，一痒即干咳，咳声短促而沉闷，咳时为连续性。一般咳嗽之后，喉部到胸部即有轻松舒畅感，而独独喉源性咳嗽愈咳愈闷、愈咳愈不舒畅，无痰。有时愈咳愈痒而无法中止，只有饮水可以暂时缓解"为特征。干老认为其咳嗽的根源和主要病位在咽喉部，而不在肺。如把本病与一般咳嗽混为一谈，治疗效果必然无法令人满意。喉源性咳嗽的主要病机为风燥伤津，咽喉失濡。正如干祖望老先生所说："凡一切慢性咽炎，主症就是咽部干燥。其所以干燥，由于液不养咽，津不濡喉。干生燥，燥生风，风生痒，痒则酿成本病，此其一。诸痛疮痒，俱属心火。干生燥，燥生火，火生痒，这是另一个由津枯而造成作痒的途径，此其二。这是由慢性咽炎导致喉源性咳嗽的机制。"由此可见，喉源性咳嗽虽与肺有一定的关系，但与一般性咳嗽相比较，不仅病位不同，病机也不同，故治疗方法亦异。赵师认为，本病常夹有未净之表邪，故常采用六味汤(荆芥、防风、桔梗、甘草、僵蚕、薄荷)加减，取效后再加入增液汤等养阴之品缓图之。

第二节 消化系统疾病

一、胃痛

余某，男，35岁，2007年8月12日初诊。

【主诉】胃脘反复胀痛1年，伴加重5天。

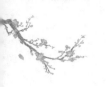

【现病史】胃脘反复胀痛1年，加重5天。诊见脘腹胀满，隐痛，饥而不欲食，口干喜饮，睡眠欠佳，大便略干，形体较瘦，舌质红，苔少，脉细。

【中医诊断】胃痛。脾胃阴虚，胃络失养。

【治法】益气养阴，理气止痛。

【处方】沙参麦冬汤加减。

北沙参15g，麦冬12g，白扁豆10g，玉竹15g，白芍30g，太子参30g，木香6g，砂仁10g，百合30g，徐长卿10g。5剂，水煎服。

2007年8月17日二诊　脘腹胀、隐痛明显减轻，饮食好转，仍觉口干。上方加生地15g、五味子10g，又服10剂而愈。

【按语】患者素体阴虚，形体消瘦，再加久病伤阴，阴虚气滞，而见脘腹胀而隐痛。患者舌脉均为脾胃阴虚之症，故以北沙参、麦冬、白扁豆、玉竹、太子参、白芍、百合等益气养阴；木香、砂仁宽中理气。服5剂后脘腹胀、隐痛明显改善，但口干依然，故于原方加生地、五味子酸甘化阴以生津液，药证合拍，故获效较速。

二、慢性萎缩性胃炎

孟某，女，38岁，2006年10月9日初诊。

【主诉】胃脘隐痛1年余。

【现病史】患者胃脘隐痛1年余，时作胀满，嘈杂不适，劳累后易加重，饥而不欲食，口干喜饮，大便干结，形体偏瘦，舌质红，苔少，脉弦细。经胃镜检查确诊为慢性萎缩性胃炎。

【中医诊断】胃痛。胃阴亏虚，胃络失养。

【西医诊断】慢性萎缩性胃炎。

【治法】益气养阴，理气止痛。

【处方】沙参麦冬汤加减。

北沙参15g，麦冬15g，玉竹15g，白芍30g，太子参30g，五味子10g，川楝子6g，延胡索10g，砂仁10g，当归20g，徐长卿10g，蒲公英30g。5剂，水煎服。

2006年10月16日二诊　胃痛减轻，饮食好转，大便通畅，仍觉口干。上方加天花粉15g，5剂。

以上方加减共服药近百剂，症状完全消失。半年后胃镜检查示：慢性浅表性胃炎。

【按语】慢性萎缩性胃炎多由浅表性胃炎长期不愈发展而来，反复发作，难以治愈。据国内外报道，本病与幽门螺杆菌感染有关，常易恶变，伴肠上皮化生者为癌前期病变。本病属于中医学"胃脘痛"范畴。沙参麦冬汤出自《温病条辨》，原为治疗肺胃阴伤或热或咳之代表方，赵师常用本方加减治疗各科杂病属肺胃阴伤者，对于慢性浅表性胃炎、萎缩性胃炎属阴虚者尤有良效。但纯用养阴之品，每易壅滞而不利药物之吸收，故配以砂仁、徐长卿等理气和胃之品，每能增加疗效。本患者曾服香砂六君、补中益气等剂，服后疼痛加重，此胃为阳土，得润始安，香燥之品当禁。在服药治疗的同时，必须注意节饮食，适寒温，忌辛辣，调情志，正如《难经·十四难》所云："损其脾者，调其饮食，适其寒温。"如此方能有利于疾病的康复。

瞿某，女，45岁，2008年10月22日初诊。

【主诉】胃脘反复疼痛10余年伴加重半月。

【现病史】患者自1998年起胃脘反复疼痛不适，伴泛酸嗳气，胃脘有灼热感，曾服用法莫替丁、奥美拉唑等药，效果不明显。刻诊：胃脘灼痛，胀满，泛酸，纳差，面色微红，夜寐多梦，伴烦躁，汗出，夜间尤甚，口苦咽干，两目干涩，大便干，舌质红，中有裂纹，苔腻，脉弦细数。胃镜检查示：反流性食管炎、萎缩性胃炎伴局部糜烂、十二指肠球炎。病理检查示：慢性炎症（＋），HP（＋）。

【中医诊断】胃痛。肝胃郁热伤阴，胃失濡养。

【西医诊断】萎缩性胃炎。

【治法】清肝益胃，养阴和中。

【处方】一贯煎加减。

枸杞子20g，川楝子6g，麦冬30g，生地30g，北沙参20g，当归15g，丹皮10g，山栀6g，海螵蛸15g，蒲公英30g，酸枣仁30g，佛手10g。6剂，水煎服。

2008年10月29日二诊 胃脘痛好转，夜寐转安，仍时有泛酸，舌质红，脉弦细。原方去山栀，加煅瓦楞子30g、浙贝母10g。10剂，水煎服。

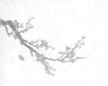

2008年11月10日三诊　胃脘已无疼痛，泛酸大减，大便已不干，舌微红，苔薄，脉弦细。继用上方5剂，服后临床症状基本消失。

【按语】肝体阴而用阳，肝阴不足，肝阳易亢，郁而化火，横犯于胃，灼伤胃阴，故见胃脘灼痛，泛酸等症，肝火上扰，阳不入阴，则夜寐不安，烦躁汗出。叶天士谓肝为起病之源，胃为传病之所。本病病本在肝，当以治肝为主，肝胃同治。故赵师治以清肝益胃，益阴和中，以一贯煎为主方。方中枸杞、麦冬、生地、北沙参、酸枣仁滋养肝之阴血，阴血足则能涵阳；丹皮、山栀清肝火，佛手、川楝解肝郁，肝火清，肝气舒，则自不犯胃；海螵蛸制酸，蒲公英清热消炎而杀HP。药证合拍，故获佳效。

三、胆汁反流性胃炎

赵某，女，46岁，2006年9月25日初诊。

【主诉】右上腹胀痛1年伴加重3天。

【现病史】患者右上腹胀痛1年，加重3天。胃镜检查提示为"胆汁反流性胃炎"。B超检查提示为"胆囊壁毛糙"。曾服摩罗丹、消炎利胆片治疗，未见好转。刻下右胁及胃脘胀痛，口干口苦，嗳气反酸，乏力，纳少，舌质红苔薄黄腻，脉弦滑。

【中医诊断】胃痛。肝火犯胃，胃失和降。

【西医诊断】胆汁反流性胃炎。

【治法】清肝利胆，和胃降逆。

【处方】温胆汤合丹栀逍遥散加减。

陈皮10g，半夏15g，茯苓15g，炙甘草6g，枳壳12g，竹茹15g，白芍30g，当归15g，柴胡10g，白术10g，丹皮12g，栀子10g，蒲公英30g，合欢皮15g，徐长卿15g，煅瓦楞子10g，乌贼骨10g，金钗30g。5剂，水煎服。

服上方10剂后，诸症减轻，上方加减，共服药25剂，临床症状完全消失。复查B超示：胆囊大小正常，胆囊壁清晰。随访1年未见复发。

【按语】胆汁反流性胃炎是长期饮食不节、情志不畅、吸烟、劳累等导致自主神经功能紊乱，幽门括约肌松弛，以致含有胆汁的十二指肠液反流入胃。本病属中医"胃脘痛""嘈杂"范畴，临床表现为上腹灼痛不适，泛酸、呕恶、脘腹饱胀纳少。本病虽然在胃，但与肝胆密切相关。肝胆互为表里，胆胃同为六腑，以通降为顺。胆汁的生成、排泄依靠肝气的疏泄、胃气的下行。若情志不舒，肝气郁结，疏泄失职，横逆犯胃，则胃脘胀痛，胃气上逆则恶心、呕吐。《灵枢·四时气》曰："邪在胆，逆在胃，胆汁泄则口苦，胃气逆则呕苦。"方中丹栀逍遥散清肝火，散郁结，健脾胃；温胆汤化痰浊，和胃降逆；煅瓦楞子、乌贼骨制酸，合欢皮、徐长卿理气活血定痛，蒲公英解毒，金钗养胃。肝火得清，胃气得降，诸症自愈。

四、十二指肠球部溃疡

岳某，女，45 岁，2009 年 6 月 11 日初诊。

【主诉】胃脘疼痛 3 年余。

【现病史】胃脘疼痛 3 年余，行胃镜检查示：十二指肠球部溃疡。曾服中、西药物治疗，仍时轻时重。刻诊：胃脘胀痛刺痛，每于饥饿、劳累或生气时发作，痛处不移，得食稍缓，舌质暗红，苔白厚，脉沉弦。

【中医诊断】胃痛。气滞血瘀，痛久入络。

【西医诊断】十二指肠球部溃疡。

【治法】理气活血，化瘀定痛。

【处方】胃病 2 号方。

川楝子 10g，延胡索 15g，蒲黄 10g，五灵脂 10g，佛手 15g，合欢皮 15，焦三仙各 10g，蒲公英 30g。6 剂，水煎服。

2009 年 6 月 18 日二诊 药后患者胃痛明显减轻，继用上方加减，又服 18 剂，胃痛消失。

【按语】十二指肠溃疡属中医"胃脘痛"范畴，临床多表现为饥时作痛。本患者病已三载，胃脘胀痛刺痛，痛处固定不移，且舌质色暗，显为瘀血之征。此为"久病入络"，故宜活血化瘀，通络定痛。胃病 2 号方乃赵师治疗瘀血胃痛的常用经验方，凡胃炎、胃溃疡、十二指肠球部溃疡等病有瘀血见症者，皆能获效。方中用金铃子散合失笑散理气活血，化瘀止痛。佛手、合欢皮理气和胃，是赵师常用的理气对药。溃疡与疮疡治同一理，蒲公英清热消痈，长于治疗胃脘痛，故常配用之。胃胀满甚者，加枳壳、厚朴；夹食苔厚腻者，

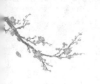

加大腹皮、槟榔等；嗳气吞酸，肝郁化热者，加吴茱萸、黄连、海螵蛸。凡溃疡病的治疗，均应嘱患者戒烟忌酒，禁食辛辣刺激性食物，否则效差。

谢某，男，28岁，2006年9月1日初诊。

【主诉】呕吐1月余。

【现病史】患者呕吐月余，病起于与同事争吵，曾到某院住院治疗，诊为神经性呕吐。经用中、西药物及针灸治疗，未见明显效果。刻诊：常呕恶，食入即吐，呕吐物为胃内容物，甚至呕吐苦水，几乎每日发作，伴心烦易怒，夜寐多梦，大便干结，舌红苔黄腻，脉弦滑。

【中医诊断】呕吐。肝火夹痰浊犯胃，胃气上逆。

【西医诊断】神经性呕吐。

【治法】清肝泻火，化痰和胃，降逆止呕。

【处方】黄连温胆汤加味。

陈皮10g，法半夏15g，茯苓15g，甘草6g，枳实12g，竹茹20g，黄连6g，苏叶10g，枇杷叶30g，芦根30g，代赭石20g，生大黄10g，白芍20g，龙胆草6g。3剂，水煎少量频服。

2006年9月4日二诊 药后大便通下数次，呕吐停止。上方去大黄，加石斛10g，3剂，以滋巩固。

【按语】呕吐一证，热者多而寒者少，实者多而虚者少。朝食暮吐，是无火也；食入即吐，是有火也。叶天士谓："肝为起病之源，胃为受病之所。"患者病起于与同事争吵，肝郁化火，横逆犯胃，胃气升而不降，故呕吐频频。观其舌脉痰热之象亦显，故以白芍平肝，龙胆清肝，赭石镇肝，以消其起病之源。黄连温胆汤清其痰热。《金匮要略》曰："食入即吐，大黄甘草汤主之。"故以生大黄泄热通便，使胃家郁热从下而解，阳明胃土以降为顺，胃气降则何呕吐之有。

五、便秘

冯某，男，43岁，2008年12月21日初诊。

【主诉】便秘3年。

【现病史】患便秘3年，每3～6天大便1次，常服麻仁丸、果导片、番泻叶等，初则有效，久则效差。诊见面色红，手足心热，汗多，大便干结如栗，腹稍胀，舌质红，苔薄少津，脉细数。

【中医诊断】便秘。阴津亏损，肠道失濡。

【西医诊断】便秘。

【治法】养阴增液，润肠通便。

【处方】增液汤加味。

生地30g，麦冬30g，玄参30g，当归15g，杏仁10g，枳壳10g，升麻10g，莱菔子30g。5剂，水煎服。

药后大便已通，但不畅，2天1次，上方加生何首乌30g、决明子30g，5剂。以上方加减又服药25剂，大便通畅，每日1次，停药后观察半年，大便一直正常。

李某，男，75岁，2006年12月8日初诊。

【主诉】便秘7年。

【现病史】便秘7年，常服三黄片、果导片等，初则有效，久则便秘更甚。每天吃梨、香蕉等食物亦无好转。曾服增液承气汤、麻子仁丸等未效，后经朋友介绍来诊。患者自诉便秘腹胀，大便并不干燥，易疲劳，纳少，畏寒，舌质淡，苔薄，脉沉滑。

【中医诊断】便秘。阳气虚弱，推动无力。

【西医诊断】便秘。

【治法】温阳益气，益肾通便。

【处方】四逆汤合济川煎加减。

炮附子10g（先煎），干姜10g，炙甘草10g，熟地24g，肉苁蓉24g，当归15g，牛膝15g，枳壳10g，升麻10g，黄芪30g，莱菔子20g。5剂，水煎服。

服药3剂后，大便已通畅。继服5剂病愈。

【按语】便秘是临床常见病、多发病，各个年龄段均有发病，病位虽在大肠，但病因涉及五脏。赵师认为，便秘发病有以下几方面原因：一为肠道津亏液少；二为气虚推动无力；三为气滞，便不得下。临床以阴亏血燥，大肠液枯，无水舟停；或真阳亏损，温煦无权，阴邪凝结者为多见。冯某案即为阴亏血燥，无水舟停者，其特点为大便干结如栗，舌红少津。赵师常以增液汤加减治疗，大剂增液汤能增水行舟。杏仁宣肺气以通大肠；枳壳、桔梗调理气机之升降；莱菔子富含油脂，擅长理气而润汤通便。本病一般病程较长，非数剂所

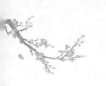

能根治，因此服药时间相对也较长。大剂养阴药物长服容易碍胃，故适当配伍理气之品实属必要。李某案患者年逾古稀，肾精不足，肾阳亏虚，推动无力，而致便秘。患者形寒怕冷，大便并不干结。对于此类患者，赵师常以四逆汤合济川煎加减治疗，多能收到较好的效果。若仅知用寒凉通下之品以求一时之快，日久则阳气更损，以致病情更加缠绵难愈。

六、病毒性肝炎（胁痛）

钱某，男，57岁，2008年5月10日初诊。

【主诉】右胁痛3月。

【现病史】3个月前无明显诱因出现右胁疼痛，连及背部，痛如针刺，服中、西药物后疼痛略有好转，5天前因生气而疼痛加重，遂来赵师门诊求治。诊见面黄而暗，右胁有刺痛，连及右背部，口燥咽干，两目干涩，大便干硬，小便赤，舌质暗红，苔薄黄而少津，脉弦细数。

【中医诊断】胁痛。肝肾不足，瘀血阻络。

【西医诊断】病毒性肝炎。

【治法】滋养肝肾，活血通络。

【处方】一贯煎加减。

枸杞子30g，川楝子10g，麦冬30g，生地30g，当归20g，北沙参15g，女贞子20g，墨旱莲30g，蒲公英30g，土鳖虫10g，鸡血藤30g，丝瓜络15g。5剂，水煎服。

药后疼痛减轻，效不更方，继服20剂，诸症消失。

【按语】观其脉证，均为一派阴血不足干燥失润之象，故用枸杞子、麦冬、生地、北沙参、女贞子、墨旱莲养阴清热，川楝子疏肝理气，当归、土鳖虫、鸡血藤、丝瓜络活血化瘀通络，蒲公英凉血解毒。肝炎患者以湿热者居多，但此案患者燥象明显，湿象反不明显，故以滋阴润燥为主而取效。

七、厌食

霍某，女，17岁，2006年12月22日初诊。

【主诉】厌食3个月。

【现病史】患者于3个月前开始减肥，体重下降9kg，此后见到食物即恶心，严重时呕吐苦水，经多方治疗效果不显。诊见形体消瘦，面色少华，倦怠乏力，神情呆滞，舌淡，苔薄白，脉濡细。

【中医诊断】厌食。脾胃虚衰，气血不足。

【西医诊断】厌食症。

【治法】健脾益气，和胃止呕。

【处方】七味白术散加味。

太子参20g，白术20g，茯苓10g，炙甘草6g，藿香15g，木香10g，葛根10g，半夏10g，焦三仙各10g，陈皮10g。5剂，水煎服。

2006年12月28日二诊　药后患者呕恶止，稍有食欲，精神状态转佳，上方加鸡内金15g，继服10剂。

2007年1月10日三诊　患者食欲大增，体力好转，因服汤剂不方便，改服儿宝2号膏3盒，以兹巩固。

【按语】当今社会，生活富足，饮食多膏粱厚味，行动则多坐而少动，故肥胖者日多，节食减肥者日众。本案患者之厌食即本源于节食日久，脾胃废用，受纳运化功能衰退。故投以七味白术散，健脾益气，和胃助运；辅以焦三仙、鸡内金化食开胃，陈皮、半夏降逆止呕。脾胃得健，气血得养，故患者食增而体力得以恢复。

第三节　神经系统疾病

一、眩晕

杨某，女，39岁，2007年10月9日初诊。

【主诉】眩晕2年余。

【现病史】患者于两年前因工作用脑过度，加上睡眠不足，而出现眩晕，伴恶心，头顶痛，头晃动时诸症加重，西医各项检查未见异常。此后每因劳累或情绪激动而发，曾服用多种中、西药物及针灸治疗，症状时轻时重。诊见头晕，头顶痛，视物旋转，伴心烦，失眠多梦，盗汗，舌质红，有瘀点，苔薄黄，脉弦细涩。

【中医诊断】眩晕。肝肾精血不足，痰瘀互阻脑窍。

【西医诊断】眩晕。

【治法】滋补肝肾，平肝息风，化痰活血。

【处方】龟甲 30g，鳖甲 30g，白芍 30g，桑叶 20g，栀子 10g，天麻 15g，钩藤 15g，僵蚕 15g，全蝎 10g，丹参 30g，川芎 10g，石菖蒲 15g，葛根 30g，合欢皮 15g，夜交藤 30g。5 剂后，头晕头痛等症状明显减轻，连服 20 剂，痊愈。

【按语】患者体瘦，素体阴虚，又因用脑过度，耗伤阴精，虚火上浮，脑失所养，故头晕头痛。患病日久，经络不畅，而生痰浊瘀血。病属本虚标实。方中龟甲、鳖甲、白芍大补肝肾精血，桑叶、栀子清泻肝火，天麻、钩藤平肝息风，僵蚕、菖蒲化痰浊，丹参、川芎活血脉，合欢皮、夜交藤养血安神，全蝎通络定痛，葛根升清降浊。精血得充，痰瘀得化，风阳得息，则诸症尽除。

二、面神经痉挛

龚某，男，65 岁，2009 年 4 月 25 日初诊。

【主诉】右侧眼睑跳动 1 年余。

【现病史】右侧眼睑跳动 1 年余，每日除睡觉外少有间断，睡眠不佳及情志不舒则痉挛加重。患者情绪低落，曾到多家医院求诊，均诊为面神经痉挛，先后给予针灸、局部封闭及卡马西平等药物治疗，效果不佳。刻诊：右侧眼睑跳动不止，面色微红，长吁短叹，夜寐多梦，大便略干，舌质偏红，苔薄少，脉弦。

【中医诊断】眼睑眴动。阴不敛阳，肝风内动。

【西医诊断】面神经痉挛。

【治法】滋阴潜阳息风。

【处方】芍药甘草汤加味。

白芍 40g，炙甘草 15g，龟甲 30g，女贞子 30g，青龙齿 30g（先煎），钩藤 30g（后下），蒲公英 30g，蜈蚣 2 条（研冲），生麦芽 10g。水煎服，日 1 剂。

5 剂后眼睑跳动稍减。上方加桑椹 30g、墨旱莲 20g，又服 30 剂，眼睑跳动消失。随访半年未复发。

吕某，男，48岁，2007年6月25日初诊。

【主诉】左侧面瘫2月。

【现病史】两个月前坐长途汽车开窗受风而患左侧面瘫（面神经炎），口角㖞斜，经针刺及口服中药治疗㖞斜消失，但左侧面部肌肉不断抽动，每分钟达20~30次，以致影响工作。西医建议切断局部神经，患者难以接受，遂来赵师门诊寻求中药治疗。诊见左侧面部肌肉不断抽动，伴有头晕头沉，倦怠，食欲差，二便正常，舌红，苔黄白腻，脉弦。

【中医诊断】面瘫。风痰内阻，引动肝风。

【西医诊断】面神经痉挛。

【治法】清热化痰，息风止痉。

【处方】温胆汤加味。

竹茹15g，枳实10g，胆南星10g，陈皮10g，半夏10g，茯苓15g，炙甘草6g，白芥子15g，全蝎10g，蝉蜕10g，僵蚕15g，黄芩15g。6剂，水煎服。

2007年7月4日二诊 患者面部肌肉抽动频率减少，头晕头沉减轻，舌质微红，苔略黄，脉弦。效不更方，上方加土鳖虫10g以增活血通络之力，6剂，上方加减又服药近30剂，病告痊愈。

【按语】面神经痉挛是顽症，临床颇难治愈。西医多采用卡马西平或苯妥英钠等抗癫痫药物内服，但长期服用副作用很大，且有较强的依赖性。服B_1、B_{12}亦收效甚微。A型肉毒毒素也只控制症状，一般一次最长能控制1年，长时间注射会产生抗药性，且A型肉毒毒素只麻痹面部的神经，易造成人为的面瘫。外科手术治疗有效，但复发率高。赵师常以滋阴潜阳息风法治疗本病，有一定疗效。龚某案患者年老体弱，肾阴不足，水不涵木，肝阳化风而发面神经痉挛，故以龟甲、女贞滋其肾水；白芍、甘草养其肝阴，缓其挛急；龙齿、钩藤平肝息风；生麦芽条达肝气；蒲公英清肝火而不伤阴；蜈蚣善通经络，走窜之力最速，内而脏腑，外而经络，无处不至，为搜风止痉之要药。诸药合用，肾水得滋，肝阴得养，肝风得息，痉挛自止。面神经炎而见口角。

㖞斜者属中医"中风"范畴，因邪由外入，故属"真中"。患者一般先内有蕴热，而后有受风受凉病史，治疗多宜表里双解。有部分患者面神经炎症状缓解后易遗留面肌抽动，此多因体内素有痰热，风与痰结，风痰入络，留而不去，风性善动，致肌肉抽动不安。吕某案即属此种情况，故治以温胆汤加胆南星、黄芩清其痰热；全蝎、僵蚕、蝉蜕、土鳖虫诸虫蚁搜剔之品息风通络；《本草经疏》谓白芥子能"搜剔内外痰结"，用于此证，化其顽痰，亦为合拍。诸药配用，痰去风息，抽动自止。

三、三叉神经痛

王某，男，50岁，2007年4月13日初诊。

【主诉】右侧面部疼痛3月余。

【现病史】患者近3个月来常因说话、刷牙、洗脸、进食等诱发右侧面部刀割样抽痛，发则疼痛剧烈，持续数秒至数分钟不等，曾多方治疗效果欠佳。诊见表情痛苦，夜寐差，面色微红，大便干结，2~3天1次，舌质紫暗，苔薄黄，脉弦。

【中医诊断】面痛。肝风上扰，气血凝滞。

【西医诊断】三叉神经痛。

【治法】平肝息风，活血通络定痛。

【处方】炙龟甲30g，煅龙齿30g，白芍30g，当归15g，僵蚕10g，全蝎10g，蜈蚣1条，土鳖虫10g，佛手15g，合欢皮15g，细辛6g，川芎15g，延胡索30g，炒枣仁30g，生大黄10g（后下）。5剂，水煎服。

药后大便泻下数次，疼痛明显减轻，发作次数亦明显减少。上方去大黄加女贞子20g，墨旱莲30g，又服20剂，疼痛消失。半年后随访未见复发。

【按语】三叉神经痛诊断较易但治疗颇难。其痛忽作忽止，实乃肝风上扰之象，肝风内动实起于肝肾阴血之不足，故以龟甲滋肾阴，归、芍养肝血。患者因痛而情绪烦躁、夜寐差，故以佛手、合欢皮、炒枣仁疏肝解郁，安神定志。"久痛入络"，故以全蝎、蜈蚣、僵蚕、土鳖虫活血祛瘀，搜风通络，细辛、川芎乃治头痛之专药，患者气机上冲，大便秘结，故以大黄釜底抽薪。诸药配伍，肝肾阴血得养，肝风息，肝气舒，经络通畅，疼痛自止。

四、舌咽神经痛

黄某，男，58岁，2006年9月24日初诊。

【主诉】右咽疼痛2年余。

【现病史】右咽疼痛放射至同侧舌面及下颌部，右侧偏头痛2年，吞咽、讲话及情绪波动时疼痛加剧，呈阵发性发作，每日发作20余次，由于发作频繁，疼痛剧烈，不能耐受。曾多处求医，均诊为舌咽神经痛。曾服用卡马西平等多种药物治疗，效果不佳，且头发几乎脱尽。诊见：面色晦暗，情绪烦躁。舌质暗红，苔黄，脉沉弦。

【中医诊断】咽痛。肝火夹肝风上扰，气血凝滞于舌咽。

【西医诊断】舌咽神经痛。

【治法】清肝泻火，镇肝息风，理气活血，通络止痛。

【处方】龙胆草15g，夏枯草15g，丹皮10g，煅龙齿30g，煅龙骨、煅牡蛎各30g，白芍30g，金钗30g，葛根30g，僵蚕10g，全蝎10g，蜈蚣1条，丹参10g，玫瑰花10g，尖贝10g，佛手15g，合欢皮15g，细辛3g，薄荷10g，藁本10g。

10剂后，疼痛明显减轻，发作次数亦明显减少。上方去龙胆加黄芩15g、炙龟甲15g，又服15剂，疼痛消失。随访至今未见复发。

【按语】舌咽神经痛当属中医"咽喉痹证"范畴。其发病多因肝火夹肝风上扰，上逆于咽喉，以至咽部气血凝滞，经络不通，不通则痛。每因情志因素引动肝火而发作，故治疗宜用清肝泻火，镇肝息风，理气活血，通络止痛之法。方中龙胆草、夏枯草、丹皮泻肝火，煅龙齿、煅龙牡镇肝风，白芍、金钗滋肝阴，佛手、合欢皮疏肝气，薄荷、藁本搜肝风，丹参、玫瑰花活肝血。赵师精于治肝，本方融泻肝、镇肝、滋肝、疏肝、搜肝等治法于一炉，再辅以虫蚁搜剔及化痰定痛之品，可使肝火降，肝风息，肝气舒，肝血活，经络通畅，疼痛自止。

第四节　泌尿系统疾病

一、神经性尿频

李某，男，28岁，2007年10月12日初诊。

【主诉】尿频5年。

【现病史】神经性尿频5年，现尿频约1小时1次，晚上常因尿频而影响睡眠，伴有腰酸，头晕，乏力，食少纳呆，喜烫食，大便日1次，软溏，舌淡红苔白滑，脉弱。

【中医诊断】尿频。脾气不固，肾失摄纳。

【西医诊断】神经性尿频。

【治法】补益脾肾。

【处方】补中益气汤加减。

黄芪40g，人参10g，焦白术30g，炙甘草10g，陈皮10g，柴胡10g，升麻10g，当归10g，桑螵蛸20g，白果10g，杜仲30g。5剂，水煎服。

2007年10月18日二诊　药后小便次数略减，继用上方加乌药10g、益智仁15g，又服药月余，晚上小便仅1~2次，睡眠好转，白天小便次数亦明显减少，腰酸亦愈。以上法配成丸药巩固治疗半年，患者病告痊愈。

【按语】本例神经性尿频，因脾气不固，肾失摄纳所致。故投以大剂补中益气补气健脾而升阳，缩泉、桑蛸、白果温肾阳而固涩小便，药证合拍，故久服而获佳效。

二、尿路感染（淋证）

（一）热淋

刘某，女，68岁，2006年10月12日初诊。

【主诉】尿频尿急尿痛3年余。

【现病史】泌尿系感染3余年，近日因劳累后病情复发。诊见患者少腹胀满疼痛，拒按，尿频尿急尿痛，偶见血尿，舌质暗红苔黄腻，脉弦滑。曾口服阿莫西林等药未效。

【中医诊断】热淋。热瘀互结膀胱。

【西医诊断】泌尿系感染。

【治法】清热利湿，凉血活血。

【处方】导赤散合当归贝母苦参丸加减。

生地30g，木通10g，竹叶10g，甘草梢10g，当归15g，苦参10g，浙贝母15g，车前草30g，白茅根30g。5剂，水煎服。

服上方 5 剂后，血尿止，尿频尿急尿痛减轻，少腹满痛稍缓，舌质红苔薄，于上方加枸杞子、桑椹、女贞子各 15g，继服 10 剂，诸症消失。

【按语】热淋多以肾虚为本，膀胱湿热为标，标本虚实互为因果。患者初诊时，湿热较甚，急则治其标，故用导赤散合当归贝母苦参丸加减；二诊时湿热渐减，故加枸杞子、桑椹、女贞子养肾扶正。古人有"淋无补法"之说，临床不可胶执。

（二）劳淋

马某，女，54 岁，2008 年 11 月 21 日初诊。

【主诉】尿频尿急尿痛 3 年余。

【现病史】患者慢性尿路感染 3 年，每因劳累或受凉而加重，7 天前因劳累又发。查尿常规：脓细胞（+++），隐血（+），经静脉输头孢哌酮舒巴坦钠等药未见明显好转。诊见尿频、尿急、轻微涩痛，痛苦异常，伴见腰痛畏寒，舌质淡红，苔白微黄，口中和，脉象沉细。

【中医诊断】劳淋。阳气虚寒夹膀胱湿热。

【西医诊断】慢性尿路感染。

【治法】温阳散寒，清利湿热。

【处方】薏苡附子败酱散化裁。

薏苡仁 30g，炮附子 10g（先煎），败酱草 30g，白花蛇舌草 30g，白茅根30g，仙鹤草 30g，鹿衔草 30g。5 剂，水煎服。药后，尿路刺激症状大减，继服 15 剂，诸症消失，尿常规检查正常，嘱服济生肾气丸以兹巩固。

【按语】尿路感染初期多为热证、实证，采用八正散加减或使用大量抗生素，收效明显，但反复、大量使用则容易复发，因为清热利湿中药与抗生素皆属寒凉之品，过用易伤人阳气。若单纯清热利湿解毒，不扶助阳气，则正不胜邪，所以迁延不愈。薏苡附子败酱散出自《金匮要略》，原为治肠痈而设。方中薏苡仁清热利湿，附子扶助阳气，败酱草清热解毒，三药温清并用，恰合阳虚而夹有湿热之证。案中加入白花蛇舌草可加强薏苡仁、败酱草清热利湿解毒之功，鹿衔草可助附子温肾助阳，白茅根、仙鹤草为小便隐血而设。全方味少而药精，目的明确，针对性较强，故药仅 20 剂，3 年顽疾告愈。本方的辨证要点为下元虚冷，腰酸痛，恶寒，乏力，舌淡，脉沉细，尿检见大量白细胞或伴脓球，辨证属阳虚夹有湿热者。

（三）石淋

王某，女，59岁，2006年9月7日初诊。

【主诉】腰腹部疼痛1年余。

【现病史】1年前因腰腹部阵发性剧烈疼痛于某医院检查，发现有左侧输尿管结石、肾结石。屡服中、西药治疗未效。3天前因劳累过度而致病情加重。诊见腰腹部阵发性剧烈疼痛，小便涩痛，舌质红，苔黄腻，脉弦数。

【中医诊断】石淋。湿热下注，煎灼成石。

【西医诊断】左侧输尿管结石、肾结石。

【治法】清热利湿，化石通淋。

【处方】八正散合当归贝母苦参丸加味。

车前子15g，木通10g，萹蓄20g，瞿麦30g，甘草6g，滑石30g，栀子10g，大黄10g，金钱草40g，海金沙20g，当归15g，浙贝母15g，苦参10g，枳壳15g，白芍30g，王不留行30g，鸡内金10g，威灵仙15g。5剂，水煎服。

2006年9月12日二诊 药后腰腹疼痛消失，小便已通畅。原方再进5剂，诸症悉除，随访1年，未再复发。

李某，男，35岁，2008年11月10日初诊。

【主诉】左侧阵发性腹痛伴血尿3天。

【现病史】左侧阵发性腹痛伴血尿3天，曾在某医院B超检查为左肾下极集合系统内见直径0.8cm强回声。尿检：红细胞（++），蛋白（+）。诊断为左肾结石。刻诊：患者面色黄，左腰部胀痛，小便短赤，精神疲乏，舌质红苔黄腻，脉象滑数。

【中医诊断】石淋。下焦湿热，蕴结成石。

【西医诊断】左肾结石。

【治法】清热利湿，化石通淋。

【处方】八正散合当归贝母苦参丸加减。

萹蓄20g，瞿麦30g，甘草6g，滑石30g，栀子10g，大黄10g，金钱草40g，海金沙20g，鸡内金10g，当归15g，浙贝母15g，苦参10g，枳壳15g，白芍30g，王不留行30g，威灵仙15g。5剂，水煎服。

嘱多饮水，辅助做双手叉腰、脚跟轻抬重落动作，反复20次，每日2次，促使结石下移。坚持服药15剂，小便通利，腰痛减轻；再服药15日后，症状消失，B超示：左肾可见直径0.3cm强回声。嘱以上方配丸药再服3个月。1年后体检结石已无。

梁某，女，38岁，2007年4月8日初诊。

【主诉】腰部疼痛伴尿频、尿急、尿痛。

【现病史】腰部疼痛较剧，痛及少腹，伴见尿频、尿急、尿痛。经B超检查提示左输尿管中段结石（0.4cm×0.5cm），伴见左输尿管上段扩张，曾久治而未效。患者面色白，舌质淡，苔薄白，脉弦细。

【中医诊断】石淋。阳虚气滞，蕴结成石。

【西医诊断】左侧输尿管结石。

【治法】温阳益气，利尿通淋排石。

【处方】三金排石汤加减。

金钱草30g，海金沙20g，鸡内金15g，滑石30g，王不留行30g，川牛膝10g，琥珀6g（研，吞），乌药10g，杏仁10g，威灵仙10g，白芍30g，甘草10g，黄芪30g，附子10g（先煎）。5剂。水煎服，并嘱多喝开水。

服药至第4剂，小便时突发排尿不畅并腹痛剧烈，而后突觉有一物自尿道排出，疼痛顿消。经B超复查，未见输尿管结石，扩张也复常态，结石告愈。

【按语】泌尿系结石一般发生于肾盂、输尿管、膀胱，属于中医"石淋"范畴。本病多由湿热蕴结下焦，日久而成结石，赵师应用八正散合当归贝母苦参丸或三金排石汤加减常能获效。王某案、李某案均属湿热久蕴下焦，煎熬成石所致，故治以清热利湿，化石通淋。八正散合当归贝母苦参丸长于清利湿热，以绝结石生化之源；金钱草、海金沙、鸡内金擅长化石通淋；白芍、甘草可缓急止痛；枳壳、王不留行理气活血，推动结石下行；威灵仙通行十二经络，并可化石止痛。诸药配伍，力有专攻，标本兼治，祛邪而不伤正，故服后痛止尿畅，其病若失。泌尿系结石虽以湿热者为多见，但患者素体阳虚或久用药物伤阳者亦可见阳虚之证，临床当详加辨证，不可一见结石只知清利湿热排石。梁某案即为石淋证属阳虚者。三金排石汤是赵师所拟治疗泌尿系结石的有效良方。方中金钱草、海金沙、鸡内金化石排石，滑石利尿通淋；王不留行、川牛膝、琥珀活血化瘀，引药下行；杏仁宣肺利水，具有提壶揭盖之妙；白芍、甘草缓急止痛；乌药、威灵仙可以扩张尿管，有利于结石排出；黄芪益气，附子温阳，阳主乎动，阳气充足才有力推动结石排出。赵师所加之黄芪、附子实为本案点眼之笔。

三、尿血

江某，男，13岁，2007年7月15日初诊。

【主诉】反复血尿1年余。

【现病史】患者反复血尿1年余，近日因外感而再次反复。刻诊：小便短赤，咳嗽，咽痛，咽红，双肺呼吸音粗，可以闻及少量痰鸣音，舌质红，苔黄腻，脉滑数。查尿常规示：红细胞（+++），诊为尿血。

【中医诊断】血淋。湿热下注，迫血妄行，夹有外感。

【西医诊断】尿血。

【治法】清热利湿，凉血止血，兼以解表。

【处方】金银花15g，连翘10g，桑叶15g，生地20g，黄芩10g，鱼腥草30g，白花蛇舌草30g，滑石20g，益母草15g，白茅根30g，小蓟15g，大蓟15g。5剂，水煎服。

2007年7月21日二诊　患者小便通利，咽痛、咳嗽好转，舌质微红，苔黄略腻，脉滑数，上方继进5剂，诸症消失，查尿常规已恢复正常。

【按语】血证均为血不归常道，出于脉外所致。《景岳全书》说："凡治血证，须知其要，而血动之由，惟火惟气耳。故察火者但察其有火无火，察气者但察其气虚气实，知此四者而得其所以，则治血之法无余义矣。"临床有治火、治气、治血三原则。本案患者舌脉均为湿热内蕴之象，故以清热利湿，凉血止血为主。赵师认为，外感是万病之源，许多尿血者常以外感为诱发或加重的因素，因此，临床辨治一定要详察外邪之有无，如外邪不解，徒见血止血则效果不佳。

四、水肿

刘某，女，65岁，2006年8月4日初诊。

【主诉】双下肢水肿2年余，伴腰痛2月。

【现病史】患者于2年前出现双下肢水肿，呈凹陷性，晨轻暮重，伴双下肢静脉曲张，查心、肺、肾功能均正常。服用利尿剂后略有好转，停药后症状又加重。2月前无明显诱因出现腰痛，睡卧时明显，起床活动后减轻。观其舌质暗淡，苔白腻，脉沉细。

【中医诊断】水肿。肾虚水泛，脾虚失运。

【西医诊断】双下肢静脉曲张。

【治法】温补脾肾，活血利水。

【处方】黄芪50g，白术30g，益母草30g，红花15g，杏仁15g，白豆蔻15g，生薏苡仁30g，车前子30g，鹿衔草20g，狗脊15g，杜仲20g，怀牛膝15g，炮附子6g。5剂，水煎服。

患者服用5剂后，水肿明显减轻，守方又服5剂，水肿消失，唯静脉曲张未除。原方加土鳖虫10g、僵蚕10g，取药10剂配成丸药常服。半年后随访，静脉曲张明显减轻，水肿未再复发。

【按语】《景岳全书·肿胀》指出："凡水肿等证，乃肺、脾、肾三脏相干之病。盖水为至阴，故其本在肾；水化于气，故其标在肺；水惟畏土，故其制在脾。"方中鹿衔草、狗脊、杜仲、炮附子温补肾阳，以助蒸腾气化，水化为气则水肿可消，且诸药有强腰定痛之功；黄芪、白术益气健脾，以强堤防；肺为水之上源，杏仁宣肺气，通调水道；薏苡仁、车前子利水湿；益母草、红花活血消肿。诸药合用，共奏温补脾肾，活血利水之功。

附：特发性水肿

吕某，女，48岁，2007年4月12日初诊。

【主诉】双下肢水肿1年余。

【现病史】双下肢水肿反复发作1年余，经中西药物治疗，时轻时重。诊见双下肢水肿，按之凹陷，疲劳后症状加重，伴头晕目眩，神疲乏力，纳差，畏寒肢冷，舌质淡胖，边有齿印，舌苔白腻，脉沉细。血、尿常规及肝肾功能等检查均无异常。立卧位试验阳性。

【中医诊断】水肿。脾肾阳虚，水湿内停。

【西医诊断】特发性水肿。

【治法】温肾健脾，利水消肿。

【处方】真武汤合五苓散加减。

炮附子10g（先煎），白芍15g，干姜10g，白术15g，茯苓15g，桂枝10g，泽泻10g，黄芪30g，车前子30g，丝瓜络15g，益母草30g。5剂，水煎服。并嘱饮食清淡、低盐。

2007年4月18日二诊　药后，水肿减轻，神疲畏寒明显改善。原方再服10剂，诸症痊愈。随访半年，水肿未再复发。

【按语】特发性水肿多发生于女性，往往与劳累、月经等有关。西医认为，内分泌功能失调可能是发生特发性水肿的病因，继发性醛固酮增多症可导致肾小管重吸收增加并产生肾性水钠潴留。但水肿的真正病因至今尚未明了。西医治疗主要予以利尿剂、醛固酮抑制剂、孕酮等，疗效不稳定，停药后易复发，且副作用大。中医认为，水肿主要与肺失通调，脾失转输，肾失开阖，三焦气化不利有关。其病位在肺、脾、肾，而关键在肾。本案患者舌脉症均为脾肾阳虚，水失运化之象，故以真武汤合五苓散加味，温补脾肾阳气，兼以利水渗湿，烈日当空，阴霾自散。在治疗期间应吃低盐、清淡、富有营养的饮食，忌烟酒、辛辣及生冷饮食；停服其他药物，严禁服用呋塞米及氢氯噻嗪等利尿药；忌过度疲劳、受凉；常保持心平气和，加强体育锻炼。痊愈后，偏于脾肾阳虚者可常服济生肾气丸，以巩固疗效。

第五节　生殖系统疾病

一、不育

李某，男，32岁，2008年9月22日初诊。

【主诉】不育5年伴尿频、尿急、尿痛1年。

【现病史】婚后5年未育，1年前出现尿频、尿急、尿痛，会阴部发胀，无尿后滴精。在某三甲医院诊断为慢性前列腺炎，曾多次输液、服消炎药，未见明显改善。经朋友介绍前来就诊。刻诊：面白，体略胖，平时怕冷，现仍时有尿频、尿痛、小便淋漓，腰酸痛，口不渴，大便正常，纳可，夜寐多梦，舌淡，苔薄黄腻，脉沉弦。精液检查：死精35%，精子活动不良40%，活动欠佳15%，活动良好10%，精液白细胞（++）。

【中医诊断】不育。肾阳虚衰，夹有湿热。

【西医诊断】男性不育，慢性前列腺炎。

【治法】温补肾阳，兼以清利湿热。

【处方】薏苡附子败酱散加减。

薏苡仁30g，炮附子6g，败酱草30g，鹿衔草30g，白花蛇舌草30g，淫羊藿15g，枸杞子20g。6剂，水煎服。

2008年9月28日二诊　服药6剂，尿频、尿痛、腰酸痛明显改善，会阴发胀消失，舌淡苔薄腻，脉沉。上方加菟丝子20g，五味子10g，覆盆子15g，陈皮10g，鹿角胶10g（烊化），龟甲胶10g（烊化）。6剂，水煎服。后以上方去白花蛇舌草，加紫河车3g冲服，共服药2月余，精液化验已正常，诸症均已消失。嘱常服五子衍宗丸。2009年3月18日患者告知其妻已怀孕。

【按语】据面白、怕冷、舌淡可知患者为阳虚体质，虽有尿频、尿痛等下焦湿热之象，但不宜单用苦寒清热之品，这也是久用抗生素而效果欠佳的原因所在。初诊处以薏苡附子败酱散加减，方中附子、淫羊藿、鹿衔草温肾助阳，败酱草、白花蛇舌草清热利湿解毒，薏苡仁健脾利湿，枸杞子补肾填精，诸药合用，标本兼顾，前列腺炎症迅速得到控制。二诊时患者湿热已减，肾阳肾精仍不足，故合入五子衍宗及龟鹿二仙胶以助先天之本，经过几个月的调理，终于获愈。

二、慢性前列腺炎

黄某，男，32岁，2007年11月15日初诊。

【主诉】尿频、尿意不尽3年。

【现病史】尿频，尿意不尽，经某院男科确诊为慢性前列腺炎，用西药及清热解毒中药30余剂未见明显好转。刻诊：尿道不适，尿后有脓性分泌物，尿频，尿意不尽，会阴、精索、睾丸作胀痛，伴烦躁易怒，少寐多梦，早泄，耳鸣，面色赤，两目干涩，手足心热，但足膝冷，舌质红，苔薄黄腻，脉细数。

【中医诊断】淋证。阴虚火旺，湿热下注。

【西医诊断】慢性前列腺炎。

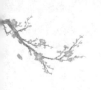

【治法】滋阴敛阳，清热利湿。

【处方】枸杞子20g，桑椹30g，女贞子20g，墨旱莲20g，丹皮10g，丹参10g，知母10g，黄柏10g，制附子6g，薏苡仁30g，败酱草30g，白花蛇舌草30g，合欢皮20g，夜交藤30g。6剂，水煎服。

2007年11月22日二诊 药后小便较前通畅，会阴、精索、睾丸作胀痛显减，足膝亦渐温和，夜寐好转。继服原方加减，前后共服2月余，诸症消失，一年后随访未再复发。

【按语】本例患者经常熬夜，用脑过度，精血暗耗，肾气受损而致阴虚于下，火旺于上，湿热下注，病情复杂。方中枸杞子、桑椹、女贞子、墨旱莲滋补肾阴，丹皮、知柏清其虚热。患者久服清热解毒之品，阳气已伤，故用附子温其肾阳，引火归原。败酱草、白花蛇舌草、薏苡仁清热解毒，兼以利湿；丹参、合欢皮、夜交藤安神定志。诸药并用，标本兼顾，药病相当，故初服即有效，共服2月而病愈。

三、前列腺增生症

王某，男，68岁，2008年10月21日初诊。

【主诉】排尿不畅2年。

【现病史】排尿不畅，夜尿每夜3～4次，尿线细。经某院男科诊为前列腺增生症。经中、西药物治疗未见明显好转。刻诊：小便淋漓不爽，次数频多，大便干，伴见小腹胀满，口黏口苦，舌质暗红，苔黄腻，脉弦滑。

【中医诊断】癃闭。湿热蕴结下焦，瘀阻尿路。

【西医诊断】前列腺增生症。

【治法】清热利湿，活血通络。

【处方】生大黄10g（后下），土茯苓40g，败酱草30g，白花蛇舌草30g，皂角刺15g，穿山甲5g（研冲），蜈蚣1条，黄柏10g，砂仁6g，甘草6g，王不留行30g，土鳖虫10g，僵蚕10g。10剂，水煎服。

2008年11月3日二诊 药后小便较前明显改善，但次数仍多，小腹胀满亦有减轻，大便日1～2次，稀软，舌质红，苔薄腻，脉弦滑。上方去大黄，加益智仁10g，桑螵蛸15g，生地20g。以上方加减又服药30余剂，小便频数亦恢复正常。

【按语】前列腺增生症属中医学"癃闭"范畴，是中老年男性的常见病和多发病。据报道，我国50岁以上的老年男性前列腺增生症发病率约为50%，欧美国家高达75%，因此各国均在寻求一种疗效好、技术操作或治法简单、费用低廉、患者乐于接受的方法。中医学在治疗本病有独到之处和巨大潜力，古今论述甚多，见仁见智。赵师认为，本病病位在肾，与肺、脾、肝三焦相关，多属本虚标实证，治当急则治标，缓则治本或标本兼治。据临床所见，湿热夹瘀者较为多见，故常以土茯苓、败酱草、白花蛇舌草清热解毒，利湿通淋；前列腺膜及纤维组织增生形成屏障，药物难以进入，故以皂刺配穿山甲、蜈蚣、土鳖虫、僵蚕等虫蚁搜剔之品为开路先锋，使药能直达病所发挥作用。二诊时患者湿热已减，故加入益智仁、桑螵蛸等收敛固涩之。本病颇为顽固，非旦夕所能治愈，故须坚持服药，也可以在取效后配成丸药以巩固之。

钱某，男65岁，2006年9月17日初诊。

【主诉】小便不利3年伴加重7天。

【现病史】3年前逐渐出现小便不利，尿分岔，夜尿频多，在某医院诊断为前列腺增生症，7天前，无明显诱因小便不利症状加重，尿后有余沥，每晚小便5～7次，遂来求治。诊见体胖，夜尿次数多，小便排出困难，有滞涩感，且尿不净，伴腰酸，乏力，手足冷，舌质淡苔白，脉沉细。

【中医诊断】癃闭。肾阳衰微，气化不利。

【西医诊断】前列腺增生症。

【治法】温肾助阳，化气利水。

【处方】附子10g（先煎），肉桂10g（后下），黄芪30g，茯苓30g，车前子30g，杏仁10g，柴胡10g，王不留行30g。5剂，水煎服。

服药2剂，小便即已通畅。上方又服5剂，临床治愈，嘱其服济生肾气丸善后，随访1年，未见复发。

【按语】小便不利与肺、脾、肝、肾密切相关，肺失宣降，脾失健运，肝失疏泄，肾失蒸化，皆可引起小便不利。本案患者年老体弱，观其脉证，乃一派阳气虚衰，不能蒸腾气化之象，故选用附子、肉桂温补肾阳，釜底添薪，黄芪、茯苓补脾助运，杏仁宣肺，提壶揭盖，车前子、王不留行利水通窍，柴胡疏利肝经气机，使水道通畅。全方用药思路清晰，药简而力宏，切中病机，故获显效。

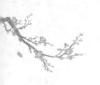

四、性功能减退

贺某，男，45岁，2008年6月22日初诊。

【主诉】性功能减退2年。

【现病史】患者近2年来自觉性欲淡漠，查血糖、血脂、血压均正常。身体素弱，曾服中药汤剂数十剂，未见明显效果。经朋友介绍来赵师门诊就诊。诊见体瘦，腰酸，怕冷，偶尔心悸，饮食可，二便正常，舌质淡，苔薄白，脉沉细。

【中医诊断】阳痿。肾精亏虚，心气不足。

【西医诊断】性功能减退。

【治法】补肾填精，温补心阳。

【处方】六味地黄丸合五子衍宗丸加减。

熟地24g，山药12g，山萸肉12g，茯苓10g，泽泻10g，枸杞子30g，菟丝子20g，五味子10g，车前子10g，紫河车粉6袋（冲服），蛇床子10g，灵芝20g，柴胡10g，桂枝10g，菖蒲10g，人参10g，淫羊藿30g，鹿衔草30g，当归10g，甘草6g。6剂，水煎服。

2008年6月29日二诊 药后仍性欲淡漠，但感觉体质略有好转，腰酸心悸明显减轻。上方加鹿角15g、鳖甲15g，6剂。

2008年7月6日三诊 患者自觉已有性欲冲动，但因近日要出差，服汤药不方便，遂取二诊方改紫河车为10g，取药10剂配水泛丸一料，每服10g，每天3次，3个月后见患者，性功能已恢复正常。

【按语】本病的发生主要与心、肝、肾有关。性欲的产生首先与心有关，因心主神志，没有想法就没有性冲动；其次，心主血脉，阴茎的勃起实际上是阴茎海绵体充血，而海绵体充血与心气、心血有很大的关系，如果心之气血亏虚，充盈不足，则阴茎不能勃起。肾藏精，为封藏之本，阴茎勃起的硬度则与肾密切相关，海绵体所充之血依靠肾之封藏才能充实有力。肝主筋，前阴为宗筋之所聚，射精的快慢与肝主疏泄有密切关系，肝疏泄太过，则不能持久，易患早泄。明乎此，则治性欲淡漠，思过半矣。方中六味、五子配淫羊藿、鹿衔草滋补肾之阴阳；参、归大补心之气血；桂枝、甘草温通心阳；菖蒲开心窍，调情志；柴胡条达肝气，引药直入前阴。诸药合用，针对心、肝、肾各个环节一一击破，故获良效。对于肾阳虚型性冷淡也可采用枸杞羊肾粥辅助治疗。枸杞30g，羊肾1只，羊肉60g，葱白、食盐适量，粳米80g。将羊肾、羊肉洗净切碎后，混合其他物同煮粥服用，5~7天为1个疗程。

第六节　血液系统疾病

一、白细胞及血小板减少症

谢某，女性，27岁，2006年9月12日初诊。

【主诉】反复出现皮下瘀斑1年。

【现病史】1年来反复出现皮下瘀斑。当地医院诊为白细胞及血小板减少症，多方治疗未见好转，经朋友介绍到赵师门诊求治。诊见面色白，四肢皮下有瘀斑数块，自觉精神疲倦，偶有头晕，气短，食欲尚可，舌淡胖，有齿痕，脉虚浮。白细胞2.9×10^9/L，血小板45×10^9/L。

【中医诊断】血证。脾气亏虚，血失统摄。

【西医诊断】白细胞及血小板减少症。

【治法】补气健脾，升阳止血。

【处方】生白汤加减。

黄芪50g，党参30g，白术15g，柴胡6g，升麻6g，陈皮6g，炙甘草6g，仙鹤草30g，白及20g，枸杞子30g，鸡血藤30g，大枣5枚。

服上方1个月后，白细胞数3.6×10^9/L，血小板60×10^9/L。4个月后，白细胞5.2×10^9/L，血小板120×10^9/L。

【按语】本案患者素体较弱，又因工作劳累，饮食失调，致使正气亏虚，从而出现白细胞及血小板减少症。据其脉证诊为脾气亏虚，气不摄血。所用方剂为赵师自拟经验方升白汤，方中参、芪、术、草补益中气，升麻、柴胡升发脾阳，枸杞子补肾填髓，仙鹤草、白及止血，鸡血藤养血活血。陈皮行气反佐参芪，使补而不滞。诸药合用，脾健阳升，气血生化有源，经过4个月的治疗，终获痊愈。

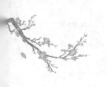

二、血小板减少性紫癜

史某，男，39岁，2006年8月30日初诊。

【主诉】皮肤反复出现瘀斑瘀点2年。

【现病史】皮肤反复出现瘀斑瘀点，经某三甲医院确诊为血小板减少性紫癜，发病初期用激素治疗，血小板上升，但不能维持，后血小板降为40×10^9/L，经朋友介绍到赵师门诊求中医治疗。刻诊：皮肤瘀斑瘀点，夜寐欠安，头晕耳鸣，乏力，食欲较差，大便干，舌质红而少津，脉弦数。

【中医诊断】血证。脾肾亏损，肝火上炎，迫血妄行。

【西医诊断】血小板减少性紫癜。

【治法】补肾健脾，清肝凉血止血。

【处方】桑椹30g，女贞子30g，墨旱莲20g，白芍30g，生地30g，水牛角30g，紫草15g，生槐米30g，连翘15g，白茅根30g，黄芩15g，太子参15g，白术10g，炙甘草6g，陈皮5g。10剂，水煎服。

2006年9月12日二诊　服药后，紫癜未再新发，夜寐好转，大便通畅，舌红而干，脉弦滑。再守前法治疗共3月余，激素逐渐停用。

2006年12月15日三诊　血小板上升至85×10^9/L，乏力较以前好转，饮食可，夜寐安，皮肤无瘀斑，舌微红苔薄，脉弦滑。继以上方加减，又服2个月后，查血小板130×10^9/L，随访1年，未再复发。

【按语】血小板减少性紫癜属于中医"血证"范畴。《景岳全书》认为出血原因有气、火两个方面，指出："盖动者多由于火，火盛则逼血妄行；损者多由于气，气伤则血无以存。"火与气两者往往夹杂，本案患者乏力、食欲较差，显为脾气不足；头晕耳鸣，舌红少津而脉弦数为肝火有余、肾阴亏虚之象。方中白芍、生地、水牛角、紫草、生槐米、连翘、白茅根、黄芩清热凉血止血，桑椹、女贞子、墨旱莲、滋水涵木，太子参、白术、甘草、陈皮健脾和胃。肾阴足则水能涵木，肝火息则血不妄行，脾气健则固摄有力。经过近半年的治疗，终获痊愈。

第七节　内分泌系统疾病

一、高脂血症

谢某，男，48岁，2008年4月8日初诊。

【主诉】头晕，乏力3年。

【现病史】素体偏胖，3年前体检时发现血脂高，曾服血脂康、减肥茶并低脂饮食等，均未见明显效果。诊见头晕，乏力，稍活动则气短，舌质暗有瘀点，苔黄白略厚，脉沉细。血脂检查：甘油三酯8.41mmol/L，胆固醇5.78mmol/L。

【中医诊断】眩晕。脾气虚弱，痰湿瘀血互结。

【西医诊断】高甘油三酯血症。

【治法】祛痰化湿，补益脾气。

【处方】当归芍药散加味。

当归20g，川芎15g，白芍20g，茯苓20g，生白术30g，泽泻30g，生山楂30g，决明子20g，荷叶15g，陈皮10g。5剂，水煎服。

患者服药1个月后复查，甘油三酯3.75mmol/L，胆固醇5.57mmol/L。上方取药10剂配成丸药常服，后又多次检查，胆固醇正常，甘油三酯1.15～1.68mmol/L。

【按语】高脂血症即指正常饮食情况下，空腹血清总胆固醇≥5.7mmol/L，或甘油三酯≥1.7mmol/L，或高密度脂蛋白胆固醇≤1.04mmol/L。随着生活条件的改善，其发病率愈来愈高，已成为引发冠心病、高血压、动脉粥样硬化等病的主要元凶。高脂血症患者大多为肥胖者，肥人多痰，多脾虚，血浊者必有瘀，故以当归芍药散健脾胃、化痰浊、活血脉。现代药理研究证实山楂有强心、抗心律失常、增加冠脉流量、降血脂、扩张血管、降低血压的作用，决明子有降压利尿、抑制血清胆固醇升高和主动脉粥样硬化斑块形成等作用，泽泻有降压、降血糖及抗脂肪肝作用。本法所选药物价格低廉，疗效确切，颇为实

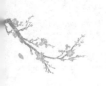

用。赵师曾以本法治疗高脂血症患者多例，均有良效。

二、甲状腺腺瘤

王某，女，42岁，2008年9月21日初诊。

【主诉】颈前右侧肿块1年余。

【现病史】患颈前右侧肿块已有年余，近来肿块增大不适。经武汉某医院诊断为甲状腺腺瘤，建议手术，患者因害怕手术而来寻求中医治疗。诊见右侧肿块呈椭圆形，约5cm×4cm，质地较硬，表面光滑，边缘清晰，可随吞咽动作而上下移动，伴有烦躁易怒，喜叹息，胸闷气短，口苦咽干，脉弦滑数，舌质红，苔黄腻。

【中医诊断】瘿病。肝郁气滞，痰瘀互结。

【西医诊断】甲状腺腺瘤。

【治法】疏肝理气，化痰软坚，活血化瘀。

【处方】消核汤加减。

白芍30g，当归15g，柴胡12g，夏枯草30g，僵蚕10g，浙贝母15g，佛手20g，合欢皮20g，延胡索15g，丝瓜络15g，生牡蛎30g，山慈菇10g，三棱10g，莪术10g。5剂，水煎服，每日1剂。

上方加减，服药20剂后，肿块变软；服药30剂后，肿块变小，约2cm×1.5cm。坚持服至60剂后，肿块消失。嘱患者取药10剂配成丸药，每服10g，每日2次以兹巩固。

【按语】甲状腺腺瘤属中医"瘿瘤"范畴。多由情志内伤，饮食及水土失宜引起，并与体质有密切关系。本案患者平素心情压抑，肝失疏泄，化生痰浊瘀血，痰瘀日久而成肿块，经用消核汤加减而获效，方中白芍、当归养肝柔肝；柴胡、佛手疏肝理气；三棱、莪术、合欢皮、延胡索活血化瘀；浙贝母、夏枯草、僵蚕、牡蛎、山慈菇软坚散结，化肿块；丝瓜络通络。诸药合用，共奏疏肝理气、活血化瘀、化痰散结之功。

第八节　妇科疾病

一、痛经

吴某，女，20岁，2006年11月25日初诊。

【主诉】痛经7年伴加重半年。

【现病史】经行腹痛，加重半年。患者13岁月经初潮，每次都有腹痛症状，有时伴腰酸痛，半年前月经期因为淋雨而腹痛加重，伴面色苍白，汗出，服止痛药疼痛略减，经量少，色暗有血块，平素畏寒怕冷，舌淡苔薄白，脉沉细。

【中医诊断】痛经。阳气不足，阴寒凝滞，经脉不畅。

【西医诊断】痛经。

【治法】温阳散寒，活血定痛。

【处方】鹿衔草30g，淫羊藿30g，肉桂10g，小茴香15g，艾叶10g，香附15g，川芎10g，延胡索15g，当归20g。5剂，水煎服。每于经前服药5剂。第1周期，疼痛大减。共服药3个周期，痛经愈。

【按语】患者素体阳虚，阴寒内盛，经水运行不畅，故而经期作痛，后因淋雨，使寒邪客于胞中，从而气血凝滞，不通则痛。方中鹿衔草、淫羊藿温补肾阳；肉桂、小茴香、艾叶暖胞宫，散寒邪；香附、川芎、延胡索、当归行气活血定痛。肾阳得温，寒邪得散，气血调畅，故病获痊愈。

二、闭经

余某，女，28岁，2008年9月25日初诊。

【主诉】闭经3年。

【现病史】13岁初潮，现已闭经3年，西医诊为继发性闭经，曾用人工周期疗法治疗有效，但停药后月经仍然闭止，现已4个月未来月经。诊见体形偏瘦，面部有黄褐斑，口干欲冷饮，伴心烦急躁，手足心热，大便干，2天1次，舌质尖红，苔薄黄，脉弦细数。

【中医诊断】闭经。阴虚火旺，冲任失调。

【西医诊断】继发性闭经。

【治法】养阴清热，调理冲任。

【处方】瓜石汤加减。

全瓜蒌30g，石斛15g，生地30g，玄参20g，麦冬20g，瞿麦15g，怀牛膝15g，车前子15g，益母草30g，黄连6g，玫瑰花10g，凌霄花10g，红花10g。

上方加减共服20剂后月经至。经后继服上方1个月，经期正常，面部黄褐斑基本消退。停药后，随访1年，月经正常。

【按语】凡女子年龄超过18周岁，仍不见月经来潮；或曾来过月经（特别是月经周期已成规律后），但又连续闭止3个月以上，排除妊娠、哺乳等生理性闭经，均称之为"闭经"。发育正常的女性多数在14岁月经来潮，如果年逾18岁月经尚未初潮，称为"原发性闭经"；如已行经又中断达3个月以上，称为"继发性闭经"。瓜石汤出自《刘奉五妇科经验》一书，此方为刘奉五老中医经过多年临证经验总结而成。由瓜蒌、石斛、玄参、麦冬、生地、瞿麦、车前子、益母草、马尾连（或栀子）、牛膝等药组成。功效为滋阴清热，宽胸和胃，活血通络。主治素体阳气过盛，肝热上逆，胃热灼津所致的阳明津液枯竭，冲任失养之月经不调。赵师在临床当中，常用该汤加减治疗阴虚火旺之闭经，多能收到较好的疗效。此例闭经属于继发性闭经，患者为素体阴虚，阴血不足，冲任不充，故出现闭经。以瓜石汤为主方，养阴增液，阴液充足则冲任充盈，冲任充盈则月经按时而至。方中瓜蒌、石斛、生地、玄参、麦冬滋阴养血，加入玫瑰花、凌霄花、红花等药，加强益母草、怀牛膝、瞿麦、车前子等活血通经之力，且有良好的消除黄褐斑之作用。辨证准确，用药配伍得当，故获良效。

三、带下

王某，女，38岁，2006年3月9日初诊。

【主诉】患带下病3年。

【现病史】身体素弱，体形微胖，平时畏寒怕冷。患带下病3年，曾多次服中、西药物治疗，均未见明显好转。诊见带下量多，色白微黄，质稀，劳累后加重，食欲不振，月经量少、色淡，经期延迟7～10天，伴腰酸痛，小腹坠胀，舌质淡红，苔白滑，脉沉细无力。

【中医诊断】带下病。脾肾阳虚，寒湿内阻。

【西医诊断】盆腔炎。

【治法】补益脾肾，祛寒除湿。

【处方】薏苡附子败酱散加味。

薏苡仁30g，附子10g（先煎），败酱草30g，鹿衔草30g，淫羊藿20g，苍术20g。5剂，水煎服。

服药后，白带减少，饮食增加，继服5剂，诸症消失而痊愈。随访半年未见复发。

【按语】带下病是女性的常见病、多发病，主要与肝、脾、肾三脏功能失调有关，尤其以脾虚湿浊下注为最重。《傅青主女科》谓"带下俱是湿证"，是对带下病的高度概括。其湿有湿热与寒湿之别，湿热证赵师常以易黄汤加减治疗，寒湿证赵师每以薏苡附子败酱散加减治疗，多能获效。方中苍术健脾燥湿，增强薏苡仁去湿之力；鹿衔草、淫羊藿协附子温肾助阳，强壮体质；败酱草清热利湿解毒以治标。诸药合用，共奏温补脾肾、燥湿止带之功。腰痛甚者，加杜仲、续断等，补肝肾，强筋骨；小腹冷痛者，加小茴香、乌药，散寒止痛；白带色黄者，加蒲公英、黄柏，燥湿解毒。薏苡附子败酱散所治之带下证主要表现为面色黄白，带下清稀如水，时夹黄色，淋漓不断，腰膝酸软无力，畏寒肢冷，舌淡苔白或黄而滑，脉沉细或沉迟。

四、产后缺乳

史某，女，30岁，2009年9月12日初诊。

【主诉】产后缺乳10天。

【现病史】患者10天前剖宫产一女婴，母子正常，产后乳汁较少，乳房软，无胀感，经服猪蹄汤下乳，未见明显效果。诊见舌质淡，苔薄白，脉沉细弱。

【中医诊断】缺乳。气血亏虚，乳汁生化不足。

【西医诊断】产后缺乳。

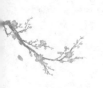

【治法】补气养血，通络下乳。

【处方】增乳汤。

黄芪30g，党参20g，当归20g，熟地20g，王不留行30g，路路通10g，通草6g，甲珠6g。5剂，水煎服。

药后乳汁增多，但仍不足，上方继服5剂，乳汁如泉。

【按语】产后缺乳在临床较常见，一般有虚实两类，虚者多为气血不足，实者多为肝气郁结。乳汁乃气血所化生，本案患者剖宫产耗伤气血，气血亏虚，乳汁生化无源，故乳少。方中以黄芪、党参补气健脾，熟地、当归养血生津，穿山甲、王不留行、路路通、通草通络下乳。一方面补充原料，一方面疏通道路，标本兼治，故获效较速。

五、产后风湿病

孙某，女，29岁，2012年11月23日初诊。

【主诉】产后手指关节痛4月余。

【现病史】产后出现双手近指、掌指关节遇冷刺痛，后背、腰脊、足跟痛已有4月之久，因怕影响孩子吃奶未服药，仅做针灸理疗，未见明显好转。近日大便干，带血，2～3天1次，夜寐多梦，舌质微红，边有齿痕，苔稍黄腻，脉左沉细，右弦滑，寸浮。

【中医诊断】产后风湿。气血亏虚，寒湿痹阻。

【西医诊断】风湿病。

【治法】补益气血，祛寒除湿。

【处方】黄芪30g，当归10g，熟地30g，杏仁10g，枇杷叶30g，枳壳10g，桔梗10g，葛根30g，生龙骨、生牡蛎各30g，火麻仁30g，豨莶15g，苦参6g，艾叶6g，川牛膝10g，狗脊30g，老鹳草30g，生白术30g。5剂，水煎服，日1剂。

2013年1月19日二诊 服后全身疼痛症状基本消失，大便通畅，便血止，夜寐好转。因照顾孩子及父母住院等因素未及时复诊。3天前因劳累后又现腰骶部疼痛，大便干而不利，无出血，晨起稍有口气，胃略有不适，舌质微红，边有齿痕，苔薄腻，脉沉。继用上方加炒谷芽30g。5剂，水煎服，日1剂。养血定痛丸2瓶，每次10g，每天2次口服。

【按语】产后风湿病临床颇为多见，患者常表现为关节疼痛、麻木，怕风怕冷，遇冷及劳累后加重，虽然检查一般无阳性发现，但患者异常痛苦。究其致病原因，多为产后气血亏虚、肝肾不足，又动冷水、吹电扇、空调及劳累等多种因素综合致病。临床多从补气血、养肝肾、祛风活血、通络止痛等法治疗。故方中以黄芪补气，当归养血，熟地滋肾阴，狗脊补肾阳。人之一身，无非气血，气血通调，则筋骨肌肤得养，则无疼痛之虞，故以杏仁、枇杷叶、葛根、川牛膝、枳壳、桔梗调理气机升降，使清者升，浊者降。火麻仁、豨莶、苦参、艾叶为任之堂之通肠四药，辛开苦降，能清理肠道湿热。生白术可健脾润肠通便；龙、牡可镇浮阳，安神定痛。诸药合用，肝肾气血得补，清升浊降，气血通调，故痛止迅速。但本病病程较长，非短期能彻底治愈，故需坚持治疗。在巩固阶段，常采用养血定痛丸。该药由熟地、当归、鹿衔草、乌梢蛇等组成，有良好的补肝肾、益气血、止疼痛作用。

六、乳腺增生

刘某，女，35岁，2007年6月27日初诊。

【主诉】经前乳房疼痛3年余。

【现病史】自2004年5月开始经前3天即乳房胀痛，行经后疼痛减轻，平时多怒少寐，时有偏头痛，曾多方治疗，效果欠佳，近3个月来乳房疼痛加重，特来寻求中医治疗。诊见右侧乳房有2cm×2.5cm包块1个，质韧，边界不清，无粘连，活检示：乳腺增生。观其舌质暗红，苔黄腻，脉弦滑。

【中医诊断】乳癖。气滞肝郁，瘀血阻滞。

【西医诊断】乳腺增生。

【治法】疏肝解郁，活血通络，软坚散结。

【处方】消核汤加减。

白芍30g，当归15g，柴胡12g，夏枯草30g，僵蚕10g，佛手20g，合欢皮20g，橘核15g，荔枝核15g，三七粉9g（冲服），延胡索15g，丝瓜络15g。5剂，水煎服，日1剂。

2007年7月4日二诊 乳房疼痛明显减轻，上方加浙贝母15g，继服10剂，

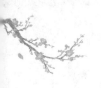
疼痛消失。上方加减连服3月余，乳房肿块完全消失。

【按语】乳腺增生好发于25～45岁的妇女，常表现为患侧乳房周期性疼痛，随月经周期变化，行经前5～7天疼痛较甚，行经后症状可减轻。本病属于中医"乳癖""乳疬"范畴。其致病机制为肝气郁结，气滞血瘀，痰浊凝滞于乳房，积而成块。方中白芍、当归养肝柔肝，缓急止痛；柴胡、佛手疏肝理气；三七、延胡索、合欢皮活血定痛；浙贝母、夏枯草、僵蚕、橘核、荔枝核软坚散结，化肿块；丝瓜络通络。诸药合用，共奏疏肝理气，活血化瘀，化痰散结之功。

七、卵巢囊肿

吕某，女，35岁，2009年5月18日初诊。

【主诉】发现卵巢囊肿3月余。

【现病史】3个月前体检时发现右附件区混合性包块43mm×35mm×28mm，经朋友介绍到赵师门诊求治。诊见体态丰腴，月经量少，有血块，经期腹痛，大便干结，两三天1次，小便赤，夜寐多梦，舌质红苔黄腻，脉滑数。

【中医诊断】石瘕。血水互结，湿热下注。

【西医诊断】卵巢囊肿。

【治法】活血行气，清热除湿。

【处方】当归芍药散加减。

当归30g，白芍30g，川芎10g，泽泻15g，白术15g，茯苓30g，薏苡仁30g，瞿麦12g，蒲公英30g，地丁30g，天葵子20g，益母草30g，香附12g，猫爪草10g，夏枯草30g。5剂，水煎服。

上方加减共服30余剂，于2009年6月28日复查B超示：右附件包块消失。

【按语】卵巢囊肿是妇科常见的疾病，往往症状轻微，发病隐蔽，多在妇科检查时发现。卵巢囊肿属于中医"癥瘕""肠覃"等范畴。赵师认为卵巢囊肿以血水互结、湿热下注为主要病机。多选用当归芍药散加减治疗。当归芍药散出自《金匮要略·妇人杂病脉症并治》，"妇人腹中诸疾痛，当归芍药散主之"，用于治疗妇女血水不利之多种腹痛证。方中当归、白芍、川芎活血，白术、茯苓、泽泻利水，相辅相成，能有效消除血水互结的病理状态。赵师常在此方基础上加王不留行、益母草、瞿麦等活血利水，猫爪草、夏枯草等软坚散结，蒲公英、地丁、天葵子等清热利湿解毒。赵师体会，猫爪草配夏枯草是治疗本病较为有效的对药。

八、围绝经期综合征

张某，女，47岁，2009年7月23初诊。

【主诉】阵发性汗出伴心慌气短、胸闷时痛1年

【现病史】阵发性汗出，伴心慌气短，胸闷时痛，经多方治疗未见明显疗效，查心电图无异常。刻诊：患者自诉心慌气短，胸闷时痛，燥热汗出，体倦乏力，手足逆冷，心烦易怒，不思饮食，大便时干时稀，夜寐多梦，面色少泽，舌淡红苔白，脉沉细。

【中医诊断】绝经前后诸症。心、脾、肾不足，阴阳失调。

【西医诊断】围绝经期综合征。

【治法】养心健脾滋肾，调和阴阳。

【处方】二仙汤加减。

淫羊藿20g，仙茅12g，巴戟天15g，麦冬12g，酸枣仁30g，黄芪15g，太子参30g，合欢皮20g，焦白术10g，知母12g，黄柏10g，甘草6g。5剂，水煎服。

2009年7月29日二诊 服上方5剂后，心慌气短减轻，乏力好转，饮食增加，仍燥热汗出，继上方加桑叶15g，女贞子15g，墨旱莲20g，枸杞子20g。继服15剂后，诸症基本消失。取上方6剂配成水泛丸，每服10g，每天3次，以巩固疗效。随访1年未见再发。

【按语】女性围绝经期卵巢功能逐渐衰退，体内雌激素水平逐渐下降，神经-内分泌-免疫-代谢网络功能减退，产生的一系列临床综合征，即围绝经期综合征。围绝经期通常开始于40岁，延续至60岁，因个体、环境等因素的不同，历时10~20年不等。本案患者素体阳虚，年近七七而肾气更衰，据其舌脉证，患者以肾阳虚衰为本，肾阳虚无力温运脾阳，而出现脾肾阳虚之候，虚阳上浮而现诸燥热汗出之症，故治以温补脾肾为主，兼以养心安神，清虚热而敛汗。方中淫羊藿、仙茅、巴戟天温补肾阳；太子参、黄芪、焦术益气健脾；麦冬、酸枣仁养心安神；合欢皮调节情志；知、柏、桑叶清虚热而敛汗；女贞子、墨旱莲、枸杞子滋补肾阴，以寓阴中求阳；甘草调和诸药。围绝经期

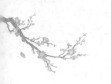

是一个缓慢过程，需较长时期调整，故取效后配成丸药以巩固疗效。

九、小腹内发热

尚某，女，36岁，2007年3月15日初诊。

【主诉】小腹发热3月余。

【现病史】自觉小腹内阵阵发热，昼轻夜重，一天发作数次，发作时伴有烦躁不安，夜寐多梦，二便正常，舌质暗红边有瘀点，苔白，脉细。曾到某院检查排除器质性病变，诊为神经症，服用中、西药物治疗未见明显好转。

【中医诊断】血证。瘀血为患。

【西医诊断】神经症。

【治法】活血化瘀。

【处方】血府逐瘀汤加减。

生地15g，当归10g，川芎10g，柴胡10g，赤芍10g，桃仁12g，红花12g，枳壳10g，桔梗10g，怀牛膝10g，百合20g，夜交藤30g，甘草6g。5剂，水煎服。

服药3剂，小腹内发热即止。

【按语】小腹内阵阵发热，临床较为少见，西医检查亦未发现实质病变。此证见于清代周学海《读医随笔·瘀血内热》："腹中常自觉有一段热如汤火者，此无与气化之事也。非实火内热，亦非阴虚内热，是瘀血之所为也。"患者之舌象亦支持瘀血诊断。遂处以血府逐瘀汤，3剂后患者症状即已消除，实属所料未及。

第九节　儿科疾病

一、小儿发热

刘某，女，5岁，2009年10月20日初诊。

【主诉】发热1天。

【现病史】发热，体温39.2℃，咽喉充血，腹胀，便干，口气臭，唇红，舌质红苔黄腻，脉浮数。实验室检查：白细胞12.5×10^9/L，中性粒细胞85%，淋巴细胞15%。诊断：上呼吸道感染。

【中医诊断】感冒。外感风热。

【西医诊断】上呼吸道感染。

【治法】疏表透邪，清热通便。

【处方】柴芩退热汤。

柴胡12g，黄芩10g，半夏10g，僵蚕10g，蝉蜕6g，大青叶8g，桑叶10g，菊花10g，焦三仙各10g，鸡内金10g，罗汉果1枚，大黄4g。2剂，水煎服，每日1剂，分3～4次服完。

服药1剂后，大便泻下3次，体温降至37.5℃。2剂服完热退身凉，体温正常。

【按语】赵师认为，小儿为纯阳之体，感邪后易迅速化热，出现高热、口渴、烦躁、大便秘结等症状。小儿脾常不足，常因饮食不调而出现积滞，内外合邪，表里同病，仅解表退热效果欠佳。赵师认为治疗小儿外感发热，关键有三：一为给病邪以出路，以柴胡、僵蚕、蝉蜕、桑、菊辛凉解表，透邪外出；二为清除体内之热毒，以黄芩、大青叶清热解毒，但用量不可过大，时间不宜过久，以免伤胃；三为消食导滞，用焦三仙、鸡内金消食助运。本方熔透邪解表、清热解毒、消积化积于一炉，表里双解，病邪分消，其热自退。偏气虚者加太子参10g，白术10g，黄芪15g，去大青叶；阴液不足者加麦冬10g，芦根30g；大便秘结者加大黄3～10g。

二、流行性腮腺炎

李某，男，9岁，2007年4月12日初诊。

【主诉】发热、腮部肿痛3天。

【现病史】发热、腮部肿痛，经静脉输液（头孢哌酮舒巴坦、病毒唑等）热势稍减，但腮腺肿痛加剧。诊见发热38.7℃，腮部肿痛，张口尤甚，口干，大便干，小便黄赤，烦躁，舌红苔薄黄，脉弦数。

【中医诊断】痄腮。外感疫疠之邪壅遏于内，热毒上攻。

【西医诊断】流行性腮腺炎。

【治法】清热解毒，消肿定痛。

【处方】升降散加味。

蝉蜕10g，僵蚕10g，姜黄10g，大黄4g，蒲公英15g，地丁15g，天葵子15g，连翘10g，竹叶10g，罗汉果1枚，3剂，水煎服。外用青黛、冰片等量研面醋调外敷患处，每日2次。

药后泻下数次，臭秽异常，随即热退，腮腺肿势已明显减轻。上方继服3剂，病愈。

【按语】流行性腮腺炎属中医学"大头瘟"范畴，其病来势急、症状重，治疗不及时，可引起其他并发症。中医学认为本病乃外感疫疠之邪壅遏于内，热毒上攻所致，治疗重在清热解毒。杨栗山《伤寒瘟疫条辨》中的升降散治疗本病有良效。方中蝉蜕、僵蚕、连翘味薄而升浮，祛邪伐恶，清热解毒，泻火于上；蒲公英、地丁、天葵子清热解毒，辟邪泻火于中；大黄苦寒泻火，釜底抽薪，导热毒外出。全方辛开宣泄，有升有降，热毒或从外解，或从下泄，用之病多能速愈，实为治疗流行性腮腺炎之良方。赵师每年以此方治疗流行性腮腺炎不下数十例，均获良效。

三、腺样体肥大

钱某，女，6岁，2007年6月8日初诊。

【主诉】睡时打鼾半年余。

【现病史】家长诉患儿打鼾，已半年余，西医诊断为腺样体肥大，建议手术治疗，但患儿害怕手术，故来赵师门诊寻求中药治疗。诊见鼻塞，流清涕较多，纳可，大便干，日1行。查体示：咽红，扁桃体Ⅱ度肿大，舌质红，苔薄黄。

【中医诊断】鼾症。肺胃郁热，复感风寒。

【西医诊断】腺样体肥大。

【治法】清肺胃热，疏风散寒。

【处方】桑叶10g，菊花10g，浙贝母10g，苏叶10g，防风10g，鹅不食草15g，辛夷12g（包煎），石菖蒲10g，桔梗10g，生牡蛎20g，夏枯草15g，玄参10g，僵蚕10g，公英10g，地丁10g。5剂，水煎服。

并嘱忌食咸、甜、辣味、凉性及油腻性食物。

2007年6月14日二诊 家长诉患儿打鼾次数减少，大便已不干。上方去苏叶、防风，加穿山甲2袋（免煎剂，分2次冲服），5剂，水煎服。以上方加减共服药20剂，患儿未再打鼾。随访1年未见复发。

【按语】腺样体肥大系咽扁桃体增生。儿童腺样体肥大常属生理性，婴儿出生时鼻咽部即有淋巴组织，并随年龄而增生，六七岁时腺样体发育最大，青春期后逐渐萎缩。影响全身健康或邻近器官者，才称腺样体肥大。腺样体肥大是儿童的常见病，急性鼻炎、急性扁桃体炎及流行性感冒等反复发作，腺样体可迅速增生肥大，加重鼻阻塞，阻碍鼻腔引流，鼻炎、鼻窦炎分泌物又刺激腺样体使之继续增生，形成互为因果的恶性循环，常与慢性扁桃体炎合并存在。腺样体肥大堵塞后鼻孔及咽鼓管咽口，可发生耳鼻咽等症状，表现为睡眠时张口呼吸，舌根后坠，常有鼾声，夜寐不宁，鼻分泌物多，说话时有闭塞性鼻音，语音含糊。在治疗上，西医多采取手术治疗。赵师认为，腺样体和扁桃体均为人体免疫器官，尽量不予切除。本案采用中药治疗，方中辛夷、鹅不食草、石菖蒲宣通鼻窍；蒲公英、地丁清热解毒；浙贝母、夏枯草、僵蚕、生牡蛎等软坚散结；桔梗为诸药舟楫，并利咽喉。赵师认为只要及时采用中医辨证治疗，大多可免除小儿手术之苦。

四、小儿腹泻

兰某，女，1岁，2006年10月8日初诊。

【主诉】腹泻1月余。

【现病史】家长代诉，患儿1个月前因饮食不节出现腹泻，经西医治疗未见好转。患儿每天有4~5次黄色水样便，无黏液、泡沫，有未经消化的食物残渣，饮食减少，消瘦，腹痛喜按喜揉，面白无华，自汗多，精神尚可，舌淡苔白腻，食指络脉色淡。

【中医诊断】腹泻。脾虚湿盛。

【西医诊断】腹泻。

【治法】健脾益气，化湿止泻。

【处方】七味白术散加减。

党参10g，炒白术10g，茯苓10g，炙甘草5g，葛根10g，木香3g，藿香8g，焦三仙各6g，石榴皮10g，柿子叶10g。3剂，嘱浓煎，少量多次频服。

服3剂后诸症悉除。

【按语】腹泻是小儿常见疾病，尤以2岁以内的婴幼儿多见。且年龄愈小，发病率愈高。小儿泄泻的病因以感受外邪、内伤饮食和脾胃虚弱等为多见，其主要病变在于脾胃。正如《景岳全书·泄泻》所说："泄泻之本，无不由于脾胃，盖胃为水谷之海，而脾主运化，使脾健胃和，则水谷腐熟，而化气化血，以行营卫，若饮食失节，起居不时，以致脾胃受伤，则水反为湿，谷反为滞，精华之气，不能输化，乃致合污下降，而泻利作矣。"赵师认为，小儿腹泻日久不愈，其主要原因有二：一为脾虚，二为湿盛。脾虚为本，湿邪为标。七味白术散既有健脾之功，又有祛湿之效，加入石榴皮、柿子叶则止泻之功大增。该方药性平和，温而不燥，补而不滞，用于治疗小儿脾虚湿胜，日久不愈之泄泻有良效。

五、小儿疳积

李某，女，7岁，2008年7月24日初诊。

【主诉】厌食、消瘦1年。

【现病史】患儿近1年来食欲较差，好吃薯片、虾条、方便面等零食，每日正餐饮食很少，无饥饿感，服用健胃消食片、稚儿灵等药，未见明显好转。诊见形体消瘦，睡眠差，喜翻动，平素多动易怒，手足心热，体重明显低于同年儿童，舌质红，苔薄黄，脉弦细数。

【中医诊断】小儿疳积。气阴不足，肝火偏旺。

【西医诊断】小儿积食。

【治法】益气养阴，清肝健脾开胃。

【处方】太子参12g，麦冬10g，五味子6g，白术10g，茯苓10g，炙甘草6g，北沙参10g，桑椹10g，生麦芽10g，鸡内金10g，生山楂10g，生谷芽10g，白芍10g，菊花10g，仙鹤草10g。5剂，水煎服。

2008年7月30日二诊 服药后饮食明显增加，夜寐好转。因患儿年龄小，服药困难，改服儿宝2号膏，每次2袋，每天3次，开水冲服。服用1个月后，体重已增加2kg，饮食正常。

【按语】"肝常有余，脾常不足"是对小儿体质的高度概括，方中四君健脾胃，生脉益气养阴，白芍、菊花养肝平肝，山楂、谷麦芽、鸡内金消食开胃，仙鹤草强壮体质，诸药合用，治疗疳积，取得较好的效果。

六、小儿肾病综合征

管某，男，6岁，2008年9月23日初诊。

【主诉】全身水肿2周。

【现病史】患儿一年前始患肾病综合征，经西药激素治疗后好转，但激素减量或受凉后又复发。本次于2周前受凉后再发，表现为眼睑、颜面浮肿，双下肢凹陷性水肿，皮色光亮，咳嗽，手足心热，食欲欠佳，欲呕，腹胀便溏，小便短少，精神疲惫，舌苔白，脉浮紧。体格检查：血压90/65mmHg，咽红，双肺呼吸音粗，未闻及啰音，腹水征（－）。查小便常规：尿蛋白（＋＋＋），24h尿蛋白定量0.94g/d。

【中医诊断】水肿病。风寒外束，肺脾失职。

【西医诊断】肾病综合征复发。

【治法】解表祛风，温阳补气。

【处方】桑椹15g，女贞子10g，墨旱莲15g，蒲公英10g，地丁10g，桑叶10g，菊花10g，砂仁7g，白豆蔻7g，薏苡仁10g，泽泻10g，焦白术10g，党参10g，白芍7g，黄芪10g，山药7g，石韦7g，金钗15g，紫河车6g。7剂，水煎服，日1剂。

后以上方加减共服药2月余，水肿基本消退，患儿临床症状消失，未再复发。复查小便常规，24小时尿蛋白定量、肝肾功能均正常。以上方稍作加减，取药10剂配制水泛丸，每次服10g，每日3次，以资巩固。以后多次复查尿检均正常。

【按语】赵师认为小儿发病常与免疫系统功能失调有关。外感六淫是本病诱因，肾病综合征儿童形体未充，卫外机能不固，无力抵御外邪，风邪常夹杂寒、湿、热邪侵袭人体，致肺、脾、肾功能失常而发病。肺为娇脏，外合皮毛，外邪侵袭，肺失宣降，水道不通，致风水相搏，流溢肌肤而病。脾为后天之本，有化水湿之能，小儿消化功能发育不完善，但生长发育迅速，对水谷需求较迫切，加之年幼饮食不当，恣食酸咸等易损伤脾胃，脾虚失于运化水湿，水津内聚成湿，积而成水。《幼幼集成》述："夫肿满之证，悉由脾胃之虚也。脾土喜燥而恶湿。因中气素弱，脾虚无火，故水湿得以乘之"。故赵师常用健脾化湿之品，如焦白术、砂仁、白豆蔻、薏苡仁、焦三仙等来调理脾胃，运化水湿。用泽泻、车前子等淡渗利水通淋，防风祛风利水，桑白皮、陈皮利水消肿，菊花、连翘清热解毒，白茅根清热凉血止血，石韦消蛋白。尤其重用黄芪、党参。现代临床研究报道，二者可增强网状内皮系统的功能，提高小儿细胞免疫功能，促使机体产生干扰素。黄芪还具有双向免疫调节功能，既能抑制过高的免疫反应，又能提高T细胞功能；兼补肺、脾、肾三脏，温而不伤阴，更为小儿"肾病"常用激素易出现阴虚证适宜之品。参、芪为补肺脾之气要药，气行水亦行，因此能使水肿消退，蛋白尿消失。

七、遗尿

余某，男，7岁，2006年12月22日初诊。

【主诉】遗尿4年余。

【现病史】遗尿，曾服中药治疗未效，经朋友介绍到赵师门诊求治。诊见体弱，面色白，几乎每晚遗尿1次，易汗出，畏风，小便频而数，饮食可，舌质淡，苔薄白，脉沉细。

【中医诊断】遗尿。肾气不足，关门不固。

【西医诊断】遗尿症。

【治法】补肾益气。

【处方】益气缩泉汤。

黄芪50g，益智仁15g，桑螵蛸15g，新鲜猪膀胱1只。将新鲜猪膀胱清洗干净，加葱姜少许，煮沸去沫，加黄酒适量，再放入黄芪、益智仁、桑螵蛸（三药用纱布包好）加水煮沸，文火熬至膀胱烂熟，取消汁约200ml，分2次口服，夜间不饮水，煮熟之猪膀胱可以切碎做菜吃，每2天1剂。

2006年12月28日二诊　服药3剂，6天仅遗尿2次。嘱坚持常服。2009年4月25日患儿因外感又来就诊，询及遗尿一事，诉共服药15剂，已愈，且体质较前明显增强，近年很少生病。

【按语】3岁以上小儿夜眠遗尿，是为遗尿病。其辨证有肾气不足、脾肺气虚、肝胆湿热等多种类型，但临床以肾气不足为多见。《素问·脉要精微论》云："水泉不止者，是膀胱不藏也。"张景岳指出："膀胱不藏，而水泉不止，此其咎在命门。"盖肾与膀胱相表里，肾气不足，则膀胱气化不利，关门不固而发为遗尿。本法融药疗与食疗为一体，猪膀胱能以脏补脏，增强膀胱的功能；黄芪补气升提；益智仁、桑螵蛸温肾阳而缩尿。诸药配用，膀胱固摄功能得到加强，一般用药月余可愈，患儿体质也能得到明显改善。

八、小儿夜啼

宋某，男，9个月，2007年5月21日初诊。

【主诉】夜啼3天。

【现病史】患儿3天前因受惊吓而致夜啼惊叫不安，时轻时重，紧依母怀，眼圈及印堂发青，舌质淡，红苔腻。

【中医诊断】小儿夜啼。

【西医诊断】小儿惊风。

【处方】温胆汤加减。

陈皮6g，半夏6g，茯苓6g，甘草3g，枳实5g，蝉蜕5g，僵蚕5g，蝎尾3g，钩藤5g。3剂，水煎少量频饮。

次日夜啼显著减轻，3天后痊愈。

【按语】李时珍《本草纲目》说："脑为元神之府。"小儿夜啼，病根在脑。脑与神志、心理及睡梦活动密切相关，突发的惊恐使小儿元神失调而不安，于夜间阴气养神之时发为噩梦而啼哭。方以温胆汤壮胆化痰，僵蚕、蝉蜕、蝎尾、钩藤镇静安神，使元神尽快调整归于和谐，故获效甚速。

九、小儿癫痫

王某，男，13岁，2006年7月15日初诊。

【主诉】间断性意识丧失2年，加重2个月。

【现病史】患儿于2年前无明显诱因于写作业时突然仰头，双目上视，意识丧失，持续约5秒，家长未予在意。2006年4月，患儿在上体育课时突然出现双目斜视，意识不清，约10秒，后自然缓解，醒后如常人。之后频繁发作，3～5天发作1次，每次持续10秒，表现同前，事后不能忆起。查脑电图示痫性放电，CT（－），就诊时神志清楚，烦躁易怒，不欲食，寐差梦多，大便稍干，口苦口黏，舌红，苔黄白厚腻，脉弦滑数。

【中医诊断】痫证。肝火夹痰上扰，蒙蔽清窍。

【西医诊断】癫痫。

【治法】清肝泻火，化痰开窍。

【处方】龙胆泻肝汤合温胆汤加减。

龙胆草10g，黄芩10g，柴胡10g，竹叶10g，栀子10g，枳实10g，竹茹15g，陈皮10g，法半夏10g，茯苓15g，甘草6g，郁金10g，石菖蒲10g，青龙齿30g（另包，先煎），生龙骨、生牡蛎各30g（另包先煎），炒枣仁15g，远志10g。日1剂，水煎服。

服药15剂，发作次数减少，半月来只发作2次，症状同前。以上方加减共服药40剂，发作停止。继上法配成丸药巩固治疗1年，逐渐停药。2007年11月9日复查脑电图，未见明显异常。随访1年未复发。

【按语】痫之为病，病理因素总以痰为主，故有"无痰不作痫"之说，痫病与五脏均有关联，但与肝关系最密切。肝火夹痰上扰，蒙闭清窍，最易导致本病发作。赵师喜用龙胆泻肝汤合温胆汤治疗本病。方中龙胆泻肝清泻肝火，温胆理气而化痰浊，菖蒲、郁金化痰开窍醒神，龙齿、龙牡镇肝而安神定志。肝火清，痰浊化，则神自清。

十、梦游症

贺某，女，10岁，2007年4月24日初诊。

【主诉】偶发梦游。

【现病史】其母代述，患儿经常半夜12时至1时起床开灯，整理课本和文具。检查完毕，仍将书包放原处，然后关灯睡觉。白天生活、学习均无异常。问及此事，患儿一无所知。诊见脉弦滑有力，舌质红，苔腻。

【中医诊断】梦游证。痰火扰心。

【西医诊断】梦游症。

【治法】清热化痰。

【处方】柴芩温胆汤加减。

枳壳 12g，竹茹 15g，陈皮 10g，法半夏 15g，茯苓 12g，甘草 6g，黄芩10g，黄连 5g，柴胡 10g。5 剂，水煎服。

药后病愈，随访 1 年未见复发。

【按语】梦游症是一种较常见的睡眠障碍，据统计发生率约为 1%，男性多于女性，小儿多于成人，常有家族史。梦游症多发生于睡眠最初的 2～3 小时内，持续时间一般 5～30 分钟，发作后可能意识转为清醒，也可能继续入睡。发病时脑的活动呈不完全觉醒状，患者处于一种意识朦胧状态。梦游症的病因尚不十分清楚，多属于功能性变化；少数可由器质性病变引起，如癫痫合并梦游等。多数可在数年后自愈，因而推测与小儿中枢神经系统发育不完善有关。本病发作次数不定，可隔几天、几十天发作 1 次，亦可一夜发作数次。有书载日本名医东洞翁治梦游症 1 例。一日中午，患者均已走完。唯剩某父女二人未走，其父曰："吾女近日要入赘，忽得一奇疾，不好明言，特求教于先生。"问生何病，其父曰："女本好静喜学，羞于嬉闹。一日夜半，家人都已入睡，其突将灯点燃，打开箱柜，将自己最好的衣服取出穿上，并梳头擦粉，着意装扮之后，载歌载舞，均为吾等见所未见，闻所未闻。吾思之，吾女从不愿唱歌跳舞，莫非学校要演节目，故而在家练习？遂未在意。歌舞毕，洗面叠衣，吹灯就寝。第二日、第三日仍是如此。始问之。其茫然不知，十分惊诧，且不知为何，故求治于东洞翁。"东洞翁云："此梦游病也，半夏泻心汤主之。"提笔立开半夏泻心汤。1 剂而愈。本案患儿每发于夜半 12 时至凌晨 1 时，正为足少阳胆经值日之时，观其舌脉乃痰火扰心之象，故处以柴芩温胆汤清其痰热，和其少阳，见效如此之快，实出意料。

第十节　风湿免疫系统疾病

一、风湿性关节炎

孙某，女，45 岁，2007 年 3 月 12 日初诊。

【主诉】两膝关节肿痛伴低热 3 月余。

【现病史】3个月前患感冒，经治疗好转，随后出现左腕关节肿痛，逐渐蔓延至两膝关节，疼痛加剧并发热38.5℃左右，行走困难，在某医院查血沉95mm/h，抗链球菌溶血素O 1250U，RF（−），经用抗生素、激素及口服双氯芬酸钠后膝关节疼痛好转，但低热未解，两膝关节肿痛反复发作，经朋友介绍到赵师门诊治疗。查血沉85mm/h，抗链球菌溶血素O 800U，膝关节肿大，触之觉热，有压痛，舌质暗红，苔黄腻，脉滑数。

【中医诊断】热痹。湿热痹阻关节。

【西医诊断】风湿性关节炎。

【治法】清热解毒，利湿祛风，活血通络。

【处方】牛角解毒汤加减。

水牛角30g，蒲公英30g，地丁30g，紫背天葵30g，地龙15g，赤芍15g，鸡血藤30g，僵蚕12g，薏苡仁50g，防己15g，泽兰15g，茵陈15g，桂枝10g，生地30g，砂仁10g，白豆蔻10g。

上方加减服药20剂，关节肿痛明显减轻，触之已无热感，起立行走均明显好转，测血沉20mm/h，抗链球菌溶血素O300U。上方加三七10g，怀牛膝15g，木瓜15g，取药10剂配水丸常服，以兹巩固疗效。

【按语】风湿性关节炎属于中医"痹证"范畴。本案患者两膝关节肿痛反复发作，伴发热，经用西药治疗，症状虽有好转，但停药后易反复。据其两膝关节肿大，皮肤触之有热感，有压痛，诊断为热痹，治以清热解毒，利湿祛风，活血通络。方中重用水牛角凉血解毒。水牛角乃血肉有情之骨药，用于治疗风湿等骨病，有同气相求之妙。蒲公英、地丁、紫背天葵乃取五味消毒饮之意，甘寒解毒而不伤正。地龙、赤芍、鸡血藤活血通络，僵蚕、薏苡仁、防己、泽兰、茵陈化痰祛湿消肿。单用解毒之品，恐有凉遏之弊，赵师反佐以桂枝，辛温宣散，使热邪易透，湿邪易除。热之所至，其阴易伤，故配以生地黄，且《神农本草经》载："干地黄逐血痹，填骨髓，长肌肉，除痹"。

二、类风湿关节炎

何某，女，33岁，2012年12月21日初诊。

【主诉】双手近指、掌指关节及双腕、双踝关节对称性肿痛1年余。

【现病史】1年前因受凉后双手近指、掌指关节及双腕、双踝关节对称性肿痛，遇寒加重，得热痛减，每日晨僵持续1小时以上，曾在某三甲医院确诊为类风湿关节炎，未正规诊治。1个月前受凉后病情进一步加重，伴关节活动不利，遂来赵师门诊求治。诊见双腕、双手掌指、近指关节及双踝关节僵痛，活动受限，无明显关节畸形。查ESR 76mm/h，RF 192.3IU/ml，CRP 32mg/L，抗CCP抗体阳性。血常规检查：白细胞3.24×10^9/L。患者手足冷，易上火，大便干结，舌质红苔腻，脉沉细滑。

【中医诊断】痹证。寒热错杂，经脉不畅。

【西医诊断】类风湿关节炎。

【治法】温阳散寒，清热祛湿，活血通络。

【处方】桂枝芍药知母汤加减。

附子6g，干姜6g，甘草6g，黄芩10g，桂枝12g，白芍12g，知母12g，防风10g，生龙骨、生牡蛎各30g，桑枝30g，穿破石30g，鸡血藤30g，鸡屎藤30g，大血藤30g，豨莶10g，制首乌30g，火麻仁20g。6剂，水煎服，日1剂。同时口服甲氨蝶呤片10mg（每周六1次），叶酸片5mg（每周日1次），鲨肝醇片20mg（每天2次）。

2012年12月28日二诊　诸关节僵痛明显减轻，大便较前通畅，近日因受凉而频繁呃逆，手足较前变温，舌质红，苔薄腻，脉沉滑。上方去制首乌、火麻仁，加苏叶10g、枇杷叶30g，6剂，水煎服。

2013年1月4日三诊　关节已无疼痛僵硬感，仍感轻微上火，呃逆服药当天即止，胃部觉稍有不适，舌脉同前。处方：附子6g，干姜6g，甘草6g，黄芩10g，桂枝12g，白芍12g，知母12g，防风10g，生龙骨、生牡蛎各30g，桑枝30g，穿破石30g，鸡血藤30g，鸡屎藤30g，大血藤30g，豨莶10g，川牛膝10g，枇杷叶30g，陈皮10g。6剂，水煎服。嘱甲氨蝶呤、叶酸片等药常服，定期复查血常规及肝肾功能。

【按语】类风湿关节炎多见于成年女性，治疗不及时者常可导致残疾，中医称之为"痹证""尪痹"。临床常见类型有寒湿证、湿热证、痰瘀互结证及寒热错杂证等。本患者既有关节怕冷、得热痛减、手足冷等寒象，又有舌红上火、便秘等热象，实为寒热错杂之证。故赵师处以附子、干姜、桂枝温阳散寒，黄芩、白芍、知母清热泻火，辅以穿破石、鸡血藤、鸡屎藤、大血藤、豨

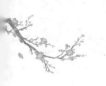

珠、桑枝、防风等祛风活血，通络止痛，制首乌、火麻仁润肠通便，生龙牡安神定痛，引火下行。药后手足转温、大便通畅，疼痛显减，此为气血流通，阳气通达之象。现已证实，甲氨蝶呤等慢作用药物对控制类风湿关节炎关节变形有一定作用，故本病一经确诊，如果患者身体状况允许，建议配用。中药不仅能够缓解症状，也能减轻此类药物的毒副作用。中西并用，优势互补，常能使症状得到长期缓解。

三、强直性脊柱炎

叶某，男，27岁，2007年4月12日初诊。

【主诉】脊柱僵硬作痛5年，加重半年。

【现病史】近半年来脊柱僵硬作痛，日益加重，晚上翻身困难，身体感到困累，起床时有强直感，活动后明显好转，大便溏，畏寒，舌质淡，舌苔薄白，脉沉细无力。查HLA-B27（+），血沉35mm/h。X线检查示：骶髂关节模糊不清。

【中医诊断】痹证。肾督亏虚，骨骼失养。

【西医诊断】强直性脊柱炎。

【治法】益肾壮督，舒筋活络。

【处方】鹿鳖壮督汤加减。

鹿角15g，鳖甲15g，羌活、独活各10g，续断20g，淫羊藿20g，生地30g，杜仲30g，白芍30g，土鳖虫10g，白僵蚕10g，蜈蚣1条，鸡血藤30g，合欢皮20g，徐长卿15g，炙马钱子粉0.3g（分2次冲服）。10剂，水煎服。并嘱患者用药渣蒸热外敷痛处，且避风寒湿，坚持适当活动。

2007年4月23日二诊 药后脊柱僵硬强直疼痛显减，身体仍感困重，舌脉同前。上方加白术30g，砂仁10g。10剂，水煎服。以上方加减共进药60余剂，症状得到改善，病情稳定。上方加全蝎10g，炮山甲5g，鹿衔草20g，共取10剂配成水丸，每服10g，每天2次，以巩固疗效。随访1年病情未再进一步发展。

【按语】强直性脊柱炎属中医学"骨痹""肾痹"范畴。证属顽疾，非短期所能治愈。其病因病机虽然较为复杂，但概括起来不外虚实两端。《灵枢·百病始生》曰："风雨寒热，不得虚，邪不能独伤人。"本病的虚，赵师认为主要指肾精亏损，元阴元阳不足。现代医学已证明强直性脊柱炎有遗传倾向，发病有家族聚集性，并且大多数患者HLA-B27呈阳性。先天禀赋缺陷是强直性脊柱炎的内因。邪主要是指外感之风寒湿热、内生之痰浊瘀血等病邪。本病属于本虚标实。方中鹿角具有补肾阳、益精血、强筋骨的作用。鳖甲善于滋阴清热，平肝息风，软坚散结。鹿乃纯阳之物，鹿角为督脉所发，故善温壮肾督，赵师认为它有很强的镇痛作用。鳖乃至阴之物，善于养元阴而清虚热，单用即有止痛作用。鹿角与鳖甲均为血肉有情之品，两者相配，阴阳并调，共助先天之本。淫羊藿功擅补肾壮阳，祛风除湿。生地清热凉血、养阴生津。现代药理研究证明，淫羊藿有抗炎作用，能显著减轻大鼠蛋清性关节炎的关节肿胀。生地水剂或酒浸剂对大鼠关节炎有抑制作用，可拮抗外源性激素对垂体-肾上腺皮质的抑制，又能延缓肝脏对皮质激素的代谢，使血中皮质激素水平升高。这样既可保持皮质激素的一些生理效应，又可对抗其某些副作用。淫羊藿配生地阴中求阳，阳中求阴，对调节免疫功能和防治激素停用后的反跳现象均有佳效。僵蚕擅于化痰散结，土鳖虫长于活血化瘀，二者相伍恰合强直性脊柱炎痰瘀互结之病机。诸药合用，共奏补肾壮督，祛风除湿，通络止痛之功。本病病程多迁延日久，赵师治疗该病经验丰富，始终抓住补肾壮督这个关键，认为只有肾气充足，才能祛邪外出，达到邪去病复的效果。

四、痛风

王某，男，37岁，2008年7月12日初诊。

【主诉】右跖趾关节红肿热痛2天。

【现病史】2天前无明显诱因出现右跖趾关节红肿热痛，经化验血尿酸600μl/L，舌质红苔黄腻，脉弦滑数。

【中医诊断】痹证。湿热浊毒内蕴，血脉不利。

【西医诊断】痛风。

【治法】清热凉血，解毒化浊。

【处方】土茯苓50g，萆薢30g，苍术12g，黄柏15g，生薏苡仁50g，川牛膝20g，蒲公英30g，地丁30g，天葵子30g，水牛角30g，陈皮10g。5剂，水煎服。

5日后复诊，症状已消失。效不更方，继以上方5剂巩固疗效。

【按语】痛风一病，西医认为是嘌呤代谢紊乱，尿酸生成过多或排泄减少所致。中医认为本病主要为湿热浊毒停留体内所致，治疗以清热凉血，解毒利湿为主。方中蒲公英、地丁、天葵子、水牛角、黄柏清热解毒凉血；土茯苓、萆薢、薏苡仁利湿，可以排出体内之湿热浊毒；苍术、陈皮燥湿健脾以强后天之本。诸药配合，热毒得解，湿浊得排，则肿痛自止。

五、局限性硬皮病

李某，女，45岁，2005年8月22日初诊。

【主诉】左膝部肿胀1年，伴加重1个月。

【现病史】2年前因左膝部受外伤，皮肤肿胀，继而变硬，肢体行动不便。近1个月症状逐渐加重。检查：左膝外上方呈条状皮肤肿胀，发亮，光滑变硬，呈紫褐色，边界清楚，略高于皮面，汗毛脱落，伴肢冷畏寒，皮肤感觉迟钝，神疲乏力，舌质暗，苔薄白，脉沉细。

【中医诊断】痹证。寒凝经脉，瘀血痹阻，肌肤失养。

【西医诊断】局限性硬皮病。

【治法】温阳散寒，活血通络。

【处方】当归四逆汤加减。

当归15g，桂枝10g，赤芍、白芍各15g，细辛6g，通草6g，怀牛膝15g，鸡血藤15g，土鳖虫10g，炙甘草6g，淫羊藿15g，仙茅10g。

服药20剂后，局部皮肤变软，肤色转淡。又服20剂后，上述症状减轻，皮损大部分消失。以上方加三七10g，取10剂配成水泛丸，继续巩固治疗。

【按语】硬皮病是以局限性或弥漫性皮肤及内脏器官结缔组织纤维化、硬化及萎缩为特征的结缔组织疾病，属中医学"痹证"范畴。其病因病机较为复杂，常常气血同病，多脏受损。由于硬化的广度与深度不同，临床表现各异，治疗方法也不尽相同，但总以扶正祛邪、活血通络为大法。本案患者据临床表现诊为阳虚寒凝，瘀血痹阻证。故处以当归四逆温阳而通络；二仙加强温阳；鸡血藤、土鳖虫活血脉而通瘀滞；牛膝引药下行，直达病所。阳气壮，血脉通，肌肤得以温养，顽疾最终得除。

六、干燥综合征

刘某，女，48岁，2008年6月22日初诊。

【主诉】口、眼、鼻腔干燥3年。

【现病史】患者口、眼、鼻腔干燥已有3年，经某医院确诊为干燥综合征。曾服用中、西药物治疗，效果较差，经朋友介绍求诊。刻诊：口干舌燥，手中须常拿一水瓶，时时饮用，两目干涩，视物模糊，两膝关节痛，活动时关节内作响，纳差，易疲乏，舌质淡，苔薄白，脉沉细。

【中医诊断】燥证。脾虚失运，官窍失濡。

【西医诊断】干燥综合征。

【治法】健运脾胃，濡润官窍。

【处方】参苓白术散加减。

太子参15g，白术15g，茯苓15g，白扁豆10g，山药15g，陈皮6g，甘草6g，桔梗10g，当归10g，石斛20g，黄精15g，麦冬10g，五味子6g，葛根15g，木瓜15g，白芍10g。10剂，水煎服。

2008年7月5日二诊　口干、眼干略有好转，膝关节疼痛减轻，舌脉同前。上方加减共服药120余剂，五官症状基本消失。

【按语】李东垣说："胃气一虚，耳目口鼻俱为之病。"《素问·阴阳类论》曰："喉咽干燥，病在土脾。"脾胃为气血生化之源，津血同源，气血不足，津液亦乏，津血不能上濡官窍，故干燥异常。患者曾服增液汤及沙参麦冬汤等滋阴养液辈数十剂而未见明显效果，概不能治本也。患者见症为脾胃虚弱，运化不及之象，故取参苓白术培土健脾为主，配以酸甘化阴之品以治其标。干燥综合征为免疫系统疾病，治疗颇难，患者积极配合，坚持服药，终获临床治愈。

七、雷诺氏病

宋某，女，40岁，2005年2月24日初诊。

【主诉】四肢关节痛2年余。

【现病史】四肢关节痛2年余，以四肢小关节痛为主，阴雨天或遇寒加重，关节处肌肤苍白，肿胀，得热肿胀及疼痛减轻，皮色转为正常，曾在某医院诊为雷诺病，经中、西药物及针灸治疗，病情未见明显改善。近1个月发作较为频繁，且逐渐加重，舌质暗淡，有瘀点，苔薄白，脉沉细。

【中医诊断】痹证。阳气虚衰，寒湿痹阻经脉，阳气不能通达四末。

【西医诊断】雷诺病。

【治法】温阳散寒，通络止痛。

【处方】当归四逆汤加减。

桂枝15g，白芍15g，当归20g，细辛6g，甘草10g，大枣10g，通草10g，黄芪30g，鸡血藤30g，威灵仙10g，淫羊藿20g。5剂，水煎服，日1剂。

服药后关节疼痛及肿胀明显减轻，上方加减又服30余剂，病愈。

【按语】本病属中医"痹证"范畴，多由素体阳虚，气血不足，寒湿之邪痹阻经脉，阳气不能达于四末而引发。方取当归四逆汤，温阳散寒通络，加黄芪益气，淫羊藿温肾阳，鸡血藤养血活血，威灵仙通行十二经脉。诸药配用，阳气得温，寒邪得散，经脉得通，故服药月余获愈。

八、纤维肌痛综合征

李某，女，50岁，2007年4月22日初诊。

【主诉】周身窜痛3年余。

【现病史】周身窜痛，曾在某院查血沉、抗链球菌溶血素O、类风湿因子、抗核抗体等，未发现异常。曾服双氯芬酸钠缓释胶囊及祛风散寒中药治疗，略有好转，但停药后又复发。近日因家庭不和，情绪抑郁而病情加重。诊见：项背、腰骶、四肢关节肌肉疼痛，呈胀痛或刺痛，喜叹息，易怒，口干口苦，夜寐多梦，神疲乏力，疼痛多与情绪波动有关。查体：枕骨下肌肉、斜方肌上缘、臀外上象限、肱骨外上髁远端及膝内侧等共14个压痛点压痛明显，舌质暗红，有瘀点，苔薄黄，脉弦细。

【中医诊断】周痹。肝气郁结，气血痹阻。

【西医诊断】纤维肌痛综合征。

【治法】疏肝解郁，理气活血，通络止痛。

【处方】丹栀效灵丹加减。

丹皮12g，栀子10g，白芍30g，当归15g，柴胡10g，白术10g，茯苓10g，薄荷6g, 丹参15g, 制乳香10g, 制没药10g, 鸡血藤30g。5剂, 每天1剂, 水煎服。

2007年4月28日二诊 服药后身痛减轻, 乏力好转, 仍夜寐多梦, 上方加酸枣仁30g、延胡索30g。又服15剂, 疼痛消失, 夜寐安。半年后随访未见复发。

【按语】纤维肌痛综合征是一种非关节的风湿综合征, 中医无此病名。本病当属中医学"周痹"范畴。明代李梴在《医学入门》中说:"周身掣痛者, 谓之周痹, 乃肝气不行也。"本病多因情志不调, 忧思郁怒致使肝气郁结, 气机不畅, 血脉痹阻而致周身疼痛。赵师认为本病的治疗重点在于疏肝解郁, 理气活血, 而非祛风散寒除湿。患者肝郁化火之象明显, 故治以丹栀逍遥散清其肝火, 疏其肝气, 令其条达。配以活络效灵丹及鸡血藤活血化瘀, 通络定痛, 药证相合, 故一诊而有效。二诊所加之酸枣仁、延胡索是赵师治疗各种痹证常用之对药, 酸枣仁长于养心益肝、安神、敛汗, 延胡索善于活血、行气、止痛。现代药理研究证明酸枣仁含有枣仁皂苷、脂肪油、有机酸等, 具有镇静、催眠、镇痛的作用; 延胡索含有延胡索甲素、乙素、丙素及去氢紫堇碱等20多种生物碱, 有明显的镇静、催眠与安定作用。两药相伍, 镇痛、镇静作用明显加强, 对于各种痹证而伴有烦躁、失眠的患者均有佳效。

第十一节 骨关节系统疾病

一、颈椎病

刘某, 女, 38岁, 2012年11月9日初诊。

【主诉】右上肢疼痛半年余。

【现病史】半年前劳累后出现右上肢疼痛麻木、发凉, 呈持续性酸胀痛, 遇寒加重, 得热痛减, 虽经多方诊治, 但反复发作, 时轻时重。1周前劳累后右上肢疼痛麻木加重, 伴腰及右小腿酸痛, 时有头痛头晕。经朋友介绍来赵师门诊求治。第2～7颈椎棘突及椎旁轻度压痛, 右侧肩部、臂臑、肘部、前臂

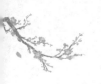

有明显压痛，压顶试验阳性，右臂丛牵拉试验阳性，舌质淡红，苔薄白腻，脉沉细。

【中医诊断】颈痹。肝肾气血亏虚，风寒湿痹阻经络。

【西医诊断】颈椎病。

【治法】补肝肾，益气血，祛风湿，通经络。

【处方】独活寄生汤加减。

独活15g，桑寄生20g，黄芪40g，当归10g，细辛8g，党参15g，白术15g，茯苓15g，炙甘草6g，川芎15g，赤芍10g，熟地30g，肉桂8g，夜交藤40g，桂枝10g，丹参20g，石菖蒲15g，薏苡仁30g，蜈蚣1条。3剂，每日1剂，水煎服。

2012年11月12日二诊　右上肢疼痛麻木稍减，咽喉略痛，舌质淡红，苔薄白，脉沉细。上方去肉桂，加忍冬藤30g。3剂。

2012年11月16日三诊　右上肢疼痛麻木明显减轻，腰腿已无酸痛感，咽喉已无不适，舌脉同前。患者补诉迎风流泪已有5年之久，异常痛苦，请求一起治疗。处以黄芪40g，当归10g，桂枝15g，桑枝30g，葛根30g，威灵仙15g，刺蒺藜15g，车前子15g，蒲公英30g，丹参15g，石菖蒲15g，夜交藤30g，生龙骨、生牡蛎各30g，蜈蚣1条。6剂，水煎服。

2013年1月2日四诊　已无疼痛麻感，流泪亦止，因工作较忙而未及时复诊。嘱患者口服养血定痛丸3瓶，每次10g，每天2次，以兹巩固。

【按语】患者平素体弱，肝肾不足，再加工作劳累（常常每天工作12小时），耗伤气血，正气亏虚，风、寒、湿诸邪外袭，经脉痹阻而现疼痛麻木之症。故初诊处以独活寄生汤以补肝肾、益气血、祛风湿、通经络。诸痛痒疮，皆属于心。故加桂枝温心阳，丹参通血脉，石菖蒲开心窍，夜交藤安心神。蜈蚣属虫类，善走窜，长于通络止痛，故加之以助效。二诊患者咽痛，有化热之势，加忍冬藤清热以治标。三诊患者诉迎风流泪，此乃肝风夹湿气上犯，浊气不降所致，故以葛根升清阳；车前子利水湿，降浊阴；生龙牡息肝风；刺蒺藜、蒲公英乃明目止泪之良药。药物对证，故取效较捷。养血定痛丸为赵师治疗风湿痹痛常用经验方，是十堰市中医医院的院内制剂，由鹿衔草、补骨脂、葛根、白芍、土鳖虫等组成，对肝肾不足、气血亏虚之各种痹证多有良效。

二、颈椎骨质增生症

黄某，男，56岁，2007年4月18日初诊。

【主诉】颈项强痛3年余。

【现病史】起病3年余，颈项强痛，旋转不利，右上肢麻木，伴有头晕恶心。经用中、西药物治疗，效果不显。近日逐渐加重，经某医院拍片诊断为颈椎骨质增生。刻诊：颈项强痛，前俯后仰、左右转动均受限，右上肢麻木酸痛，伴头晕，恶心，失眠，舌质红苔薄，脉沉细。

【中医诊断】颈痹。肝肾亏虚，风寒湿痹阻经脉。

【西医诊断】颈椎骨质增生。

【治法】滋补肝肾，祛风除湿，活血通络。

【处方】葛根颈痹汤加减。

葛根50g，白芍30g，桂枝15g，川芎10g，羌活10g，鸡血藤30g，海风藤20g，络石藤20g，僵蚕10g，全蝎10g，桑椹30g，女贞子30g，墨旱莲20g，淫羊藿10g，焦白术10g，煅龙齿30g（先煎），煅龙牡各30g（先煎）。5剂。

嘱患者把药渣蒸热，加入白酒少许，外敷局部。

以上方加减共服药24剂，疼痛麻木消失，头晕亦止。稍作加减取药10剂配制水丸，每次服10g，每日服3次，以兹巩固。半年后随访，未见复发。

【按语】颈椎病的发病与年龄、工种、坐姿、感受外邪等均有关系。据临床所见，中老年患者较多发。本病多由肝肾亏虚，感受外邪，痰瘀互结，经脉不畅所致。赵师所拟之葛根颈痹汤治疗本病多有良效，但需坚持月余方能获效。以赵师经验为基础，加入当归、土鳖虫、乌梢蛇等制成丸剂，名之养血定痛丸（十堰市中医医院制剂室生产）；用于治疗颈椎病所致的疼痛、麻木、眩晕，亦取得较好的疗效。

三、颈椎间盘突出症

石某，女，40岁，2006年1月25日初诊。

【主诉】颈项僵痛2年，加重半月。

【现病史】近年来由于经常伏案工作而患颈项僵痛，颈部CT示：$C_{3\sim4}$、$C_{4\sim5}$椎间盘突出，轻度骨质增生。半月前因通宵打麻将颈部僵痛加重，经按摩治疗未效。刻诊：颈项僵痛，转侧不利，身体略胖，精神萎靡，面色㿠白，伴头晕耳鸣，腰酸痛，记忆差，乏力，舌质淡红，有瘀斑、瘀点，苔白滑，脉沉细。

【中医诊断】颈痹。肝肾亏虚，经脉不利。

【西医诊断】颈椎间盘突出症。

【治法】滋补肝肾，活血通络。

【处方】葛根颈痹汤加减。

葛根30g，白芍30g，桂枝15g，羌活15g，鸡血藤30g，土鳖虫10g，仙茅10g，淫羊藿20g，威灵仙20g，伸筋草30g，甘草10g，木瓜15g。5剂，水煎服。

服药后颈项僵痛明显减轻，腰仍酸痛。上方加骨碎补30g，枸杞子30g。继服5剂，颈部已活动自如，腰痛亦减。上方加鹿角10g，取药10剂水泛为丸，以兹巩固。

1年后随访，患者已无任何不适。

【按语】肾精亏损，肝血不足，是颈椎病发病的内因。肾主骨生髓，肾气盛、肾精足则骨骼强健，即"肾实则骨有生气"（《外科集验方·服药通变方第一》）。肝主筋而为藏血之脏，肝血充足则筋脉强劲束骨而利关节。静则可以保护诸骨，充养骨髓；动则可以约束诸骨，避免活动过度，损伤关节。长期低头工作，姿势不良，或外受风寒，导致局部气血不畅，筋骨失去滋养，久而久之，关节发生退变而致本病。方中葛根、威灵仙为解除颈部肌肉之僵硬要药；仙茅、淫羊藿、骨碎补补肾壮阳，强筋壮骨；白芍、枸杞养肝血，桂枝、羌活、伸筋草祛风散寒；鸡血藤、土鳖虫活血通络。诸药合用，肝肾得补，筋骨强健，经脉通畅，僵痛自除。

四、腰椎间盘突出症

张某，男，58岁，2012年10月23日初诊。

【主诉】腰腿疼痛1年余。

【现病史】于1年前受凉后出现腰腿痛，CT示腰椎间盘突出及骨质增生，右膝关节骨质增生。夜间翻身困难，下蹲及站起时右膝关节疼痛，久坐行走痛甚，大便干，易上火，血糖9.1mmol/L，舌质红，苔白，脉沉弦大。

【中医诊断】腰痹。肾气亏虚，上热下寒。

【西医诊断】腰椎间盘突出症。

【治法】补益肾气。

【处方】地乌蠲痹汤加减。

生地60g，制川乌9g（先煎1小时），威灵仙15g，蚕沙15g，秦艽15g，乌梢蛇12g，怀牛膝9g，豨莶草15g，五加皮15g，独活10g，枳壳10g，桔梗10g，火麻仁20g，土鳖虫10g，僵蚕10g，炙甘草10g，鸡血藤30g。5剂，水煎服，日1剂；药渣水煎泡脚，每晚1次。

塌渍0号2袋外用，复方祖司麻止痛膏外贴，每日1次。

2012年12月11日二诊　腰痛减轻，膝关节仍疼痛，遇冷加重，大便时干，舌质红，苔白，脉沉弦。血糖8.8mmol/L。患者诉长年双下肢皮肤痒，颇以为苦。上方加穿破石30g，鸡屎藤30g，黄芩10g，黄柏10g，石斛30g，生龙骨、生牡蛎各30g，玉米须10g，地肤子30g，白鲜皮20g。5剂。

2012年12月17日三诊　腰已不痛，膝关节疼痛大减，大便通畅，火气已下，皮肤瘙痒亦明显减轻，舌质微红，苔薄，脉沉。患者不愿再服汤剂，改服石斛蠲痹丸及养血定痛丸以巩固疗效。

【按语】地乌蠲痹汤是姜春华先生治痹之名方，赵师亦常用其治疗诸般痹证，多获良效。患者为老年男性，勤于劳作，肾气亏虚，水少火旺，寒热错杂，故处以地乌蠲痹汤以蠲痹通络止痛，加枳壳、桔梗调理气机升降，火麻仁润肠通便，土鳖虫、僵蚕、鸡血藤活血通络止痛。二诊时，疼痛虽减但火势仍盛，故以芩、柏直折其火，以大剂石斛滋水制火，生龙骨、生牡蛎潜镇，以引火下行，火去热平，经络通畅则疼痛自止。石斛蠲痹丸药如其名，以石斛为主药，滋阴除痹为其所长。养血定痛丸虽名养血，但亦含有鹿衔草、补骨脂、土鳖虫、僵蚕等补肾化痰逐瘀之品。二药均为我院应用多年之院内制剂，常用于病情较轻及疾病的巩固治疗阶段，经多年临床应用，收效亦佳。

任某，男，52岁，2012年12月25日初诊。

【主诉】腰痛5年伴加重1个月。

【现病史】患者患腰痛5年，经针灸、按摩及口服中药治疗效果不佳，近1个月来疼痛逐渐加重，翻身转侧受限，经朋友介绍来赵师处就诊。患者腰第3、4、5腰椎体均有压痛，CT示：$L_{3\sim4}$、$L_{4\sim5}$及L_5S_1椎间盘突出。大便不成形，舌尖微红，边有瘀斑，中间有裂纹，苔白，脉沉细。

【中医诊断】腰痹。肾虚夹瘀。

【西医诊断】腰椎间盘突出症。

【治法】补肾壮骨，活血定痛。

【处方】骨碎补20g，杜仲20g，续断20g，桑寄生30g，穿破石30g，鸡血藤30g，鸡屎藤30g，大血藤30g，延胡索15g，川芎15g，土鳖虫10g，制乳香10g，制没药10g，当归10g，川牛膝10g。3剂，水煎服，日1剂。

2012年12月28日二诊　服药1剂后，腰部疼痛即明显减轻，3剂后，疼痛已愈大半，继用原方3剂。

2013年1月3日三诊　患者腰已不痛，嘱服补肾通络丸1个月强肾固本，活血通络，以兹巩固。

【按语】腰椎间盘突出症是临床常见病、多发病，尤其多见于久立、久坐或劳累之人。究其原因，主要与肾虚有关。盖肾主骨而生髓，肾虚则腰椎骨质容易发生退变，其周围肌肉、韧带松弛无力，稍稍用力不当则易致椎间盘突出，压迫神经而致病。故临床治疗多以补肾为基础，方中骨碎补、杜仲、续断、桑寄生为赵师补肾强筋壮骨常用之对药，穿破石、鸡血藤、鸡屎藤、大血藤为活血通络之佳品，延胡索、川芎、当归、土鳖虫、制乳香、没药活血定痛，川牛膝引药入腰膝，直达病所。痛甚者可酌加制川乌配生地，或全蝎配蜈蚣；觉筋短，腿拘挛者可加伸筋草、木瓜、白芍、炙甘草；下肢冷痛者加独活、细辛。此法临床应用多年，常能迅速起效，病情缓解后，尚需服用补肾通络之品1~3个月疗效方能持久。

祁某，男，26岁，2006年11月8日初诊。

【主诉】腰痛1年余。

【现病史】患者腰痛已有年余，经针灸治疗略有好转，但仍难以根治。为求进一步治疗而来赵师门诊求治。患者诉白天腰痛轻微，觉腰部无力。每天睡到5~6点就会腰沉胀痛致醒，日晨起活动几分钟后疼痛即可消失，腰重痛以阴雨天为甚。曾到某医院查双肾B超及骶髂关节CT，未见异常，HLA-B27（-），伴有阳痿半年，舌质淡胖，苔白腻，脉沉细。

【中医诊断】腰痹。脾肾阳虚，寒湿内阻。

【西医诊断】腰椎间盘突出症。

【治法】温肾健脾，散寒除湿。

【处方】肾着汤加味。

干姜10g，茯苓15g，白术15g，甘草10g，附子10g（先煎），淫羊藿30g，鹿衔草30g，薏苡仁30g。6剂，水煎服。

2006年11月15日二诊　腰痛显著好转，未再出现痛醒现象，但阴雨天仍有不适感。上方加狗脊15g，继服12剂，腰痛消失，阳痿亦明显改善。嘱服济生肾气丸3盒以兹巩固。

半年后患者领其妻来看病，询及腰痛一事，言腰痛及阳痿已愈多时。

【按语】患者虽正值壮年，但先天不足，后天失养而致脾肾阳衰。脾虚失运则湿浊内停，肾阳虚衰则无力蒸化。湿性趋下，故晚间睡时湿邪聚于腰而现沉胀重着而痛，活动后则湿邪随血脉运行而趋散，故沉痛止。方中附子、淫羊藿、鹿衔草温肾阳而祛风湿，干姜温脾阳，白术、茯苓、薏苡仁健脾利湿，甘草调和诸药。诸药合用，脾健则水湿得运，肾壮则蒸腾复常，湿除阳复，腰痛自愈。

五、股骨头坏死

蒋某，男，81岁，2012年12月8日初诊。

【主诉】双髋关节疼痛3年伴加重2个月。

【现病史】反复双髋关节疼痛3年，查X线片提示：双侧股骨头缺血性坏死。曾行针灸、针刀、中药治疗，略有好转。近2个月疼痛加重，出现双髋关节活动受限，行动不便，尤以右侧为甚，伴小便时而失禁，大便干，舌质淡暗，苔腻略黄，脉沉细。

【中医诊断】痹证。气虚夹湿夹瘀。

【西医诊断】双侧股骨头缺血性坏死。

【治法】益气养血，活血祛湿，通络止痛。

【处方】补阳还五汤加减。

黄芪60g，当归15g，红花10g，川芎10g，地龙10g，鸡血藤30g，大血

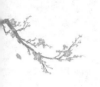

藤30g，豨莶10g，川牛膝10g，延胡索15g，骨碎补20g，制首乌30g，莱菔子30g。3剂，水煎服，日1剂。

针刺足三里、三阴交、环跳、悬钟；疼痛局部辅以塌渍0号热敷，每日1次。

2012年12月13日二诊 右髋关节疼痛减轻，大便较前通畅，上方加穿破石30g，3剂，水煎服，日1剂。其余治疗同前。

2012年12月21日三诊 双髋关节疼痛明显减轻，大便通畅，小便仍时有失禁，舌质淡暗，苔略腻，脉沉细较前有力。上方去制首乌、莱菔子，加土鳖虫10g，续断10g，菟丝子20g，白果10g。5剂，水煎服。停针刺及热敷。

2012年12月31日四诊 双髋关节仅觉轻微疼痛，大小便正常，舌质淡暗，苔薄白，脉沉细。

【处方】黄芪30g，当归10g，红花5g，川芎5g，地龙5g，鸡血藤30g，大血藤30g，豨莶10g，川牛膝10g，穿破石30g，骨碎补20g，续断10g。10剂，水煎服。

【按语】股骨头坏死一般多由外伤、应用激素、嗜酒等因素导致局部血液循环不畅而引起。追问病史，患者有饮酒史30余年。赵师认为，本病多为肝肾亏虚，气血瘀滞，股骨头处经脉同时存在不通与不荣。故赵师以骨碎补强筋壮骨，用大剂黄芪补气生血。现代药理研究认为黄芪能增强心肌收缩力，扩张血管，增加股骨头的血流量。当归、红花、川芎、地龙、鸡血藤、大血藤、川牛膝、延胡索等能养血活血，通络止痛，现代药理研究认为此类药物能够改善患者血液黏稠度，加速血液循环，促进股骨头血运。患者年老体衰，二便不调，均与肾气亏虚有关，故三诊加入补肾填精之续断、菟丝子，收敛固涩之白果。方中豨莶（猪之蹄甲）、穿破石均为通络之佳品，为赵师治疗本病必用之药。中医疗法丰富多彩，对于顽证痼疾，常需多法共施。赵师认为配合针刺与热敷可加强疗效。

六、膝骨关节炎

任某，女，61岁，2012年12月28日初诊。

【主诉】右膝关节阵发性酸胀痛伴活动受限4年。

【现病史】4年前劳累后出现右膝关节阵发性酸胀痛，活动受限，僵硬感每日持续十余分钟，活动后缓解，劳累、久坐后加重，经针灸及口服中药治疗，效果不佳。1个月前，劳累后上述症状加重。诊见右关节稍肿胀、压痛，伴骨擦音，右下肢研磨试验、4字试验、托马斯试验阳性，右膝关节屈曲畸形，关节活动明显受限，行走、下蹲不利，伴口干，有时胃胀反酸，舌质暗，苔白略干，脉沉弦。

【中医诊断】痹证。肝肾精血亏虚，血脉不利，筋骨失养。

【西医诊断】膝骨关节炎。

【治法】滋补肝肾，养血柔筋，活血通络。

【处方】白芍30g，炙甘草20g，当归10g，巴戟天20g，延胡索15g，伸筋草30g，穿破石30g，威灵仙10g，陈皮10g。3剂，水煎服，日1剂。

2013年1月3日二诊 右膝关节疼痛明显好转，下蹲仍觉困难，口干。上方加生地30g，鸡血藤30g，大血藤30g，川牛膝15g。3剂。

【按语】膝骨关节炎临床颇为多见，多见于中老年人，体胖者尤甚，中医称之为骨痹。虽名为骨痹，实则筋骨之病并存。盖肾主骨而生髓，肾虚则髓溢而生骨刺，肝主筋而藏血，膝为筋之府，筋失所养则拘挛，筋挛则屈伸不利，行走困难。故治本病应以补益肝肾、养血柔筋为主。方中巴戟天补肾精；白芍、炙甘草、当归养血柔筋，缓急止痛；延胡索活血定痛；伸筋草、穿破石、威灵仙通经络；陈皮理气护胃。药证合拍，故一诊而取效。复诊加生地增强养血之功；鸡血藤、大血藤活血通络；川牛膝引药入膝，直达病所。膝骨关节炎为慢性疾病，非几天所能痊愈，坚持治疗方能长治久安。

七、足跟痛

孙某，女，55岁，2008年11月27日初诊。

【主诉】左足跟痛1年。

【现病史】左足跟痛如针刺1年，经服止痛药、中药汤剂及针灸治疗，均未见明显效果，经朋友介绍来赵师门诊求治。诊见：左足跟疼痛如针刺，坐卧时痛止，行走、站立时疼痛即作，活动后疼痛减轻，行走时间久则疼痛加重，足跟皮色不变，压痛明显，苔质淡红，苔薄，脉沉细。

【中医诊断】足跟痛。肾精不足，足跟失养。

【西医诊断】足跟骨质增生。

【治法】补肾养血，舒筋活络。

【处方】鹿角15g，龟甲15g，威灵仙10g，白芍30g，炙甘草6g，土鳖虫10g，僵蚕10g，透骨草30g。6剂，水煎服。

另用红花20g，白术50g。3剂，水煎外洗，每天2次，每剂药可用2天。

2008年12月5日二诊　药后足跟痛显减，药已中的，效不更方，守方又治疗月余，终获痊愈。

【按语】肾主骨生髓，肾精不足则无力生髓充骨，足跟失养，则疼痛乃发。秦伯未在《临证备要》中指出："足跟痛非小病，宜峻补肾精。"赵师治疗足跟痛每从补肾着手，多有良效。方中鹿角、龟甲峻补肾精，生髓充骨；白芍、甘草缓急止痛；土鳖、僵蚕化痰瘀，活血通络；威灵仙、透骨草透骨舒筋，擅长治疗骨刺。红花活血，白术补土制水。诸药合用，见效较速。但本病非短期所能治愈，一般用药月余效果才能巩固。

八、关节冷痛

姜某，女，32岁，2008年4月22日初诊。

【主诉】双腕、双膝关节冷痛1年余。

【现病史】双腕、双膝关节冷痛1年余，在某医院检查血沉、类风湿因子、抗链球菌溶血素O，未见异常，经服中、西药物治疗未效。刻诊：畏寒怕冷，双腕、双膝关节冷痛，阴雨天加重。虽然天气已转暖，但仍穿棉衣。舌质微红，苔黄白厚腻，脉滑。

【中医诊断】痹证。湿热内阻，经脉不畅。

【治法】清热利湿，活血通络。

【处方】三仁汤加味。

杏仁10g，白豆蔻10g，生薏苡仁30g，厚朴6g，法半夏15g，竹叶10g，通草6g，滑石30g，姜黄15g，海桐皮15g，汉防己15g，鸡血藤30g，白芍30g，甘草10g，威灵仙10g，徐长卿10g，鹿衔草30g，淫羊藿15g，5剂，水煎服。

2008年4月28日二诊　关节疼痛略减，畏寒减轻，舌苔仍然厚腻。上方加藿香15g，茵陈30g，10剂。

2008年5月10日三诊　服上方10剂，关节疼痛已很轻微，怕冷基本消除，现已穿单衣。因患者不愿服汤剂，改服六君子丸健脾以除生湿之源。

【按语】患者关节冷痛，全身怕冷，曾被诊为寒湿或阳气虚寒证，久服温阳补肾之品而症状未见缓解。赵师据患者舌脉，认为其为湿热内阻，阳气内郁，不能外达而现畏寒之象，故治以三仁汤加味，分利水湿，湿邪久蕴易伤人阳气，故加鹿衔草、淫羊藿温肾助阳。湿邪得去，经脉通畅则痛止，阳气外达则畏寒自除。

罗某，女，51岁，2012年12月17日初诊。

【主诉】双下肢冷痛10余年。

【现病史】双下肢冷痛10余年，经多方治疗未效。现症见：双下肢冰冷痛，晚上睡觉时暖不热。近日又出现双上肢、双肩冷痛、窜痛，口干口苦，大便略干，舌质微红，苔干裂，脉沉细。

【中医诊断】痹证。阳虚寒凝，血脉不利，伤及阴液。

【治法】温阳散寒，活血通络，益气养阴。

【处方】当归四逆汤加味。

当归15g，赤芍10g，细辛6g，炙甘草10g，通草10g，红花10g，穿破石30g，鸡血藤30g，鸡屎藤30g，大血藤30g，黄芪30g，熟地30g，伸筋草30g，怀牛膝10g，麦冬10g，白芍15g，桔梗10g，枳壳10g。5剂，水煎服，日1剂。

石斛蠲痹丸2瓶，每次10g，每天3次。

2012年12月24日二诊　双下肢、双上肢冷痛感明显减轻，双肩未痛，口干苦基本消失，大便如常，舌质微红，苔薄，脉沉细。继用上方10剂。

【按语】临床上怕冷或冷痛的患者较为多见。赵师认为，怕冷一般多见于两种情况：一是阳气虚弱，不能达于四末或肌肤；一是阳气郁滞，阳气不能外达。但有时疾病并不那么单纯。本案患者既有阳虚又有阴虚，且病久必夹有瘀滞，故赵师处以当归四逆汤加穿破石及诸藤活血通脉，辅以益气养阴、扶正固本之品，枳壳、桔梗调理气机升降。药症合拍，故一诊而取效。后经随访，患者10年顽疾仅服药15剂即告痊愈。

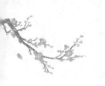

第十二节 肢体经络疾病

一、痿证

袁某，女，35 岁，2008 年 4 月 15 日初诊。

【主诉】双腿无力 3 月。

【现病史】患者在超市工作，每日站立时间较久，3 个月前无明显诱因出现两腿沉重，无力行走，麻木不适，肌肉呈进行性萎缩，但不疼痛，全身困重，乏力，胸脘痞满，食少纳差，低热，口渴不欲饮，大便溏，小便短赤，舌质红，苔黄腻，脉濡滑数。

【中医诊断】痿证。湿邪浸淫，筋脉失养。

【西医诊断】双下肢肌肉萎缩。

【治法】清热利湿。

【处方】四妙散加味。

苍术 15g，黄柏 15g，怀牛膝 15g，薏苡仁 50g，防己 10g，木瓜 30g，茯苓 30g，竹叶 15g，藿香 10g，茵陈 30g，蒲公英 30g，地龙 10g。10 剂，水煎服。

嘱其注意加强营养和功能锻炼。

2008 年 4 月 26 日二诊 发热退，饮食仍差，小便转清，余症如前。上方加白术 20g，陈皮 10g，太子参 30g。10 剂，水煎服。

2008 年 5 月 8 日三诊 服药后，湿热渐去，肌肉较前丰满有力，纳食好转。上方去藿香、茵陈，加黄芪 20g、仙鹤草 30g、石斛 20g。又服药 40 余剂，肌肉丰满，已恢复如初。

杨某，男，68 岁，2006 年 9 月 18 日初诊。

【主诉】右眼睑下垂 1 年余。

【现病史】右侧眼睑下垂，遮盖其目，不能视，已有年余，经某医院诊为重症肌无力，经中、西药物及针灸等治疗，症状时轻时重。刻诊：右侧眼睑下垂，遮盖其目，不能视，伴全身无力，腰酸，时有心慌，说话声音低弱，舌质淡，苔薄白，脉沉细。

【中医诊断】痿证。脾气亏虚，眼睑失用。

【西医诊断】重症肌无力。

【治法】补益脾气。

【处方】补中益气汤加减。

黄芪90g，党参30g，当归15g，陈皮10g，炙甘草6g，升麻10g，柴胡10g，杜仲30g，炙马钱子粉0.4g（分2次冲服）。6剂，水煎服。

2006年9月25日二诊 右眼睑下垂稍有减轻，心慌未作，上方改黄芪为120g，6剂，水煎服。

上方加减共服60余剂，患者康复如初，体质较前亦明显改善。

【按语】痿证多由肺热伤津，湿热浸淫；或气血不足，肝肾阴虚等所致。《素问·生气通天论》指出："因于湿，首如裹，湿热不攘，大筋软短，小筋弛长，软短为拘，弛长为痿。"认为湿热是痿证的成因之一。在治疗上，《素问·痿论》提出了"治痿独取阳明"的基本原则。袁案患者舌脉症均为湿热之象，故治以四妙散加味，方中藿香芳香化湿，苍术、黄柏燥湿，薏苡仁、茯苓健脾利湿，竹叶、茵陈利水渗湿，蒲公英清热，地龙通络。诸药配用，分消湿热，药后热退湿减。脾主肌肉，与胃共为后天之本、气血生化之源。脾胃虚弱，则水谷精微不能化生气血，脏腑肌肉失于濡润，故二诊加入参、术、陈皮健脾强胃。三诊湿热已去，故加黄芪、石斛益气养阴，加仙鹤草助体力恢复。经过两个月的治疗，患者终获痊愈。杨案眼睑痿废失用，属于脾气亏虚所致，故治以大剂补中益气汤加减。尤妙加入马钱子粉。马钱子可使神经肌肉收缩，为治疗痿证之良药。但用量不可过大，以免中毒。痿证是慢性疾病，非短期所能愈，长期服药方能治愈。

二、全身窜痛

周某，女，58岁，2012年12月22日初诊。

【主诉】全身窜痛10年余。

【现病史】患者10余年前无明显诱因出现全身窜痛，疼痛或在头，或在足，或在胸背，忽痛忽止，窜行不已，经多家医院检查未确诊。曾行针灸、理疗、口服药物多方治疗，亦未见明显效果。诊见头痛、腰痛、下肢痛，上下左右移行，此消彼长，痛苦不堪，夜寐差，舌质暗，苔腻，脉左沉弦，右沉细。

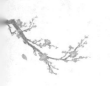

【中医诊断】全身窜通。肝郁脾虚，气血痹阻，血脉不畅。

【西医诊断】全身疼痛。

【治法】疏肝健脾，活血理气，通络止痛。

【处方】逍遥散合活络效灵丹加减。

白芍30g，当归20g，柴胡10g，白术15g，茯苓15g，丹参30g，制乳香8g，制没药8g，枳壳10g，桔梗10g，延胡索15g，鸡血藤30g，大血藤30g，穿破石30g，合欢皮20g，夜交藤40g，生龙骨、生牡蛎各30g，全蝎6g。6剂，水煎服。日1剂。

2013年1月3日二诊　服药3剂后全身窜痛已消失，左膝关节后有一筋痛。1年前曾做关节镜手术，此乃筋脉拘挛，当伸之。上方加伸筋草30g，炙甘草10g，6剂，水煎服。塌渍0号1袋，蒸热外敷局部。

【按语】此类患者临床较为常见，多见于成年女性，虽有气滞之征，但单纯疏肝理气效果不佳。赵师常处以逍遥散合活络效灵丹，理气与活血并重，加入枳壳、桔梗，调理气机之升降；诸藤通络活血，气血调畅，症状很快即可缓解。赵师亦常配用合欢皮、夜交藤、生龙骨、生牡蛎等安神定志之品。赵师认为，此类患者比较敏感，配用安神定志之品常能加强疗效，缩短病程。

三、热痹兼肌肉溃烂

周某，男，69岁，2012年11月20日初诊。

【主诉】左膝关节反复肿热疼痛10年，左足部红肿热痛，伴内、外踝溃烂半年。

【现病史】左膝关节反复肿热疼痛10年，左足部红肿热痛，伴内、外踝溃烂半年，经多方治疗效果欠佳，经人介绍来赵师处求诊。诊见：左膝关节肿胀，触之热，关节屈伸不利，左踝关节红肿热痛，内踝有3cm×4cm溃烂流脓，外踝有3cm×5cm溃疡，大便干，舌质暗苔厚腻，脉弦大。患者有糖尿病病史。

【中医诊断】热痹。热毒炽盛。

【西医诊断】骨关节炎，糖尿病足。

【治法】清热解毒，生肌敛疮，活血止痛。

【处方】四妙勇安汤加减。

金银花90g，当归60g，生甘草30g，玄参30g，黄芪30g，大血藤30g，冬瓜仁30g，猫爪草30g。3剂，水煎服，日1剂。

辅以解毒生肌膏外贴溃疡处，每日1次。

2012年11月30日二诊 服药9剂，关节肿痛减轻，小腿及足部肿胀基本消失，溃烂伤口略有好转，舌质暗，苔腻，脉弦大。上方加苍术15g，白术30g，川牛膝15g。3剂，水煎服，日1剂。

2012年12月4日三诊 左膝关节又现肿热痛，踝部则明显好转，舌质暗，苔腻，脉弦。

【处方】金银花90g，当归30g，生甘草15g，玄参30g，黄芪30g，大血藤30g，冬瓜仁30g，苍术15g，黄柏12g，川牛膝15g，生薏苡仁30g，猫爪草30g。3剂，水煎服，日1剂。

2012年12月17日四诊 左膝关节肿痛基本消失，内踝溃疡处已愈合，外踝溃疡处仅剩2cm×2cm。嘱患者继续换药，汤药停服。

2013年3月5日患者因他病就诊，诉关节痛已除，溃烂之伤口早已愈合。

【按语】患者为老年男性，体胖而多湿，且素好饮酒，血糖偏高，湿热蕴结体内，下注关节则肿热疼痛，皮肤破溃而久难收口。赵师处以大剂四妙勇安汤清热解毒，凉血活血；冬瓜仁、猫爪草祛湿浊，消肿胀；黄芪、白术长肌肉。经治疗，症状迅速改善。尤其值得一提的是赵师的独特秘方解毒生肌膏，对各种皮肤溃疡久不收口及疮疖痈毒等多有良效。其主要药物组成有乳香、没药、猫爪草、黄芪、藤黄等，用香油炸药取汁，加入黄丹，制成黑膏药，摊于纸上，用时在火上烤化，贴于患处，每日一换，可拔出脓液。随着脓液减少，肉芽生长，脓尽则可愈。

第十三节　皮肤科疾病

一、痤疮

李某，女，18岁，学生，2006年8月15日初诊。

【主诉】颜面生痤疮半年余。

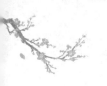

【现病史】颜面生痤疮半年余，疮疹密集成片，以面颊部最为显著，色暗红，顶白，或有血痂，大便干燥，舌质暗红，苔薄黄，脉弦滑。

【中医诊断】痤疮。热毒郁结，气血壅滞。

【西医诊断】痤疮。

【治法】清热解毒，凉血活血通络。

【处方】仙方活命饮加减。

当归20g，赤芍15g，防风10g，天花粉10g，水牛角30g，紫草20g，蒲公英30g，紫花地丁30g，天葵子30g，白芷15g，浙贝母15g，穿山甲3g（研面冲服），皂角刺10g，乳香6g，大黄10g，甘草6g。6剂，水煎2次温服，煎第3次取汁，加入冰少许，用纱布蘸药汁外敷面部。

服药12剂后，疮疹大部分消退，痛痒消失。后因开学将至，取药15剂配成丸药常服，以善其后。

黄某，男，23岁，2009年6月18日初诊。

【主诉】颜面生痤疮4年余。

【现病史】面部长"青春痘"已有4年，曾到西医皮肤科治疗未效，服用清热解毒中药数十剂亦未见明显效果。刻诊：面部凹凸不平，旧痘未消，新痘又起，旧者色暗，新起者色红，个别有脓点。食欲较差，二便可，舌暗红苔白，边有齿痕，脉沉。

【中医诊断】痤疮。寒热错杂，热毒为标，阳虚为本。

【西医诊断】痤疮。

【治法】温阳散寒，凉血解毒。

【处方】消痘饮加减。

生地20g，白芍20g，川芎10g，当归15g，丹皮10g，蒲公英20g，僵蚕10g，蝉蜕10g，生山楂30g，浙贝母15g，桔梗6g，炙麻黄6g，附子6g，甘草6g，陈皮10g。5剂，水煎服。

2009年6月24日二诊 服药后旧痘已消退大半，新痘未再起，饮食好转，原方再进5剂。

1年后患者陪同事来看"青春痘"，诉后来一直未大起，偶尔因劳累或熬夜仅起1～2个，往往不治而过几天即可自愈。

【按语】痤疮好发于青春期男女，中医学称为"粉刺""肺风粉刺"。本病虽然青春期过后大多能自愈，但影响美观，如用手挤压，易发细菌感染，引起炎症扩散，或痒或痛，甚者留下疤痕，因而应积极治疗。仙方活命饮出自《校注妇人良方》，是治疗痈疮肿毒的方剂。鉴于痤疮与痈疮的病因病机有共同之处，赵师移作治疗痤疮，亦取得了很好的疗效。李案患者之痤疮为热毒郁结，气血壅滞所致，故用蒲公英、紫花地丁、天葵子取代金银花，价低而清热解毒之力倍增；水牛角、紫草清热凉血；天花粉、白芷、浙贝母消肿排脓；当归、赤芍养血活血；穿山甲、皂角刺贯穿经络，直达病所，而溃壅破坚；大黄通便排毒而养颜。诸药并用，热清毒解，经络通畅，痤疮自愈。黄案患者之痤疮早期虽有热毒，但久用寒凉，每易伤人阳气。据其舌脉症可知其为寒热错杂之证，徒用清热解毒无益也，故以温阳散寒治其本，凉血活血、解毒透表治其标，尤其妙在配用麻黄。《黄帝内经》云"汗之则疮已"，宣通肺气，开通毛窍，确为治疗本病另一法门。

二、湿疹

杨某，男，4岁，2006年8月5日初诊。

【主诉】全身湿疹6月余。

【现病史】患儿全身湿疹已经6个多月，瘙痒，流黄水，大便偏干，小便赤，舌质红，苔黄白腻，脉数。

【中医诊断】湿疹。湿毒内蕴。

【西医诊断】湿疹。

【治法】清热利湿解毒，祛风止痒。

【处方】皮肤病方加减。

蒲公英10g，地丁10g，天葵10g，地肤子10g，蛇床子10g，五味子5g，紫草10g，水牛角15g，金钗10g，苍术、白术各6g，黄柏8g，僵蚕10g，蝉蜕6g，砂仁6g，生甘草6g。6剂，水煎2次内服，第3次外洗。

2006年8月18日二诊 上方共用12剂，黄水基本已经不流，瘙痒明显减轻，大便通畅。继以上方加白鲜皮10g、白蒺藜10g，又服15剂而愈。

【按语】湿疹为小儿常见病，多因湿热浸淫或兼风热外袭所致，病程多缠绵难愈，且易于反复发作，治疗起来颇为棘手。小儿脾常不足，易致湿邪为

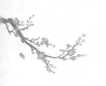

患，小儿又为纯阳之体，湿停日久容易化为湿热，湿热蕴伏，又易招致风邪外袭，风与湿热相合，发于肤表，遂发湿疹瘙痒流水。赵师常采用自拟皮肤病方治疗本病，方中蒲公英、地丁、天葵、紫草、水牛角清热解毒凉血，苍白术健脾燥湿，黄柏燥湿清热，地肤子、蛇床子、僵蚕、蝉蜕祛风止痒，五味子、金钗安神定志，砂仁、甘草顾护胃气。诸药合用，湿去热清，风息而痒止。

三、荨麻疹

王某，女，30岁，2004年6月28日初诊。

【主诉】荨麻疹4年伴加重1年。

【现病史】患者于4年前患荨麻疹，经治疗好转，近年来逐渐加重。刻诊：全身散发风团皮疹，高出皮肤，色白，诉阴雨天及受凉后易发作，面色白而无华，唇淡，兼有健忘，乏力，食少便溏，舌质淡，有齿痕，舌苔白腻，脉沉细而弱。

【中医诊断】瘾疹。心脾两虚，气血不足，血虚受风。

【西医诊断】荨麻疹。

【治法】补益心脾，养血祛风止痒。

【处方】归脾汤化裁。

黄芪30g，当归10g，党参30g，炒白术15g，木香6g，远志6g，龙眼肉30g，陈皮6g，茯苓10g，炮附子6g，桂枝10g，炙甘草6g，生姜3片，大枣5枚。10剂，水煎服。

服药后诸症基本平复，继服归脾丸3盒善后，遂告痊愈。

【按语】荨麻疹属变态反应性疾病，病因病机主要与风有关。本例患者因血虚而生内风，治宜益气养血以绝其生风之源，即"治风先治血，血行风自灭"之意。方中归脾汤补心脾，益气血；附子、桂枝温阳固表，增强机体的免疫功能，故能获速效。

四、带状疱疹

乔某，男，56岁，2009年7月12日初诊。

【主诉】右胁肋部皮肤灼热刺痛20余天。

【现病史】患者于20天前患带状疱疹，曾用阿昔洛韦等抗病毒药、维生素B族及外用各种药膏，疱疹已经结痂，但疼痛反更加严重，为刺痛、灼痛，下午、晚上明显，夜寐不安。就诊时患者情绪烦躁，咽干唇燥，口渴喜饮，舌红，苔黄略腻，脉弦。

【中医诊断】蛇串疮。肝火夹痰浊内蕴，络脉瘀阻。

【西医诊断】带状疱疹。

【治法】清肝化痰，活血通络。

【处方】瓜蒌甘红汤。

全瓜蒌60g，甘草10g，红花10g，龙胆10g，板蓝根30g。5剂，水煎服。

另用青黛30g、雄黄30g，共为细末，每次取少许，用醋调外敷患处，每日3次。服药5剂后，大便每日2～3次，疼痛症状明显减轻，效不更方，全瓜蒌改为40g，继服5剂，疼痛消失。

【按语】带状疱疹俗名"蛇串疮"。西医认为是水痘病毒感染神经所致，故其体表病灶与内在神经走向一致。其主症则为水疱成串成簇，晶莹透亮，根脚皮肤潮红，疼痛剧烈。病甚者，体表病灶痊愈后，后遗之疼痛经久难消。虽经多法治疗，但效果常不理想。后取用《医旨绪余》所载瓜蒌方（以大瓜蒌一枚，重一二两者，连皮捣烂，加粉草二钱、红花五分），用于临床始获佳效，虽不能如原文所述"一剂而愈"，但效果已比以往自拟方强出数倍。方中瓜蒌实"润燥开结，荡热涤痰。夫人知之，而不知其疏肝郁、润肝燥、平肝逆、缓肝急之功有独擅也"（《重庆堂随笔》）。甘草缓急止痛且能解毒；红花活血化瘀，通络止痛；龙胆清肝火；板蓝根抗病毒。诸药合用，共奏清肝火、化痰浊、活血络、抗病毒之效。以此法治疗本病多例，尚未见有不效者，最后赵师为本方定名为"瓜蒌甘红汤"。当然，青黛、雄黄外治之功亦不可没，但临床观察，不用外治，内服同样有效，只不过起效稍慢些罢了。

五、丹毒

吴某，男，67岁，2009年9月22日初诊。

【主诉】左小腿外侧红肿热痛10天。

【现病史】10天前左小腿外侧出现5cm×7cm范围大小红肿热痛，呈跳痛。

自服抗生素5天无效。在某医院诊断为丹毒，予青霉素静滴3天，病情好转，但仍红肿热痛，经朋友介绍到赵师门诊求治。诊见左小腿外侧局部皮肤红肿，中央暗红色，用手压之发硬，有灼热感，舌质暗红，苔薄黄，脉浮滑数。

【中医诊断】丹毒。热毒炽盛，瘀热互结。

【西医诊断】丹毒。

【治法】清热解毒，凉血定痛。

【处方】五味消毒饮加味。

蒲公英30g，地丁30g，天葵子30g，金银花30g，野菊花30g，水牛角30g，紫草20g，玄参30g，怀牛膝15g，生甘草10g。5剂，水煎服。

外用青黛30g、冰片20g，共研细末，加白酒适量，调成糊状，外敷，每日1次。

患者内服外敷后，次日疼痛明显减轻，灼热感亦减。5天后病愈。

【按语】丹毒虽以"毒"命名，却并不是病毒感染引起的，而是由细菌感染引起的急性化脓性真皮炎症。其病原菌是A族乙型溶血性链球菌，多由皮肤或黏膜破伤而侵入，亦可由血行感染。中医学认为，丹毒的病因以火毒为主，可由风、湿、热诸邪化火而致。其中发于颜面者又称抱头火丹，发于下肢者称为流火，发生于新生儿或小儿的丹毒称赤游丹或游火。临床所见大多为热证，治疗总以清热解毒、凉血定痛为大法。方中五味消毒饮清解内炽之热毒；水牛角、紫草、玄参入血分而清热凉血；怀牛膝引药下行，直达病所；生甘草解毒且调和诸药。青黛、冰片外用清热解毒，凉血消痈。内外并举，获效颇速。

第十四节　五官科疾病

一、迎风流泪

余某，女，68岁，2007年5月2日初诊。

【主诉】双眼迎风流泪3年余。

【现病史】双眼迎风流泪已有3年余，于医院眼科检查鼻泪管通畅，曾多方治疗效果不明显，经朋友介绍到赵师门诊求治。诊见患者经常双眼流泪，眼痒，情绪激动或遇风则加重，常随身携带餐巾纸擦泪，伴头晕，视力减退，便干，易怒，舌质暗红，苔薄黄，脉弦滑尺弱。

【中医诊断】迎风流泪证。肝肾阴虚，湿浊上犯。

【西医诊断】迎风流泪。

【治法】滋水涵木，清热利湿。

【处方】桑椹30g，女贞子30g，枸杞子30g，车前子20g，龟甲20g，石决明30g，白芍30g，当归15g，菊花15g，薄荷10g，蒲公英30g。5剂，水煎服。

服药后患者迎风流泪已去十之七八，继用上方10剂，病愈。嘱服石斛夜光丸3瓶，巩固疗效。

【按语】肝开窍于目，肝气升发太过，水湿之气随肝经上达于目，故常流泪；风气通于肝，遭遇外风，则内外交感，故遇风而流泪加重。肝之有余实乃肾之不足，故以女贞子、枸杞、桑椹、龟甲培补肾阴，滋水涵木；归、芍补养肝血，肝阴肝血得养，自无亢盛之虞；辅以石决明、钩藤平肝潜阳，菊花、薄荷清肝明目，车前子清利水湿之邪；蒲公英清肝火而善治羞明多泪，且有止痒之效（《医学衷中参西录》）。诸药配合，肝肾阴血得充，肝阳得潜，湿邪得除，流泪自止。

二、眼底出血

贺某，男，68岁，2006年11月10日初诊。

【主诉】视力下降1月余。

【现病史】右眼老年黄斑变性，视力下降月余，舌质淡，苔薄白，脉沉细。眼底黄斑区可见大片新鲜出血，周围黄白渗出。

【中医诊断】血证。气不摄血，血溢脉外。

【西医诊断】右眼老年黄斑变性。

【治法】益气固摄，活血止血。

【处方】补中益气汤加味。

黄芪30g，党参30g，白术15g，当归10g，柴胡6g，升麻6g，仙鹤草30g，陈皮6g，炙甘草6g，鸡血藤30g，白及20g，枸杞子30g，大枣5枚。

服药20剂后，出血略吸收，视力0.06。原方加三七粉9g冲服。继服20

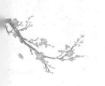

剂，出血吸收明显，视力0.10。取上方10剂量水泛为丸，每服10g，日2次，巩固疗效。

【按语】眼底出血属中医血证范畴，《景岳全书·血证》说："凡治血证，须知其要，而动血之由，惟火与气耳。故察火者但察其有火无火，察气者但察其气虚气实，知此四者而得其所以，则治血之法无余义矣。"本例患者之舌脉均为气虚之象，故投以补中益气汤益气而升阳止血；加入白及、仙鹤草、三七粉则加强止血作用；鸡血藤养血活血而通经络；枸杞子养肝血而明目。诸药合用，共奏益气摄血、活血明目之效。本病短期难以速愈，故取效后配以丸药巩固疗效。

三、耳鸣

王某，男，45岁，2007年8月22日初诊。

【主诉】耳鸣1年余。

【现病史】患者耳鸣年余，于某医院诊为神经性耳鸣，服用西药未效，又服用滋补肝肾、平肝潜阳中药20余剂，耳鸣不但未减，反而日趋加重。诊见：面色微红，目赤，耳鸣如潮，按之不减，头闷，心烦心悸，噩梦纷纭，口干口苦，舌质红，苔黄腻，脉滑。

【中医诊断】耳鸣。痰热内扰，耳窍失聪。

【西医诊断】神经性耳鸣。

【治法】清热化痰，宣通耳窍。

【处方】蒿芩温胆汤加减。

陈皮10g，法半夏20g，茯苓30g，生甘草6g，竹茹12g，枳壳10g，青蒿15g，黄芩15g，木槿花15g，石菖蒲10g。10剂，水煎服。

2007年9月3日二诊　服药后耳鸣减轻，其他诸症亦见好转，唯舌苔仍腻。上方加滑石30g，又服15剂，耳鸣消失。

【按语】耳鸣一症，有虚有实。虚者多为中气不足，清阳不升，或肝肾阴虚，阴精不能上承；实者多为肝胆火旺，循经上扰，或痰火内扰，耳窍失养。本案证为痰火所致，故前医投滋补潜镇之剂而病增。临证当细辨，不可心存成见，动辄以肾开窍于耳论治。

四、肥厚性鼻炎

周某，女，26岁，2006年11月9日初诊。

【主诉】鼻塞、流涕3年余。

【现病史】患者自述患鼻炎3年余，经某医院五官科检查诊断为肥厚性鼻炎。终日鼻塞，流涕，久治而效差。刻诊：鼻塞流浊涕，时头胀痛，张口呼吸，大便干，舌红，苔黄而干，脉滑数。

【中医诊断】鼻鼽。肺胃郁热，鼻窍不利。

【西医诊断】肥厚性鼻炎。

【治法】清热宣肺，通利鼻窍。

【处方】上焦2号大加减。

黄芩15g，大青叶10g，甘草10g，浙贝母15g，麦冬15g，天花粉15g，全瓜蒌30g，辛夷10g（包煎），苍耳子10g，杏仁10g，石菖蒲10g。6剂，水煎服。

2006年11月16日二诊 鼻塞流涕好转，大便通畅，唯食欲不佳，上方去大青叶，加焦三仙各10g。6剂。患者依上方继服1个月，鼻塞流涕皆愈。随访半年鼻炎未见复发。

【按语】肺开窍于鼻，故鼻之病可从肺治。肺热则鼻流浊涕，肺寒则鼻流清涕。患者鼻塞流浊涕，舌红苔黄干，脉象滑数，显然为肺热之象。故以黄芩、大青叶直清其热；热之所至，其阴易伤，舌红苔干已露端倪，故用麦冬、天花粉滋其肺阴；辛夷、苍耳子、菖蒲辛温开窍，通气上达，升清气于鼻窍，亦清阳出上窍之意；杏仁开宣肺气，肺气开则郁热易散；肺与大肠相表里，大肠闭则肺气亦塞，故以瓜蒌宽胸理气而润肠通便。本病虽为肺热，但不可纯用清热之品，否则易成冰伏，故宜清宣结合。诸药合用，使肺气得宣，浊邪得除，郁热得散，鼻鼽自愈。

五、多涕症

于某，女，6岁，2007年5月12日初诊。

【主诉】流涕多年。

【现病史】患儿自小鼻涕即多，清稀如水，经常自流而下，平时感冒较

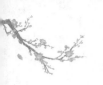

频，嗅觉迟钝。刻诊：体瘦面黄，鼻流清涕，鼻塞，平素畏寒怕冷，口干喜热饮，食欲差，大便溏，舌淡红，苔薄腻，脉细弱。

【中医诊断】多涕症。脾肺阳虚，固摄无力。

【西医诊断】多涕症。

【治法】补气温阳，收敛固涩。

【处方】党参15g，黄芪15g，白术10g，防风6g，乌药10g，益智仁10g，鹿衔草15g，桑螵蛸10g，炙甘草6g。6剂，水煎服。

2007年5月27日二诊 服完6剂，患儿家长又为其自购6剂，药后，流涕减少，但仍形寒、鼻塞，舌脉同前。上方加石菖蒲8g、细辛3g，6剂。

患儿共服药18剂，鼻流清涕始除，家长诉其体质明显好转，饮食较前增多，形寒怕冷明显改善，感冒次数亦明显减少。

【按语】多涕症最早见于干祖望老中医主编的《中医耳鼻喉科师资培训班讲义》。涕为肺液，质清稀为寒，本例患儿之表现属于脾肺虚寒，气失固摄，故以玉屏风散加党参、甘草补脾益肺。缩泉丸见于《妇人大全良方》，治下元虚冷，小便频数或白浊，遗尿。今移至此治疗多涕仍然有效，概其理一也。桑螵蛸温肾阳而固水液，鹿衔草善补肾阳而强体魄。诸药合用，切中病机，故患儿多年之多涕症得以解除，体质亦得到明显改善。此法实学自干祖望老中医，不敢掠人美也。

六、慢性咽炎

刘某，女，28岁，2006年8月20日初诊。

【主诉】咽部不适6年余。

【现病史】阵发性咳嗽，少痰，咽部异物感反复发作6年余，伴神疲乏力，纳差，咽部干痛，便溏，舌质淡，苔薄白，脉沉细。

【中医诊断】喉痹。脾虚湿阻。

【西医诊断】慢性咽炎。

【治法】补气健脾，化湿利咽。

【处方】七味白术散加味。

党参20g，白术20g，茯苓15g，炙甘草10g，藿香12g，木香6g，葛根20g，桔梗10g，凤凰衣10g，木蝴蝶10g。5剂，水煎服。

患者共服药15剂，临床症状消失。随访1年未见复发。

【按语】《素问·阴阳类论》曰："喉咽干燥，病在土脾。"本案以脾胃虚弱，痰湿中阻，津不上承，咽喉脉络失养为病机，故治以七味白术散加味。方中党参、白术、炙甘草补气健脾，茯苓健脾利湿，藿香芳香化湿，葛根、桔梗载药上行，凤凰衣、木蝴蝶为治疗咽喉之经验对药。诸药并用，共奏健脾、化湿、利咽之效。

杨某，女，45岁，2008年12月12日初诊。

【主诉】咽部不适1年余。

【现病史】患者在1年前因患感冒而出现咽痛，经治疗后好转，但此后经常感觉咽部不适，严重时伴疼痛，曾多处求治，效果不佳，经朋友介绍到赵师门诊求治。诊见患者面色赤，口干，咽痛，有异物感，手足心热，便秘，每当闻到异味时，咽部症状加重，咽部黏膜充血，有淋巴滤泡增生，舌红苔薄黄，脉细数。

【中医诊断】喉痹。

【西医诊断】慢性咽炎。

【治法】养阴增液，解毒利咽。

【处方】增液汤合桔梗甘草汤加味。

生地30g，麦冬30g，玄参30g，桔梗15g，僵蚕15g，牛蒡子15g，射干10g，凤凰衣10g，木蝴蝶10g，甘草10g。

药进3剂，诸症均减，上方连服18剂，病愈。

【按语】慢性咽炎早期大多与感冒有关，阴虚患者虚火更易上浮，虚火炼液为痰，附于咽部，故常有咽痛及异物感。上方中生地、麦冬、玄参养阴增液，清火润燥，僵蚕、桔梗化痰利咽，射干、牛蒡、甘草清热解毒利咽，凤凰衣、木蝴蝶为治疗咽喉之有效对药。诸药配伍，使水升火降，痰化毒解，故病获速效。

七、口腔溃疡

贺某，女，49岁，2006年9月7日初诊。

【主诉】口腔溃疡反复发作月余。

【现病史】患者4年前患外感之后出现口腔溃疡，疼痛如灼，经治疗

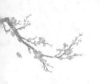

后病愈。此后每遇劳累则发，此次口腔溃疡反复月余不愈，两侧黏膜各见0.3cm×0.4cm溃疡一个，边缘色红，口干，口苦，神疲乏力，心烦易怒，夜眠不安，尿赤便干，舌质红，苔薄黄，脉细数。

【中医诊断】口疮。气阴两虚，热毒蕴结所致。

【西医诊断】口腔溃疡。

【治法】益气养阴，清热解毒。

【处方】增液汤加味。

生地30g，玄参30g，麦冬30g，生黄芪30g，金钗石斛20g，黄连6g，怀牛膝15g，蒲公英30g，地丁30g，海桐皮20g。5剂，水煎服，日1剂。

2006年9月13日二诊　口腔溃疡已愈。原方继服10剂，半年后随访未见复发。

【按语】口腔溃疡多因火、热、湿、毒、瘀所致，多采用清热降火之品治疗，但有效有不效。赵师认为，长期不愈或反复发作的慢性口腔溃疡多因病久气阴不足而湿毒蕴结所致。方中增液汤、金钗石斛养阴增液，黄芪益气扶正，黄连、蒲公英、地丁清热解毒，怀牛膝引热下行，海桐皮为治疗口腔溃疡之专药。诸药配用，标本兼治，故治疗半月而愈。

杨某，女，28岁，2009年8月22日初诊。

【主诉】口腔溃疡反复不愈伴加重半年。

【现病史】患者反复出现口腔溃疡多年，经口服及外用冰硼散、锡类散多种药物治疗，时轻时重，近半年逐渐加重，并妨碍讲话及进食。经其亲友介绍来赵师门诊求治。患者诉患口腔溃疡时大便正常，口腔溃疡愈则腹泻，腹泻愈则不出数日必患口腔溃疡。诊见舌边及颊黏膜均有多处溃疡，大者如黄豆，溃疡边缘发红，舌质淡，苔黄白略腻，脉沉弦。

【中医诊断】口糜。中气素亏，脾经湿热留滞。

【西医诊断】口腔溃疡。

【治法】扶中健脾，清热利湿解毒，补清兼行，寒热并用。

【处方】半夏泻心汤加减。

党参20g，炒白术15g，茯苓15g，炙甘草10g，黄连5g，黄芩10g，半夏10g，海桐皮15g，凤凰衣15g，藿香10g，茵陈15g，蒲公英30g。5剂，水煎服。

外用黄柏30g，煎浓汁，用棉签蘸药汁涂患处，每日3~5次。

2009年8月28日二诊　服药第1剂后疼痛即减轻，服完5剂，颊黏膜上溃疡已愈，舌边溃疡面缩小。原方又服5剂，口腔溃疡痊愈，舌脉转常。随访半年未见复发，自此亦未再出现过腹泻。

【按语】《医宗金鉴》载有"口糜泄"一证，其自注曰："口疮糜烂泄泻一证，古经未载。以理推之，虽云属热，然其上发口糜，下泻即止，泻泄方止，口糜即生。观其上下相移之情状，亦必纯实热之所为也。心之窍开于舌，脾之窍开于口，心脾之热，故上发于口舌疮赤糜烂。胃主消化水谷，小肠盛受消化。心脾之热下移小肠胃腑，则运化之职失矣，故下注泄泻也。"其治法，口糜发时则用导赤散，泄泻发时则用参苓白术散。本案患者之表现一如《医宗金鉴》所述，但据其舌脉当属脾虚夹有湿热之象，故治以半夏泻心汤加减，清补兼行、寒热并用。方中海桐皮、凤凰衣为赵师治疗口腔溃疡的经验用药，藿香配茵陈对于湿热所致的口腔溃疡亦有良效。

八、音哑

师某，男，40岁，2006年10月9日初诊。

【主诉】声音嘶哑1年余。

【现病史】声音嘶哑，时轻时重已1年余。某医院诊断为"慢性喉炎，声带小结"，曾用中、西药物治疗效果不明显。诊见咽干咽痒，声音嘶哑，有少量黏痰，心烦易怒，腰膝酸软，大便干，2~3天1次，舌红苔薄，脉细数。

【中医诊断】喉喑。肺肾阴虚，咽喉失养。

【西医诊断】慢性喉炎，声带小结。

【治法】滋补肺肾之阴，以复其音。

【处方】增液汤合消瘰丸加减。

生地30g，麦冬20g，玄参30g，五味子10g，浙贝母10g，生牡蛎30g，桔梗10g，蝉蜕10g，全瓜蒌30g，炙甘草6g，5剂，水煎服。

嘱患者清淡饮食，忌辛辣刺激食物。

服药后，声音嘶哑稍好转，仍有咽痒，上方加僵蚕10g、牛蒡子10g。5剂，水煎服。

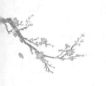

上方又服10剂，声音嘶哑消失，咽干、咽痒亦除，声带小结明显缩小。

【按语】失音是临床常见的病证，其病因病机比较复杂，《直指方》曰："肺为声音之门，肾为声音之根"。其病因有内伤、外感之分，其病机亦有虚实之异。故张景岳说："喑哑之病，当知虚实。实者其病在标，因窍闭而喑也；虚者其病在本，内夺而喑也。"大抵暴喑者多实，久喑者多虚。实者乃邪气阻滞，肺气失宣，金实则不鸣，治以宣肺散邪为主，邪去则金鸣；虚者精气内虚，金破亦不鸣，治以滋填为法，佐以宣畅肺气。叶天士说："金实则无声，金破亦无声。"此案患者素体阴虚，再加声带运用过度，耗伤肺阴，日久而致肾阴亦亏。肺脉通会厌，肾脉夹舌本，肺肾不足，阴液不能上承，故咽喉失濡而喑哑、咽干、咽痒。患者舌、脉、症亦为肺肾阴亏之象。赵师治以滋补肺肾之阴，使金水相生，泉源不竭。方中增液汤滋肺阴清肺热；五味子生津敛肺气；浙贝母、生牡蛎软坚散结；全瓜蒌润肺化痰通便；蝉蜕开音止痒；桔梗宣肺气，畅气机，又能载药上达于咽喉。诸药配伍得宜，故取效甚捷。

第十五节　情志类相关疾病

一、脏躁

梁某，女，35岁，2006年10月8日初诊。

【主诉】心胸烦闷、失眠半年。

【现病史】患者既往身体健康，半年前与人争吵后出现心胸烦闷，失眠，时时欲哭，悲伤欲死，不欲饮食，胃中嘈杂，腹胀腹痛，大便尚可，小便色黄，舌质红，苔薄黄腻，脉弦滑。

【中医诊断】脏躁。肝郁化火，阻遏气机，痰热郁结。

【西医诊断】神经症。

【治法】疏肝清胆，化痰定志。

【处方】温胆汤加味。

法半夏20g，陈皮15g，茯苓30g，甘草6g，枳实15g，竹茹20g，黄连10g，佛手15g，合欢皮30g，柴胡12g，黄芩10g。

上方加减连服10剂后，悲伤欲哭感减少，精神睡眠好转，饮食可。

上方加减又服20剂，诸证消失。

【按语】《金匮要略·妇人杂病脉证并治》曰："妇人脏躁，喜悲伤欲哭，象如神灵所作，甘麦大枣汤主之。"赵师常采用温胆汤加减治脏躁，取其调和三焦、清降胆腑、和解枢机之功，可有效治疗胆郁痰热上扰之证。本案患者因与人争吵，情志不畅，肝胆失其疏泄，痰火上扰心神，而致心胸烦闷，喜悲伤欲哭。故方取温胆汤加黄连、黄芩以清其胆火，化其痰浊；佛手、合欢皮、柴胡疏其肝气，令其条达。胆清、痰化、肝疏，诸证自愈。

二、梅核气

王某，女，48岁，2007年3月26日初诊。

【主诉】咽喉部不适1年余。

【现病史】咽喉如有物梗阻，吞之不下，吐之不出，时而胸闷，已有年余，伴心烦易怒，两胁胀痛，多梦易惊，纳差。近日因照顾生病的女儿劳累过度，上症加重，舌质淡红，苔腻，脉弦滑。

【中医诊断】梅核气。肝郁气滞，痰阻经络。

【西医诊断】咽炎。

【治法】疏肝解郁，化痰通络。

【处方】半夏厚朴汤加减。

苏叶10g，厚朴10g，法半夏10g，茯苓10g，白芍15g，当归15g，柴胡10g，僵蚕10g，浙贝母15g，丝瓜络15g。5剂，水煎服。

2007年4月2日二诊 咽喉异物感明显减轻。上方加佛手20g、合欢皮20g。又服药20剂诸症消失。

【按语】《金匮要略·妇人杂病脉证并治》所说的"妇人咽中如有炙脔"指的即是梅核气。本病多由忧愁思虑过度，伤及肝脾，肝疏泄不及，脾运化失常，聚湿生痰，积于咽喉所致。治疗总以疏肝解郁，理气化痰为主。上方在半夏厚朴汤基础上加入僵蚕、浙贝，则化痰之力倍增；加入佛手、合欢皮、柴胡，则疏肝之力得到加强。诸药配合，肝气得疏，痰浊得化，诸症霍然。

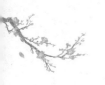

三、失眠

于某，女，48岁，2007年1月12日初诊。

【主诉】失眠伴加重半月。

【现病史】患者近几年来经常失眠多梦，半月前因爱人去世悲伤过度，病情加重，出现失眠，甚则通宵不寐，次日头晕目眩，伴烦热汗出，时有心慌，口苦，脘痞纳差，舌质红，苔黄腻，脉弦细。

【中医诊断】失眠。痰热扰心。

【西医诊断】围绝经期综合征。

【治法】清热化痰，养心安神。

【处方】温胆汤加减。

陈皮10g，半夏15g，茯苓30g，枳实10g，竹茹15g，甘草6g，黄连10g，炒酸枣仁30g，延胡索30，合欢皮30g，夜交藤30g。5剂，水煎服。

服药后诸症减轻，每晚能睡约4小时。上方加生龙骨、生牡蛎各30g（先煎），继服20剂夜寐安，诸症消失。

赵某，女，68岁，2008年4月8日初诊。

【主诉】右半身活动不利1年。

【现病史】患者2007年4月患脑血栓，右半身活动不利1年。平素急躁易怒，寐差梦多。刻诊：彻夜不寐已有月余，伴头痛头晕，心烦易怒，面赤，口苦口黏，舌质红，苔黄厚腻，脉弦滑。血压165/95mmHg。

【中医诊断】失眠。肝郁化火，夹痰上扰心神。

【西医诊断】脑血栓后遗症。

【治法】平肝潜阳，清火化痰。

【处方】温胆汤加减。

陈皮15g，法半夏20g，炒枳壳15g，竹茹15g，茯苓20g，龙胆12g，黄芩15g，生龙齿30g（先煎），生龙骨30g（先煎），生牡蛎30g（先煎），珍珠母30g（先煎），天竺黄20g，怀牛膝30g，合欢皮20g，夜交藤30g。5剂，水煎服。

2剂后症状明显改善，5剂后已能正常入眠，原方又进10剂而愈。嘱患者平时注意饮食，调节情志，适当运动，随访半年未见复发。

【按语】失眠是以经常不易入寐为特征的一类病证。中医称为"不寐"。失眠证临床极为常见，虽不是危重疾病，但给患者带来巨大的痛苦，因此医患对此都很重视。失眠主要是由人体的阴阳失调所致，阳主动，阴主静，静则神安而寐，动则神躁而失眠。凡是各种原因造成阳动过盛或阴静不足均可造成失眠。《景岳全书·不寐》曾指出："寐本乎阴，神其主也。神安则寐，神不安则不寐。其所以不安者，一由邪气之扰，一由营气之不足耳。"临床所见，肝火者有之，痰热扰心者有之，心脾两虚者有之，心肾不交者亦有之，证情每多夹杂，虚实互见。赵师曾拟有安神汤、安神2号方等治疗失眠证之专方，用于临床颇有效验。赵师常讲，由于生活压力增大，患失眠者日众，现代人生活条件富裕，恣食膏粱厚味，痰湿体质越来越多，因此，应用温胆汤的机会也大大增加。温胆汤对精神、神经、消化系统疾病有良效。对于顽固性失眠，曾多方治疗效果不佳，伴有心烦，舌质偏暗或有瘀点者，赵师常采用血府逐瘀汤加减治疗，多能获效。上述两例患者之失眠均由痰热引起，于案病起于家人去世，兼有心血之不足，故以温胆加酸枣仁养心血，安心神；赵案系肝火夹痰热上扰心神导致的不寐，故以温胆汤加龙胆、黄芩清泻肝火，生龙齿、生龙骨、生牡蛎、珍珠母镇肝潜阳安神。合欢皮、夜交藤为赵师常用的治疗失眠的有效对药，加入辨证方中，每能加强疗效。

四、痰核

吴某，男，45岁，2006年11月5日初诊。

【主诉】遍身起包块1年。

【现病史】患者近1年来身上各处陆续出现包块，小者如黄豆，大者如鸽卵，多达80余枚。某医院诊断为脂肪瘤，患者因害怕手术而来寻求中医治疗。诊见胸、腹、四肢均多发痰核，大小不等，伴肢体沉重，饮食可，舌质淡，苔白腻，脉弦滑。

【中医诊断】痰核。痰湿闭阻经络。

【西医诊断】脂肪瘤。

【治法】燥湿化痰，软坚散结，通经活络。

【处方】二陈平胃散加减。

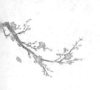

陈皮10g，法半夏20g，茯苓30g，炙甘草6g，苍术10g，厚朴10g，僵蚕10g，土鳖虫10g，白芥子15g，莱菔子30g，浙贝母15g，生牡蛎30g，三棱10g，莪术10g。10剂，水煎服。嘱患者清淡饮食，多用手拍打四肢及胸腹部。

服药后，再未长出新的包块，身上的包块也逐渐变小。因患者经常出差，服汤药不便，以上方加党参15g，10剂配成水丸常服，每次服10g，每天3次。患者不间断服药共5个月，身上痰核全部消失。

【按语】痰核一证临床并不少见，但一般无痛痒，求诊者较少。此病多为痰气郁结、痰瘀互结之证，治疗重点为理气化痰，软坚散结，活血通络，日久脾虚者可加入补气健脾之品，以绝生痰之源。本病其来也渐，其去亦缓，非久服难以奏效。用手拍打四肢、胸腹亦有辅助治疗作用，因经络通畅，痰瘀自难停留。

第五章
团队研究成果

一、学术思想及辨病辨治经验相关

［1］孟彪，赵和平，高立珍.类风湿关节炎从肾虚痰瘀论治［J］.中医药信息，2013，30（3）：111.

［2］孟彪，高立珍，赵和平.赵和平治痹学术思想初探［J］.上海中医药杂志，2012，46（6）：14-16.

［3］裴久国，张平，彭秀娟，等.久坐伤肉的中医理论与临床探讨［J］.湖北中医药大学学报，2017，19（6）：61-63.

［4］高立珍，王虹，孟彪.赵和平治痹十法［J］.上海中医药杂志，2015，49（5）：22-23.

［5］高立珍，孟彪，赵和平.赵和平辨治眩晕8法［J］.江苏中医药，2013，45（7）：52-53.

［6］孟彪，高立珍，赵和平.赵和平辨治黄褐斑八法［J］.云南中医学院学报，2013，36（2）：54-55.

［7］高立珍，孟彪，赵和平.赵和平治疗脱发8法［J］.河北中医，2012，34（12）：1770，1781.

［8］高立珍，孟彪.赵和平辨治类风湿关节炎八法［J］.陕西中医，2011，32（10）：1363-1364.

［9］高立珍.赵和平治痹六法［J］.江苏中医药，2011，43（7）：17-18.

［10］刘威，王媛媛，赵和平，等.赵和平辨治失眠的经验总结［J］.光明中医，2018，33（18）：2657-2659.

［11］孙君阳，王媛媛，汪宇，等.赵和平治疗小儿喘息性支气管炎经验

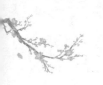

［J］. 上海中医药杂志，2016，50（7）：21-22.

［12］孙君阳，王媛媛，汪宇，等.赵和平辨治耳鸣经验［J］. 湖北中医杂志，2016，38（3）：28-29.

［13］孙君阳，赵和平.赵和平治疗寒湿痹阻型风湿类疾病经验［J］. 湖北中医杂志，2015，37（11）：33-34.

［14］孟彪，高立珍，赵和平.骨关节炎辨治心得［J］. 风湿病与关节炎，2015，4（10）：43-44.

［15］高立珍，孟彪，赵和平.赵和平治疗慢性咽炎经验［J］. 中医药学报，2013，41（6）：33-34.

［16］孟彪，高立珍，赵和平.赵和平辨治慢性萎缩性胃炎［J］. 长春中医药大学学报，2013，29（5）：821-822.

［17］高立珍，孟彪，赵和平.赵和平治疗更年期综合征经验［J］. 中医药信息，2013，30（5）：79-80.

［18］孟彪，高立珍，赵和平.赵和平应用对药治疗风湿病经验［J］. 河北中医，2013，35（8）：1125-1126.

［19］高立珍，孟彪，赵和平.赵和平治疗痹证经验［J］. 长春中医药大学学报，2013，29（4）：608-609.

［20］孟彪，高立珍，赵和平. 赵和平辨治口腔溃疡经验［J］. 中医药学报，2013，41（2）：60-61.

［21］高立珍，孟彪，赵和平.赵和平从肝论治疑难杂症经验［J］. 江苏中医药，2013，45（1）：21-22.

［22］孟彪，高立珍，赵和平.赵和平辨治强直性脊柱炎经验［J］. 上海中医药杂志，2012，46（12）：11-12.

［23］孟彪，高立珍，赵和平. 赵和平治疗足跟痛经验［J］. 中国中医急症，2012，21（7）：1075-1076.

［24］高立珍，孟彪，赵和平. 赵和平治疗颈椎病经验［J］. 甘肃中医，2009，22（5）：14-15.

［25］高立珍，孟彪，赵和平. 强直性脊柱炎辨治体会［J］. 甘肃中医，2009，22（2）：48-49.

［26］孟彪，赵和平.赵和平治疗骨关节炎临床经验［J］. 湖北中医杂志，

2007（10）：24.

［27］李雪平，许朝霞，徐琎，等.冠状动脉粥样硬化性心脏病患者不同中医证候与危险因素的相关性研究［J］.中华中医药杂志，2019，34（6）：2717-2720.

［28］袁媛.糖尿病肾病中医证型与实验室指标相关性的临床研究［D］.武汉：湖北中医药大学，2012.

［29］孟彪，高立珍，伍炳彩.伍炳彩教授辨治产后风湿病经验［J］.风湿病与关节炎，2020，9（3）：49-52.

［30］高立珍，孟彪，唐祖宣.唐祖宣国医大师应用仲景对药治疗风湿病经验［J］.中国中医药现代远程教育，2020，18（1）：37-38.

［31］孟彪，高立珍.赵和平辨治失眠经验［J］.河南中医，2016，36（12）：2071-2073.

［32］孟彪，高立珍.产后风湿病辨治心得［J］.风湿病与关节炎，2016，5（10）：49-50，54.

［33］孟彪，高立珍.赵和平教授对类风湿关节炎西药不良反应的中药治疗经验［J］.风湿病与关节炎，2016，5（7）：37-39.

［34］高立珍，孟彪.赵和平辨治泌尿系结石经验［J］.河南中医，2016，36（3）：404-405.

［35］孟彪，风湿病的中医治疗.湖北省，十堰市中医医院，2015-12-7.

［36］高立珍，孟彪.赵和平教授辨治骨关节炎经验［J］.风湿病与关节炎，2015，4（7）：47-48，51.

［37］高立珍，孟彪.赵和平应用外治法治疗风湿病经验［J］.中医外治杂志，2015，24（3）：64.

［38］高立珍，孟彪.痛风辨治心得［J］.中国中医急症，2015，24（5）：939-940.

［39］高立珍，孟彪.赵和平辨治痛风经验［J］.中医药信息，2015，32（2）：89-90.

［40］高立珍，孟彪，王虹.赵和平治疗肩周炎经验［J］.陕西中医，2015，36（3）：341-342.

［41］孟彪，高立珍.赵和平治疗产后风湿病经验［J］.中医药学报，

2013，41（5）：32-33.

［42］孟彪，高立珍，赵和平.赵和平辨治慢性萎缩性胃炎［J］.长春中医药大学学报，2013，29（5）：821-822.

［43］孟彪，高立珍.赵和平辨治内伤头痛经验［J］.河北中医，2013，35（9）：1290，1308.

［44］孟彪，高立珍.赵和平治疗腰椎间盘突出症经验［J］.河北中医，2013，35（2）：167-168.

［45］孟彪.赵和平治疗小儿厌食症经验［J］.陕西中医，2011，32（8）：1040-1041.

二、方药及临床相关

［1］杨吉勇，王紫娟，兰春梅，等.痹证2号方治疗急性痛风性关节炎疗效观察［J］.湖南中医杂志，2013，29（9）：62-63.

［2］孟彪，高立珍，赵和平.赵和平应用虫类药物治疗小儿疾病［J］.吉林中医药，2013，33（1）：74-75.

［3］孟彪，高立珍，赵和平.复方雷公藤药酒治疗类风湿关节炎（寒湿痹阻证）的临床观察［J］.中医药信息，2013，30（1）：94-95.

［4］赵和平，杨东威，王素梅，等.乌蚌丸治疗类风湿关节炎疗效观察［J］.辽宁中医杂志，2006（2）：189-190.

［5］赵和平，杨东威，王素梅，等.乌蚌煎治疗类风湿关节炎的临床观察［J］.湖北中医杂志，2005（1）：25-26.

［6］胡文志，刘敏，赵和平.健脾生血散治疗小儿厌食［J］.湖北中医杂志，2000（12）：31.

［7］胡文志，李腾海，赵和平.止泻散敷脐治疗婴幼儿轻型腹泻［J］.湖北中医杂志，1999（4）：34.

［8］孟彪，高立珍，赵和平.赵和平应用虫类药经验［J］.中医药学报，2013，41（4）：114-115.

［9］刘祥玲，陈耀军，张平.柴香消癖汤治疗乳腺增生病30例临床观察［J］.湖南中医杂志，2014，30（10）：50-51.

［10］鄢灯莹，李晓东，李恒飞，等.中成药临床应用专家共识研制流程的回顾与思考［J］.中国医药导报，2020，17（20）：184-189.

［11］张佳，李晓东.基于数据挖掘的各地区新冠肺炎恢复期中医药组方用药规律研究［J］.湖北中医药大学学报，2020，22（6）：117-121.

［12］鄢灯莹，李恒飞，肖明中，等.鳖甲煎丸的古代文献研究［J］.中西医结合肝病杂志，2020，30（1）：69-73.

［13］张佳，南真，艾长征.三联疗法联合冬虫夏草发酵菌粉治疗幽门螺杆菌阳性萎缩性胃炎的临床疗效［J］.临床合理用药杂志，2017，10（12）：67-69.

［14］李津.葛根芩连汤发酵液对T2DM大鼠降糖降脂作用及机制研究［D］.武汉：湖北中医药大学，2016.

［15］李津，高铁祥，宋强，等.正交试验优选葛根芩连汤固态发酵制备工艺［J］.中华中医药杂志，2015，30（9）：3272-3274.

［16］李津，高铁祥，宋强，等.葛根芩连汤对2型糖尿病大鼠降糖降脂作用机制初探［J］.湖北中医药大学学报，2015，17（3）：7-9.

［17］刘威.安神1号方治疗肝火痰热型失眠的临床研究［D］.武汉：湖北中医药大学，2019.

［18］袁媛，余涵，邹小娟.基于中医传承辅助平台对中医药治疗小儿肺炎用药规律分析［J］.山西中医，2021，37（7）：46-48，51.

［19］孟彪，高立珍.黄芩汤的临床应用医案四则［J］.中国中医药现代远程教育，2021，19（2）：100-101.

［20］高立珍，孟彪.甘草泻心汤治疗杂病验案举隅［J］.中国中医药现代远程教育，2020，18（24）：63-65.

［21］曾晓燕，加味逍遥汤治疗经前焦虑性障碍的临床应用.湖北省，十堰市中医医院，2016-7-15.

［22］孟彪，养血定痛丸治疗神经根型颈椎病的临床研究.湖北省，十堰市中医医院，2015-12-7.

［23］王虹，高立珍，孟彪.赵和平治痹对药撷菁［J］.陕西中医，2015，36（4）：474，502.

［24］易天军，黄蕊，王紫娟，等.活血通窍汤治疗利培酮所致高催乳素

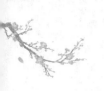

血症导致闭经的临床研究［J］.陕西中医学院学报，2015，38（1）：61-62，81.

［25］孟彪，补肾通络丸治疗腰椎间盘突出症的临床研究.湖北省，十堰市中医医院，2014-11-19.

［26］高立珍，孟彪.赵和平运用一贯煎经验［J］.上海中医药杂志，2014，48（10）：10-11.

［27］孟彪，复方雷公藤药酒治疗类风湿关节炎(寒湿痹阻证)的临床研究.湖北省，十堰市中医医院，2013-11-20.

［28］孟彪，高立珍.赵和平治疗风湿病方药探析［J］.中医学报，2013，28（11）：1646-1647.

［29］高立珍，孟彪.赵和平运用丹栀逍遥散合方治疗杂病验案4则［J］.上海中医药杂志，2013，47（1）：20-21.

［30］高立珍，孟彪.补肾通络丸治疗类风湿关节炎50例临床观察［J］.中医杂志，2010，51（3）：233-235.

［31］高立珍，孟彪.儿宝2号膏治疗小儿厌食症的临床观察［J］.湖北中医杂志，2010，32（1）：52.

［32］孟彪.赵和平应用薏苡附子败酱散验案3则［J］.上海中医药杂志，2011，45（1）：11-12.

［33］高立珍.赵和平应用温胆汤合方治验分析［J］.上海中医药杂志，2011，45（5）：24-25.

［34］易天军，何菊林.自制解郁汤联合氟西汀在抑郁症患者中的应用［J］.环球中医药，2015，8（S1）：49-50.

［35］易天军，活血通窍汤对抗精神病药物所致的高催乳激素血症的临床研究.湖北省，十堰市中医医院，2015-11-26.

［36］杨东威，祛风除湿丸治疗类风湿关节炎疗效及生存质量影响的研究.湖北省，十堰市中医医院，2016-7-1.

［37］杨东威，四物七藤汤加味治疗类风湿关节炎的临床研究.湖北省，十堰市中医医院，2013-4-25.

三、外治法及医案临床研究相关

［1］胡琼.“固本通经”针刺法结合三步推拿法治疗膝骨性关节炎的临床研究［D］.武汉：湖北中医药大学，2017.

［2］邹小勋，胡琼，王超，等.围刺法结合中药外敷治疗带状疱疹33例［J］.湖北中医杂志，2016，38（11）：59-60.

［3］胡琼，邹小勋，周娴芳，等.穴位埋线治疗乳腺增生病28例［J］.湖北中医杂志，2016，38（11）：55-57.

［4］倪广宝，胡琼，焦群茹，等.“C”形针刀松解术配合功能锻炼治疗肩周炎疗效观察［J］.亚太传统医药，2016，12（21）：111-113.

［5］胡琼，周娴芳，王超，等.推拿背腰部膀胱经穴对慢性疲劳综合征IFN-γ、TNF-α含量的影响［J］.湖北中医药大学学报，2016，18（4）：18-21.

［6］王超，阮祯，周娴芳，等.穴位注射结合胸椎拔伸类手法治疗胸椎小关节紊乱的临床观察［J］.湖北中医杂志，2016，38（6）：61-62.

［7］邹小勋，胡琼，郭松涛，等.刺血疗法结合针刺治疗单纯性下肢静脉曲张21例［J］.湖北中医杂志，2016，38（1）：68-70.

［8］裴久国，彭秀娟，胡琼，等.论“泻阴补阳”针刺在缺血性中风痉挛期的应用［J］.湖北中医药大学学报，2021，23（4）：55-57.

［9］李津，彭秀娟，张平，等.近5年膝骨性关节炎的针灸选穴分析［J］.湖北中医杂志，2020，42（10）：60-62.

［10］苏晶，彭秀娟，张平，等.灸法治疗支气管哮喘慢性持续期研究进展［J］.湖南中医杂志，2020，36（4）：169-171.

［11］刘建明，彭秀娟，黄斌，等.针刀结合Bobath技术治疗中风后踝关节痉挛临床研究［J］.湖北中医药大学学报，2019，21（4）：90-93.

［12］苏晶，彭秀娟，张平，等.“双固一通”灸法治疗阳虚型支气管哮喘慢性持续期患者的临床研究［J］.湖北中医杂志，2019，41（4）：37-39.

［13］张平，裴久国，胡琼，等.针刀整体松解术配合手法治疗肩周炎临床研究［J］.湖北中医药大学学报，2018，20（5）：86-89.

［14］裴久国，张平，徐胜珍，等.针刀整体松解术配合手法对膝骨性关节

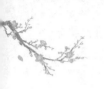

炎患者血清TNF-α、MMP-13及SOD的影响［J］. 河南中医，2017，37（8）：1435-1437.

［15］李文星，裴久国，徐胜珍，等.针刀整体松解术配合手法治疗膝骨性关节炎临床研究［J］. 中医学报，2017，32（8）：1437-1440.

［16］李伟，裴久国，莫锐芳，等.针刀整体松解术配合手法治疗对腰椎间盘突出症患者血清6-酮-前列腺素F1α的影响［J］. 湖北中医药大学学报，2016，18（3）：44-46.

［17］裴久国，莫锐芳，徐胜珍，等.针刀整体松解术配合手法对膝关节骨性关节炎患者膝关节活动度的影响［J］. 实用中医药杂志，2015，31（8）：760-761.

［18］莫锐芳，裴久国，程萍，等.针刀整体松解术配合手法治疗对腰椎间盘突出症患者腰部活动度的影响［J］. 湖北中医药大学学报，2014，16（3）：41-43.

［19］裴久国.针刀整体松解术配合手法治疗腰椎间盘突出症临床观察［D］. 武汉：湖北中医药大学，2014.

［20］裴久国，吴绪平.针刀整体松解术配合手法治疗对腰椎间盘突出症患者影像学分析［J］. 湖北中医杂志，2013，35（12）：57-58.

［21］刘振梅，裴久国，张佳.针刀整体松解术治疗膝关节骨性关节炎临床观察［J］. 湖北中医杂志，2013，35（9）：61-62.

［22］彭秀娟，梁琪，张永臣，等.针灸治疗尿潴留常用腧穴文献研究［J］. 中医杂志，2013，54（23）：2046-2048.

［23］明翠丽，莫锐芳.刺血拔罐联合艾灸治疗类风湿关节炎皮下结节［J］. 护理学杂志，2009，24（19）：18-19.

［24］苏晶.针刀整体松解术治疗第三腰椎横突综合征的临床研究［D］. 武汉：湖北中医药大学，2020.

［25］苏晶.针刀治疗第三腰椎横突综合征的机制研究进展［J］. 世界最新医学信息文摘，2019，19（63）：88-89.

［26］徐昌雨.针刀整体松解术治疗颈椎病的临床路径运用分析［D］. 武汉：湖北中医药大学，2020.

［27］李倩，徐昌雨，朱俐，等.运动针刺法配合推拿及微波理疗治疗急

性腰扭伤48例［J］.世界最新医学信息文摘，2019，19（43）：184，186.

［28］李津.基于真实病历数据的针灸治疗腰椎间盘突出症的现状及方案优选分析［D］.武汉：湖北中医药大学，2021.

［29］何菊林，鲜中药熏蒸对改善类风湿关节炎患者晨僵的临床应用.湖北省，十堰市中医医院，2016-5-11.

［30］高立珍，孟彪.五虎定痛膏外贴配合针刺治疗腰椎间盘突出症70例［J］.吉林中医药，2015，35（6）：599-601.

［31］杨东威，王熙，孟彪.激光针刀配合关节腔注射治疗膝骨性关节炎［J］.中医正骨，2007，（12）：12，14，80.

［32］杨东威，王熙，孟彪.激光针刀配合手法治疗肩关节周围炎68例［J］.河北中医，2007，（11）：986-987.

［33］黄斌，神农武当心脉康治疗室性早搏的临床研究.湖北省，十堰市中医医院，2007-7-28.

［34］石磊，路远征，刘笑萌，等.内热针治疗第三腰椎横突综合征的临床观察［J］.中医药导报，2019，25（23）：82-84.

［35］汪宇，马春明，戚仕隆，等.运用火针联合温针治疗产后痹经验举隅［J］.风湿病与关节炎，2021，10（4）：28-31.

［36］何菊林，鲜中药熏蒸对改善类风湿关节炎患者晨僵的临床应用.湖北省，十堰市中医医院，2016-5-11.

［37］易天军，何菊林.针灸配合自我穴位按摩治疗焦虑症80例临床观察［J］.环球中医药，2015，8（S2）：57-58.

［38］高立珍，孟彪，赵和平.赵和平配用温阳法治疗杂病验案3则［J］.江苏中医药，2012，44（6）：48-49.

［39］杨东威，赵和平，黄斌，等.中西医结合治疗狼疮肾炎的疗效观察［J］.湖北中医杂志，2002，（7）：19-20.

［40］苏晶，徐昌雨，李津，等.中西医结合治疗小肠不全梗阻验案1则［J］.世界最新医学信息文摘，2019，19（35）：254.

［41］裴久国.针刀治疗跟痛症30例［J］.中国针灸，2010，30（S1）：90.

［42］裴久国.腰椎管狭窄症案［J］.中国针灸，2010，30（S1）：129-130.

［43］彭秀娟，张永臣，杜广中，等.电针联合中频电疗法预防宫颈癌根治

术后尿潴留26例临床回顾性分析［J］. 江苏中医药，2015，47（3）：61-62.

［44］梁琪，彭秀娟，杜广中.肌萎缩型颈椎病案（英文）［J］. World Journal of Acupuncture-Moxibustion，2014，24（2）：65-66.

［45］彭秀娟.电针中频预防宫颈癌根治术后尿潴留临床疗效的回顾性分析［D］. 济南：山东中医药大学，2014.

［46］孟彪.赵和平从肝论治神经性疾病验案举隅［J］. 上海中医药杂志，2012，46（1）：17-18.

［47］孟彪.内服补肾通络丸结合熏洗疗法治疗足跟痛70例［J］. 中医正骨，2011，23（10）：72.

［48］孙君阳，王媛媛，姚洋，等.赵和平从肝辨治失眠验案举隅［J］. 环球中医药，2018，11（9）：1470-1472.

［49］孙君阳.痹证1号方治疗寒湿痹阻型类风湿关节炎的临床研究［D］. 武汉：湖北中医药大学，2016.

［50］程萍，莫锐芳.针刀治疗腰椎间盘突出症临床康复护理观察［J］. 湖北中医药大学学报，2013，15（2）：62-63.

［51］莫锐芳，程萍.椎动脉型颈椎病针刀术后康复护理的临床观察［J］. 湖北中医杂志，2012，34（5）：72.

四、其他

［1］何菊林，中医特色护理对类风湿关节炎患者生存质量的临床观察. 湖北省，十堰市中医医院，2015-11-3.

［2］蔡新霞，何菊林.外出检查评估流程在心内科患者中的应用［J］. 上海护理，2014，14（3）：75-77.

第六章
常用养生保健法

第一节　虎符铜砭刮痧

　　虎符铜砭刮痧技术是指以中医理论为依据，应用虎符铜砭或黄铜刮痧板，通过徐而和的手法，蘸上刮痧油、润滑剂等介质在体表一定部位进行刮拭，调动阳气治病，扶正祛邪，以通为治、以通为补、以通为泻的治疗方法。

　　此法可疏通腠理，使脏腑秽浊之气通达于外，促使周身气血流畅，逐邪外出，从而达到治疗疾病的目的。

（一）目标

　　（1）遵照医嘱进行治疗，缓解或解除外感时邪所致的高热头痛、咳嗽、咽喉肿痛、恶心呕吐、腹痛腹泻等症状。

　　（2）用于痧症或风湿痹痛等，使脏腑秽浊之气通达于外，促使周身气血流畅，达到治疗疾病的目的。

（二）评估

　　（1）评估患者证候表现，遵医嘱辨证选择刮痧油及刮痧方向。

　　（2）了解患者当前主要症状、临床表现、既往史、有无出血性疾病及相关因素。女性患者询问是否在妊娠期和经期。

　　（3）评估患者刮痧部位的皮肤情况。

　　（4）评估患者对疼痛的耐受程度、当前心理状态。

　　（5）评估患者对此项操作技术信任度。

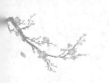

（三）禁忌证

（1）饱腹或太饥饿者不适合刮痧，醉酒者禁刮痧。

（2）妊娠者不能刮别人也不能被刮。

（3）哺乳期者可刮别人，不能被刮，若实在需要被刮，被刮后5天内不能哺乳，因刮痧后部分痧毒会随着乳汁排出。

（4）糖尿病坏疽到发黑水肿一碰就破皮的溃烂状态不适宜刮痧。

（5）石门穴、乳头、阴部禁刮。

（6）身体虚弱、正气不足之人不适合给别人刮痧。

（四）操作要点

（1）环境要求：环境宽敞明亮，治疗台清洁干燥。病室整洁，符合要求，避免对流风。

（2）素质要求：仪表端庄，符合要求。佩戴怀表。

（3）物品准备：治疗盘内备铜砭、介质（刮痧油）、纸巾（纱布）、弯盘，必要时备浴巾、屏风、一次性手套、一次性治疗巾等物。

（五）操作程序

（1）转抄医嘱。双人核对医嘱。

（2）评估患者。关闭门窗，调节室温。

（3）洗手，戴口罩。备齐用物，携至床旁，做好解释，取得合作。再次核对医嘱。

（4）协助患者取合理体位，暴露刮痧部位。冬季注意保暖，保护患者隐私。

（5）根据病情或医嘱确定刮痧部位。再次核对医嘱。

（6）检查铜砭边缘是否光滑、有无缺损，以免划破皮肤。必要时戴手套。

（7）正确持铜砭，取适量刮痧油，均匀涂抹在选定的刮痧部位，拨开卫气。刮板与皮肤之间夹角约为45°。

（8）刮痧顺序：先头面后手足，先腰背后胸腹，先上肢后下肢，先内侧后外侧。

（9）刮痧用力均匀，由轻到重，以患者能耐受为度，单一方向，不可来回刮拭。避免暴力刮痧。

（10）刮拭过程中，询问患者有无不适。发现异常，应立即停刮。

（11）观察病情及局部皮肤颜色变化，及时调节手法力度。

（12）刮痧完毕，清洁局部皮肤后，协助患者穿衣，安置舒适卧位，整理床单位。

（13）交代注意事项，评估患者治疗效果，询问患者需求。

（14）洗手，再次核对。

（15）清理用物，用物按院感要求分类消毒备用。

（16）再洗手，取口罩，做好记录并签名。

虎符铜砭刮痧技术操作流程图

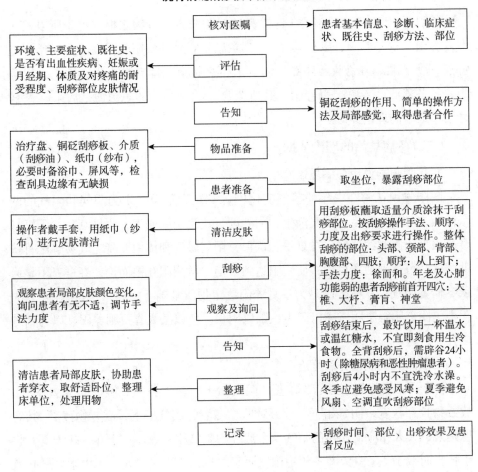

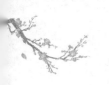

第二节　冬病夏治三伏贴

冬病夏治是中医学的一种特色治疗方法，其机制是针对冬季气候寒冷时好发及感寒后易发的宿疾，在夏季气温高和机体阳气旺盛时采取某些治疗手段，调整人体阴阳，使之达到阴平阳秘，宿疾得以根除。这种疗法充分体现了中医学"天人相应"的整体观和"防病于未然"的疾病预防观。

（一）冬病夏治的理论溯源

《素问·四气调神大论》曰："夫四时阴阳者，万物之根本也。所以圣人春夏养阳，秋冬养阴，以从其根。"其意思是春夏顺应阳气升发、万物始生之特点，秋冬顺应万物收敛闭藏、阴气渐生之特点。即春夏养生、养长，以养阳；秋冬养收、养藏，以养阴。其所蕴含"治未病"的思想便是后来"冬病夏治"最早的理论渊源。

（二）冬病夏治的理论依据

1.从阴阳学说论冬病夏治

阴阳学说认为在一年的节气变化中，冬至和夏至分别为阴气和阳气的两个极点。冬至一阳生，阳气渐生，阴气渐衰；夏至一阴生，阴气渐旺，阳气日衰。根据阴阳制约关系，在夏季三伏天，阳气最旺和体内寒凝之气易解之时扶助阳气，可达到祛寒目的，使阴阳达到平衡。从阴阳互根而论，春夏养阳是为秋冬储备阳气，秋冬养阴是为春夏养阳奠定物质基础。正如张介宾所说："夫阴根于阳，阳根于阴，阴以阳生，阳以阴长。所以圣人春夏则养阳，以为秋冬之计。"

2.从四时气候论冬病夏治

《管子·形势解》云："春者，阳气始上，故万物生；夏者，阳气毕上，故万物长；秋者，阴气始下，故万物收；冬者，阴气毕下，故万物藏。"其意思是说，天人相应，人体的阳气与自然界的阳气相一致，生于春，旺于夏，收于秋，而藏于冬。夏天乃一年中阳盛阴衰之季，而三伏又是一年中阳气最旺盛的时节，人体的阳气也随之达到顶峰，此时为恢复人体阳气的最佳时机，此时若以阳克寒，祛散体内的阴寒之气，将冬病之邪消灭在蛰伏状态，即可达到"冬病夏治"的目的。

3.从病因病机论冬病夏治

《素问·评热病论》说："邪之所凑，其气必虚。"说明正气不足是发病的内在根据，正不胜邪导致疾病发生。在夏季人体阳气当旺之际补阳，可以扶助正气，增强人体抵抗疾病的能力，达到"正气存内，邪不可干"。

4.从体质论冬病夏治

个体体质有差异，有些人素体阳虚，抗御外邪的能力不足，在冬季寒气太过时致病，即使到了夏至阳气至盛之时也未能消退。若在夏时补益阳气，则可有效克制体内阴寒之气。正如《素问·脉要精微论》所说："四时之病，以其胜治之愈也。"

5.从治疗学论冬病夏治

中医学中有"急则治其标，缓则治其本"的治病原则。夏季三伏天，冬病处于缓解期，此时人体脏腑功能相对稳定，病情亦稳定，但人体阳气盛于外而虚于内，皮肤腠理相对疏松，采取审因辨证论治的治疗方法，给予助阳之品，可养其内虚之阳，以助生长之能，达到扶正祛邪、促进疾病向好的目的，收到"治病求本"之效。

（三）冬病夏治的常用方法

一提起冬病夏治，我们就会想到膏药敷贴，其实，冬病夏治并不仅指膏药敷贴，而是一种系统治疗手段，主要包括药物疗法和非药物疗法。药物疗法包括内服法和外治法。内服法根据患者体质、病程、病情轻重及机体阴阳偏盛偏衰的个体差异，辨证选用中草药煎剂或中成药口服，主要调节肺、脾、肾三脏功能，以补肺、健脾、温肾、纳气、益气、活血为治则，维系人体气血阴阳的平衡。外治法包括中药穴位贴敷、中药离子穴位导入、中药穴位注射等。需选用助阳祛邪、温经通络的药物，应用不同的方法，使药物经体表穴位进入体内，穴位多选择肺俞、心俞、脾俞、肾俞、膈俞、大椎等，每次可选2个穴位。中药穴位贴敷法，是将药物加生姜汁调成膏状，使用专用皮肤贴剂，将药物贴敷在相应的体表穴位上；中药离子穴位导入法是将药物浓煎成汁，用专用中频离子导入治疗仪，使药物经体表穴位进入体内；中药穴位注射是用注射器

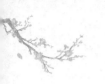

将药物注入体表穴位。非药物疗法主要有针灸、拔罐、理疗等，遵循中医经络学说，协调脏腑，平衡阴阳。针灸疗法取膻中、肺俞、脾俞、肾俞、足三里、丰隆等穴，三伏时节隔日1次，共15次。拔罐疗法取膻中和双侧膏肓、肺俞、脾俞、肾俞等穴，每次拔罐5~10分钟，隔日1次，共15次。推拿疗法使用捏脊手法，从尾椎两旁开始，沿脊柱向上捏至大椎两旁，每次捏脊10遍，每日1次，连续30日。以上方法对哮喘的防治均有一定的效果，可根据个人的体质选用。

（四）冬病夏治的中西医研究

穴位贴敷疗法因方法简便、安全无痛、疗效确切、费用低廉的优势，近年来备受患者青睐，是冬病夏治最常用的中医内病外治疗法。下面对其治疗的机制进行探讨。

中医认为，人生存在自然环境之中，自然界的季节变换、气候变化均对人体的内环境有影响，即"天人相应"。我国处于北半球温带地区，冬季日照时间变短，天气变冷，用阴阳学说的话来说，就是阳气逐渐下降，阴气逐渐上升。这时，随着外界气候的变化，人体内阳气亦下降，而那些阳气不足、体内留有宿痰的患者，体内阳气就更显不足，宿痰乘虚上犯于肺，阻塞呼吸道，会引起咳喘发作或复发。所以咳喘病在冬季增多或症状加重。而到了夏季，日照时间逐渐增加，天气变暖，人体内阳气也逐渐上升，抑制痰邪下伏，咳喘患者的症状就会逐渐减轻或消失，但这时发病根源并未消除。到了三伏天，日照时间更长，天气到了最热的时候，人体内阳气最盛，毛孔也张开，大量排汗泄热。中医认为肺开窍于皮毛，如果这时选用助阳开窍、祛湿化痰的药物，通过穴位贴敷的方法使药物由体表到经络，由经络入脏腑，直接作用到宿痰（病根）潜伏之处，将宿痰祛除，使其或由汗解，或从呼吸道、肠道排出体外，就可达到冬病夏治，根除病源的目的。

人体经络系统内属脏腑，外络肢节，沟通表里，贯穿上下。冬病夏治最常用的治疗方法是穴位贴敷。贴敷疗法不但能治疗局部病变，还可通过药物对腧穴和经络及脏腑的作用，治疗全身疾患。

贴敷疗法既有穴位刺激作用，又通过特定的药物在特定的部位的吸收发挥明显的药理作用，故疗效倍增。

现代医学研究认为，穴位给药的生物利用度明显高于一般给药，因腧穴对药物有敏感性和放大效应。药物对皮肤的刺激使皮肤和患部的血管扩张，促进局部和周身的血液循环，可增强新陈代谢，改善局部组织营养，提高细胞免疫和体液免疫功能，增强机体抗病能力。有研究表明，慢性支气管炎患者在夏季用贴敷疗法，红细胞C3b受体花环率、淋巴细胞绝对值及植物血激素皮肤试验均有不同程度提高，提示贴敷疗法有调节免疫功能的作用。对患者进行体内干扰素（IFN）水平动态变化的观察，结果显示治疗后患者IFN明显提高（$P < 0.01$），一年后追访复查，患者IFN虽有下降，但与正常人相比差异无统计学意义（$P > 0.05$），而治疗前其水平低于正常人组（$P < 0.01$），说明贴敷疗法能有效提高患者体内干扰素水平。在治疗结束12周后观察到患者总T淋巴细胞（CD3）、辅助T淋巴细胞（CD4）明显上升，CD4/CD8值明显改变，说明贴敷疗法对机体免疫功能有明显的调节作用。贴敷疗法同时可直接或间接抑制淋巴细胞等炎症细胞的浸润，还能选择性兴奋T3和TH，并使血清IgE水平下降，从而有效调整了机体的细胞免疫与体液免疫。贴敷疗法可使血中IgA、IgM、IgG及血浆糖皮质醇升高，嗜酸性粒细胞明显减少，说明其能增强机体非特异免疫力，降低过敏性。

贴敷疗法还可刺激皮肤的神经末梢感受器，通过神经系统形成新的反射，从而破坏原有的病理反射联系；药物的刺激在大脑皮质形成一个新的兴奋灶，遗留下痕迹反射，长期的抑制作用改变了下丘脑–垂体–肾上腺皮质轴的功能状态。

从现代透皮制剂给药方式看，敷贴外治法有以下特点：①不经消化系统的破坏和肝脏的分解；②可提供较长、较稳定的药物作用时间；③药物可随时停止进入体内；④皮肤局部吸收，可以使血药浓度稳定；⑤配合选穴给药，其作用是一般贴剂难以达到的。

现代医学研究表明，药物透过皮肤吸收有3个步骤：一是释放，指药物从基质中释放出来扩散到皮肤或贴膜上，起到保护皮肤的作用；二是穿透，指药物透过表皮进入内皮，起到保护皮肤的作用；三是吸收，指药物透入皮肤与黏膜后通过血管进入体循环而产生全身作用。中药穴位贴敷还有调整各系统、组织、器官功能和机体免疫功能的作用。中药穴位贴敷可扩张局部毛细血管，加速血液循环，对血液成分起到调整作用，从而促进炎症消散和吸收。通过药物

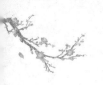

持续刺激穴位，不断作用于经络、脏腑，以疏通经络，调和气血，扶正祛邪，调节脏腑功能，平衡阴阳，达到治疗目的。

（五）冬病夏治的适应证与禁忌证

1.适应证

冬病夏治效果最为理想的是呼吸系统疾病，其适应证主要有慢性支气管炎、支气管哮喘、肺气肿、慢性阻塞性肺疾病、过敏性鼻炎、变异性咳嗽、咽炎、空调综合征等，中医辨证以阳虚为主，或寒热错杂以寒为主。也适用于怕冷、怕风、平素易感冒或冬季反复感冒的虚寒体质的患者。其他如风湿病、冻疮、小儿脾虚泄泻等穴位贴敷亦有较好疗效。

2.禁忌证

需要注意的是，支气管扩张、活动性肺结核咯血患者、孕妇禁用；糖尿病患者血糖控制不佳者、瘢痕体质者、皮肤过敏者要慎用。

（六）冬病夏治治疗时间与注意事项

1.治疗时间

春夏养阳，三伏最佳。通常在入伏到出伏这段时间进行，但提前或推后几天对效果影响不大，可以一直做到处暑。有人只在三伏天做或只做每一伏的头一天，这实际上是一种浪费，错过了大好的治疗时机。一般连续3年可以得到满意疗效。患者可以根据自己的情况选择就诊时间，可以每天做，也可以隔天做。8次为一疗程。

2.注意事项

首先要注意贴敷时间，成人一般不超过6小时，少儿及敏感者应酌减。如果患者属敏感体质，或既往用药曾出现起泡等反应，应缩短贴药时间至2小时左右（成人）；或在有感觉后及时取下药物。药物贴敷后，一些患者会出现麻木、温、热、痒、针刺、疼痛等感觉，也有部分患者无明显感觉，这些均属于药物吸收的正常反应。如果感觉特别剧烈，达到难以忍受的程度，可及时取下药物，用清水冲洗局部。切勿搓、抓、挠，也不要用洗浴用品或其他止痒药品，防止对局部皮肤的进一步刺激。贴敷药物期间，应减少运动，避免出汗，尽量避免电扇、空调直吹，可用暖水袋加温10分钟，以利于药物吸收。注意防止药膏污损衣物；应尽量避免食用寒凉、过咸等可能减弱药效的食物；应尽量避免烟酒、海鲜及辛辣、牛羊肉等食物，以免出现发泡现象。要特别强调的是，不要进食冷饮，不要贪凉，因为过食寒凉会伤耗人体的阳气，于病不利。如背部有红、肿、刺、痒等症状，或背部贴药处出现针尖至小米大小的水疱，属药物贴敷后的正常反应，患者仅需保持背部干燥即可；如果水疱较大或有少量渗出，可用消毒过的针刺破水疱，用消毒棉球吸干水疱中的渗出液，再用紫药水涂抹局部；如果渗出液体较多，可用2‰的黄连素溶液冷敷患处，待渗出减少后再用紫药水涂抹局部。

（七）赵师冬病夏治的特色

赵师开展冬病夏治已有十几年的历史，在十堰地区开展最早、规模最大，影响也最深远。多年来赵师积累了丰富的诊疗经验，治疗病种进一步扩充。下面对赵师常用的冬病夏治贴敷处方做简单介绍。

1.冬病夏治1号

药物组成：生草乌21g，生川乌21g，生南星21g，细辛12g，白芷12g，延胡索12g，冰片1g。

功能：祛风散寒，化湿散结，壮腰健肾，扶正祛邪。

适应证：风湿，类风湿关节炎，坐骨神经痛，肩周炎，痛经，乳腺增生，胸痹，冻疮。

2.冬病夏治2号

药物组成：白芥子21g，延胡索21g，细辛12g，甘遂12g，苏子12g，肉桂6g，冰片0.5g。

功能：调节免疫功能，补肾纳气，降气平喘。

适应证：体虚感冒，咽炎，扁桃体炎，慢性支气管炎，支气管扩张，肺气肿，肺源性心脏病，咳嗽，哮喘，过敏性鼻炎，肾虚喘促，免疫功能低下。

3.冬病夏治3号

药物组成：黄芪30g，五倍子12g，吴茱萸12g，蝉蜕12g，益智仁12g，桑螵蛸12g，木香3g，冰片0.5g。

功能：疏通五脏气血，激发脏腑功能，健脾促消化，除水湿，扶正祛邪。

适应证：小儿泄泻，小儿遗尿，小儿疳积，小儿夜啼，发热，形体消瘦，头发稀疏，枯黄，易发脾气，烦躁易怒，吮指，磨牙，食异物等。

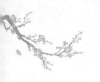

4.冬病夏治4号

药物组成：黄芪24g，当归12g，桃仁9g，红花9g，赤芍9g，地龙9g，黄精9g，干地黄18g。

功能：健脾补肾，强腰壮阳，通经络，养髓海。

适应证：肾精亏虚，脑髓失养；或中风后遗症，慢性肾衰，遗精，阳痿，腰膝酸软等。

（八）冬病夏治穴位贴敷疗法治疗小儿咳喘3200例临床观察

咳喘是儿科常见病、多发病，中医学将其分为外感和内伤两大类，相当于西医的上呼吸道感染、急、慢性支气管炎及支气管哮喘等病。赵师近年来采用冬病夏治穴位贴敷疗法治疗小儿咳喘3200例，疗效满意，现总结如下。

1.一般资料

3200例均为门诊患儿，男性1747例，女性1453例；年龄最小的2岁半，最大的14岁；病程最短的5个月，最长的9年；西医诊断慢性支气管炎1893例，支气管哮喘1307例；中医辨证外感咳嗽1425例，内伤咳嗽192例，喘证1583例。

2.治疗方法

药物：白芥子21g，延胡索21g，细辛12g，甘遂12g，苏子12g，肉桂6g，冰片0.5g。上述7种药共研细末，将生姜浸泡后切碎挤出姜汁装瓶备用。

取穴：肺俞、膈俞、天突、膻中、定喘。每次取2个穴位，一般前后各取一穴。

操作方法：患者取正坐位，暴露背部，以干净毛巾擦净，将上药细末适量用生姜汁调成稠糊状，摊于特制的敷贴上，然后贴于所选穴位上固定。贴敷4～6小时，个别患者热甚、痒甚，可提前取下。在每年的三伏天治疗，3～5天1次，连贴6～8次，连续贴3年为1个疗程。

注意事项：如敷贴部位有红、肿、刺、痒等症状，或出现针尖至小米大小的水疱，属药物贴敷后的正常反应，患者仅需保持背部干燥即可；如果水疱较大或有少量渗出，可用消毒过的针刺破水疱，用消毒棉球吸干水疱中的渗出液，再用紫药水涂抹局部；如果渗出液体较多，可使用2‰的黄连素溶液冷敷患处，待渗出减少后再用紫药水涂抹局部。贴敷药物期间，应减少运动，避免出汗，尽量避免电扇、空调直吹，可用暖水袋加温10分钟，以利于药物吸收；应尽量避免食用寒凉、过咸等可能减弱药效的食物。要特别强调的是，不要进食冷饮，不要贪凉，因为过食寒凉会伤耗人体的阳气，于病不利。

3.治疗结果

疗效标准：依据《中医病证诊断疗效标准》。咳喘症状、肺部体征消失为治愈；咳喘症状、肺部体征减轻为显效；咳喘症状或肺部体征无改变者为无效。3200例患儿中，治愈2349例，占73.4%；显效668例，占20.9%；无效183例，占5.7%，总有效率94.3%。

4.典型病例

李某，男，7岁，2006年8月2日就诊。其母代诉：患哮喘3年，冬季加重。患儿自4岁起即有哮喘病，曾服用多种中、西药治疗，效果不佳，平时易感冒，经病友介绍到赵师门诊求治。取肺俞与天突或膈俞与膻中，每次贴1组穴位，轮换贴敷，每3天1次，共贴6次。到了冬天，患儿咳喘发作次数明显减少，且症状也减轻。连贴3年，患儿病愈。

5.体会

冬病夏治是中医学独具特色的治疗方法，其中最常用的治疗方法即为穴位贴敷，因其方法简便、安全无痛、疗效确切、费用低廉的优势，近年来备受患者青睐。上案患者为阳虚体质，每因外感风寒而诱发，方中白芥子、细辛、苏子、生姜均辛温有温肺化饮、散寒止咳之功；延胡索有解痉平喘的作用；甘遂性虽苦寒，但长于泻水逐饮；肉桂味辛性热，功能温肾纳气平喘；反佐以少许冰片则贴敷过程中不易起泡，且能增加药物的渗透作用，再根据腧穴主治的特点，选定肺俞、膈俞、天突、膻中、定喘等穴。肺俞为足太阳膀胱经穴位，属于肺经的背俞穴，是治疗呼吸系统疾病的重要穴位；天突、膻中长于治疗咳嗽、气喘；定喘穴属经外奇穴，对肺脏有相对的特异性。诸穴相配，能达到良好的宣肺散寒、降气平喘的作用。夏季自然界阳气旺盛，人体经脉气血运行充盈，毛孔张开，有利于药物的吸收，此时治疗某些寒性的疾病，可最大限度地以阳克阴，达到标本兼治的效果。研究认为，经过穴位贴敷后，患者血清IL-5和ECP含量明显降低，证明穴位贴敷可以明显缓解气道变应性炎症，调节机体免疫功能，起到扶正祛邪作用。

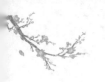
第三节 外用效法黑膏药

（一）黑膏药的历史源流

黑膏药是先民们在生产力相当落后、化学知识相当贫乏的情况下，利用化学合成法发明的可直接粘贴于皮肤，并通过皮肤吸收有效成分以取得治疗效果的药物剂型。黑膏药制作简单，疗效确切，便于携带，易于保存，已被应用1000余年。黑膏药制备的记载首见于约成书于315年的葛洪所著的《肘后备急方》，该书卷八中记有成膏方："成膏，清麻油十三两（菜油亦得），黄丹七两。二物铁铛文火煎，粗湿柳木篦搅不停，至色黑，加武火，仍以扇扇之，搅不停，烟断绝尽，看渐稠，膏成。煎须净处，勿令鸡犬见，齿疮贴，痔疮服之。"唐代孙思邈的《备急千金要方》中亦有关于黑膏药的记载，如书中的乌麻膏方："生乌麻油一斤，黄丹四两，蜡四分（皆大两大升），上三味，以腊日前一日从午，纳油铜器中，微火煎之，至明旦看油减一分，下黄丹消尽，下蜡令沫消，药成，至午时下之。"从药物组成上看，其比《肘后备急方》多了一味蜡。到了宋代，中药制剂已初具规模，中药成方制剂也得到了大力发展，黑膏药作为一种剂型得到了广泛应用，比较有名的如云母膏、琥珀膏、万金膏，其制备工艺也已基本成熟，如油炸火候："大多视白芷焦黄滤出""炼油火候""滴水成珠"。清代的外治专家吴尚先继承前人的经验，大力发展了黑膏药，他一生中应用黑膏药治愈患者万余人，并穷毕生精力总结个人经验，撰写了中医外治法的专著《理瀹骈文》，使外治法发展成为专门学科。在《理瀹骈文》中，他阐述了有关药物内病外治的认识和理论，如："外治之理即内治之理，外治之药亦即内治之药，所异者法耳。医理药性无二，而法则变化神奇变幻。"尽管黑膏药也存在着不足之处，但其制剂至今仍在一些医院和民间应用。目前，黑膏药已广泛应用于内、外、妇、儿各科，并取得了瞩目的成就。

（二）黑膏药的特点

1.疗效显著，收效迅速

黑膏药贴于局部，组织内的药物浓度显著高于血液浓度，故药效发挥充分。局部疗效明显优于内治法，而且药效发挥迅速，尤其适用于不便服药的患者。内服药需经胃肠吸收，肝脏代谢，进入心脏，随血液运行全身，当药效到达患处，因其远离脏腑，所保留的不足10%，因此疗效甚微。而膏药直接贴于患处，通过透皮吸收，持续发挥药效，故疗效显著。

2.适应证广，给药简便

黑膏药对内、外、妇、儿、五官科等疾病都有较好的疗效，只要熟悉黑膏药的功效、适应证，便可将其用于治疗各种疾病。

3.使用安全，无毒副作用

黑膏药外贴是对患部和邻近部位、穴位施药的一种方法，在局部形成较高药物浓度，而血中药物浓度甚微，可避免药物对肝脏及其他器官的毒副作用，因此安全可靠。

4.使用方便，易于推广

黑膏药使用时只要微火加温即可贴于患部，达到治疗疾病的目的。患者无需住院，易于推广。

（三）黑膏药的作用机制

膏药包括两部分。膏的部分比较简单，成分比较固定；药的部分比较复杂，往往因病、因人、因地、因时而选药。膏的配制主要用麻油和铅丹两种原料，二者在临床上均具有一定的医疗作用。麻油煎膏具有生肌、长肉、止痛、消痈肿、补皮裂等功效，同时还具有滋润皮肤、使丹药不干、解毒、杀虫、保持药效持久的良好作用。黄丹又名铅丹、红丹，系由铅氧化制成，其能杀虫，解热，拔毒，去瘀，长肉，生肌。黄丹和麻油合用制成膏，具有防腐、防燥、保持和固定药效的作用，且便于贴用，能刺激皮肤毛细血管扩张吸收药物，并能使皮肤保持湿润。

十二经脉内属于脏腑，外络于肢节。膏药外贴对皮肤局部病变有治疗作用；对内脏器官的病变，气味自经脉进入脏腑发挥作用。

膏药通过皮肤感觉神经将刺激信息传入大脑皮层和脏器中枢；又通过信息反馈，对有病变的脏器起到治疗作用。

膏药有效成分通过皮肤吸收进入皮下，再进入淋巴器官、毛细血管，之后进入动、静脉，到达各有关疾病脏器，直接起治疗作用。

（四）黑膏药的制备工艺

1.准备工作

（1）器具准备：火炉1个，铁锅2个，搅拌棍1条，过滤器1具，消毒纱布数块，铁勺、铁铲各1把，细铁筛子和铁漏勺1个（捞药渣和过滤药油用），盛药的细瓷盆1个，水缸1个。

（2）药品准备：①植物油：香油最好，或用花生油、大豆油和菜籽油，古法中也常有加桐油者。膏药的质量好坏与油有直接的关系。含有高分子脂肪酸的油熬成的膏药呈红色，表面易干裂，故采用含有低分子脂肪酸的油，如香油、花生油等。这样的油沸点较低，不易破坏药物的有效成分，同时可缩短下丹的时间，加热和下丹时泡沫较少，便于观察锅内的变化，并可避免发生意外。②黄丹：又名东丹、漳丹、红丹、铅丹，也叫广丹，其化学成分主要是Pb_3O_4，以红色者为最好。如果黄丹质量较差，熬膏药会很费时间，且不易熬成，熬成的膏药呈灰白色且无光泽。因此，要事先做好鉴定工作，以保证熬膏的顺利进行。③中药粉细烘干，过120目筛。④中药粗料切片段或适当粉碎后备用。

2.传统黑膏药制作方法

第1步：用油煎取药物的有效成分。把香油倒入锅内，文火加热，油温达40℃～80℃时，将中药粗料下入锅内炸料。根据煎透的难易，先下根、茎、骨、肉、坚果之类，次下枝、梗、种子类，最后下花、叶、果皮、细小种子类。药物各有不同的耐热力，如同时下锅炸取，会使脆软薄片、细小种子枯焦而变性；坚硬成分的未透，不能很好地发挥药物应有的效能，影响膏药的质量，降低疗效。另外有些树脂类药物，如松香、乳香、没药等，在高温下易燃烧，所以常在膏药将成时熄火，等油微凉时才下锅，以免发生意外。特别应注意的是，一些香窜药物及珍贵细料，如麝香、冰片、藏红花不能同油共熬，必须碾成细粉在膏成后摊贴时掺入膏药内，或在膏成冷后掺入揉匀备用。炸料时需不断翻搅，如有药物漂浮在油面上，需用漏勺压沉，数分钟后将诸药翻搅一次再压沉，如此反复数次，即所谓"三上三下"，使药物受热均匀，煎透，以更好地提取药物的有效成分。当油温达200℃～250℃时，药表面呈深褐色，内部焦黄色，未炭化时即用漏勺将药渣捞出，将药继续煎制约10分钟，以促使香油和药物产生的氧化物蒸发，使药油内的杂质减少到最低限度，以提高膏药的质量。

第2步：炼油。炼油是熬制膏药的关键，它是取药油继续煎制320℃左右。把煎好的药油离火后，稍凉倒入细盆内令其沉淀，用纱布过滤，是保证膏药质量的一个关键。熬油适中决定膏药的质量，如油熬不到火候则膏药嫩，贴于皮肤时容易移动，而且黏力强，又不宜剥离。熬制过老的膏药质硬黏着力小，贴于皮肤时容易脱落，所以过老或过嫩都会影响疗效。

判断膏药是否快要熬成，可参考以下3个标准。

（1）观察油花。一般情况下，开始沸腾时，油花多在锅壁附近，后向锅中央集聚，以油花在锅中央时为准。

（2）观察油烟。炼油时油烟开始为青色，随温度增高逐渐转成黑浓烟，进而为白色浓烟，以观察到白色浓烟为准。

（3）取少量药油滴于水中，以油滴散开又聚集成珠不散，色黑亮为准。如油滴散开，膏色呈灰色，说明油未熬好，即太嫩，需再熬再试。油将熬成时再用武火炼油3～5分钟。因武火能加速油与黄丹的化学反应过程，缩短下丹的时间，此时油温一般在300℃～360℃，要立即将锅离火。炼油时要精心操作并要不停搅动，以免油在高温时燃烧。如果锅内着火，立即用铁锅盖将火扑灭。

第3步：下丹成膏。将炼好的药油离火稍凉，在不低于250℃时加入黄丹。下丹时将锅离火，将炒好的黄丹置于细筛内，均匀撒在油中，同时用木棍顺一个方向不停搅动，使丹与药油充分混合，以防丹浮油面或结粒沉于锅底。下丹时间：需5～10分钟。下丹标准：春秋季210g丹药∶500g油；夏季240g丹药∶500g油；冬季180g丹药∶500g油。下丹后，丹与油在高温下迅速发生化学变化，油丹沸腾而泡沫上升，同时放出具有刺激性气味的浓烟，此时要加速搅动或酌情喷洒少许冷水，使油沫自落，烟与热尽可能飞散，以防燃烧使膏药变质。当油烟由青色变成白色，并有膏药的香味散出时，表示膏药已成。此时要做老嫩试验。熬成后，以少量冷水撒入膏药中激之，并搅动3～5分钟除去青烟。

检查膏药老嫩是否适中的方法如下。

（1）滴水成珠：将膏油滴入水中成珠不散，膏色黑亮，即表示膏药火候适

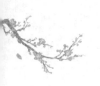

中；灰色表示未成，需再熬。

（2）取少量的膏油滴入冷水中，待稍冷取出用手扯之，如软而粘手，拉丝，柔软无力，则太嫩，应再熬再试；如扯之丝粗细不匀，或脆断，像豆腐渣，则表示已过火，可酌加"嫩油"再熬再试。千万不可加入生油，否则会使膏药的黏性减弱，不堪使用。如用手扯成细丝并有韧性，不粘手而有力，色黑润有光泽，表示已成。

第4步：去火毒。火毒是油和黄丹在反应过程中生成的具有毒性或强烈刺激作用的铅化合物。这种化合物可能溶于水，可浸泡将其除去。如直接应用，往往会对皮肤局部产生刺激，轻者会出现红斑、瘙痒，重者会发泡溃疡。步骤：待药膏稍冷却后，慢慢以细流倒入预先盛有大量冷水的缸中，同时用木棍搅拌，使膏药在水中成带状，等膏药冷却凝结时，制成块状，浸泡3~7天，每天更换新水数次。

第5步：摊贴。

摊贴前：先将已去火毒的药膏置于锅内，微火加热使融化，并使水汽去尽，当温度降至70℃~80℃时，将树脂类及其他细粉药加入搅匀；膏药温度在40℃左右时，再加香窜药及珍贵细料搅匀成膏。

摊涂：左手持膏药布，右手用小木棍挑起一定量的膏药，置于膏药布的中央进行摊涂，摊涂时左手持膏药布，至顺时针方向转动，而膏药则是逆时针方向摊涂，这样可以摊成圆形。

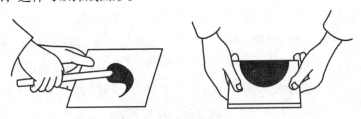

膏药的摊涂和折合

（五）黑膏药的使用方法和贴敷部位

1.使用方法

贴药前先将患部用温水洗净，然后根据患处大小选择适当型号的膏药。揭去膏药薄膜，用微火加热软化，贴于患部。夏季3天换药1次，冬季7天换药1次，特殊疾病根据需要决定贴药部位及时间。

2.常贴部位

一般来说,病在外者贴敷局部,病在内者贴敷要穴。古代医学家认为,清上焦,贴心口(膻中穴)、肺俞、劳宫、内关;清中焦,贴神阙;清下焦,贴涌泉、劳宫;温上焦,贴丹田、关元;补五脏,各取其背俞穴;泻六腑,亦可取其背俞;欲壮阳者,贴关元、气海。正如吴师机云:"其脏腑病,则视其病在,上贴心口,中贴脐眼,下贴心俞与心口对,命门与脐眼对,足心与丹田对","若病在经,循其经而取之"。

(六)注意事项

(1)孕妇慎贴于腹部和腰骶部,禁用芳香走窜类药物外贴。

(2)小儿皮肤娇嫩,不宜使用刺激性过强的药物,敷贴时间也不宜过长。

(3)膏药过敏者(如出现皮疹、瘙痒等)应停止使用。

(4)膏药贴前需加热烘软,但要注意温度,防止烫伤。

(5)按规定的时间更换膏药,外用药物勿内服。

(七)黑膏药治疗疾病的优越性

(1)治上不犯下,治下不犯上,治中则上下无犯,中病即止,治无贻患。

(2)贴敷膏药治病不经过脾胃,故不致伤害脾胃而影响水谷精微之输布,虽有攻伐,但不直接连及脏腑,作用缓慢,因此可避免五脏气血损伤及由此产生阴阳偏盛病变,因而对气机无害。

(3)衰老幼弱及不能纳药者尤为适宜。有时病气与药气相格拒,药入于胃即吐,不能纳药,医者为之束手,而贴膏药不经脾胃,直达病所,则无此虑。更有体弱、衰老、幼弱者不能服药,贴膏药力甚轻、作用徐缓、无副作用,尤非此法不可。

(4)贴膏药治病简单易行,甚是方便,药简价廉。用之得法,其效立现。

(八)常用黑膏药验方简介

1.儿宝膏

【处方】肉桂30g,吴茱萸30g,乌药30g,益智仁30g,木香20g,小茴香30g,白豆蔻30g,鸡内金30g,黄芪50g,当归30g,防风30g,太子参40g,白术30g,茯苓30g,甘草20g,柿子叶20g,陈皮20g,附片30g,山茱萸30g,淫羊藿30g,山药30g,香油1000g,黄丹500g。

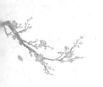

【功效】温阳健脾，益气强身。

【主治】小儿消化不良引起的消瘦，免疫力低下，反复感冒，腹泻，遗尿，流涎等。

2.消核膏

【处方】浙贝母60g，生牡蛎50g，炮山甲20g，延胡索50g，当归30g，赤芍50g，红花30g，丹参60g，三棱30g，莪术30g，鹿角30g，冰片30g，柴胡40g，香附40g，郁金40g，青皮30g，王不留行60g，海藻60g，昆布60g，夏枯草60g，瓜蒌60g，地丁60g，生乳香50g，生白芥子60g，山慈菇30g，路路通30g，三七30g，僵蚕30g，土鳖虫30g，猫爪草50g，丝瓜络30g，香油1500g，黄丹750g。

【功效】疏肝理气，活血化瘀，软坚散结。

【主治】乳腺增生症、卵巢囊肿及瘰疬痰核等。

3.定喘膏

【处方】白芥子60g，苏子50g，莱菔子30g，生半夏50g，生南星50g，细辛40g，葶苈子40g，肉桂15g，麻黄50g，杏仁50g，前胡50g，白前50g，地龙60g，五味子30g，桔梗50g，百部50g，紫菀50g，款冬花50g，冰片20g，香油1000g，黄丹500g。

【功效】宣肺止咳，化痰平喘。

【主治】咳嗽，哮喘，慢性支气管炎，肺气肿等。

4.活血定痛膏

【处方】生川乌60g，生草乌60g，生半夏60g，土鳖虫60g，三七30g，山栀子60g，骨碎补60g，丁香30g，白胡椒30g，细辛45g，丹参45g，生乳香45g，生没药45g，血竭30g，儿茶30g，冰片30g，续断60g，红花45g，当归45g，杜仲60g，香油2000g，黄丹750g。

【功效】活血化瘀，消肿止痛，续筋接骨。

【主治】扭伤，挫伤，骨折及各种瘀血肿痛。

5.追风定痛膏

【处方】生马钱子100g，生川乌50g，生草乌50g，香附30g，细辛30g，丁香30g，附子30g，白芥子30g，延胡索45g，三七30g，威灵仙50g，川芎

50g，赤芍50g，当归30g，葛根30g，苍术30g，防风30g，防己30g，羌活40g，独活40g，秦艽50g，徐长卿50g，骨碎补50g，狗脊50g，鸡血藤60g，络石藤30g，续断50g，川牛膝50g，全蝎30g，炮山甲30g，生乳香45g，生没药45g，冰片30g，木瓜30g，香油4000g，黄丹2000g。

【功效】补肝肾，强筋骨，祛风除湿，活血散寒，通络止痛。

【主治】腰椎间盘突出症，腰椎椎管狭窄症，腰椎骨质增生症及各种原因引起的颈、肩、腰、腿痛。

第四节　养身功法八段锦

八段锦起源于北宋。古人以"锦"名之，意为五颜六色，美而华贵！体现其动作舒展优美，认为其"祛病健身，效果极好，编排精致，动作完美"。此功法分为8段，每段1个动作，故名为"八段锦"。

一、预备势

1.呼吸方法及动作要领

并步站立，重心移至右腿，左脚向左提起（吸），下落成开立步（呼）；两臂内旋，两掌分别向斜下两侧摆起，掌心向后（吸），两腿微屈，同时两臂外旋向前合抱于腹前（呼）。要求全身放松，平心静气，顺项提顶，沉肩垂肘，意守丹田。

2.说明

预备势可以采用自然呼吸方法，形成预备势静立桩时再做一到两次循环性呼吸，这样有利于调节身体松静和气血的运行，为两手托天里三焦动作做好身心准备。

二、两手托天理三焦

1.动作要领

双手自体侧缓缓举至头顶，转掌心向上，用力向上托举，足跟亦随双手的托举而起落。托举6次后，双手转掌心朝下，沿体前缓缓按至小腹，还原。

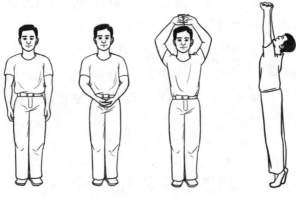

两手托天理三焦

2.呼吸方法

两手上托经胸前内旋向上托起至两手心朝上（吸），两臂继续上托，肘关节伸直，舒胸展体（闭气）略有停顿；身体重心缓缓下降，双手分开，两臂分别向身体两侧下落捧于腹前（呼）。

3.说明

两手托天理三焦每个完整动作（上托、撑臂、下落）做一个呼吸循环。吸气时腹肌收缩，凹腹隆胸，用意念将丹田之气提至膻中；呼气时腹肌舒张，凸腹陷胸，用意念将膻中之气沉入丹田。这样往返推动内气的升降鼓荡，可以按摩胸腹两腔脏器，增加内气。其实不论是腹式呼吸还是逆呼吸，都是气体在肺脏运动推动横膈肌上下运动。闭气的目的是使引入中、上丹田的气血更加充润，通过呼气使全身气血调和顺畅。

4.作用

通三焦经、心包经，促进全身气血循环，改善各种慢性病症状。

三、左右开弓似射雕

1.动作要领

双手虚握于两髋之外侧，随后自胸前向上划弧提于与乳平高处。右手向右拉至与右乳平高，与乳距约两拳许，意如拉紧弓弦，开弓如满月；左手捏箭诀，向左侧伸出，顺热转头向左，视线通过左手食指凝视远方，意如弓箭在手，等机而射。稍作停顿后，随即将身体上起，顺势将两手向下划弧收回胸前，并同时收回左腿，还原成自然站立。此为左式，右式反之。左右调换练习6次。

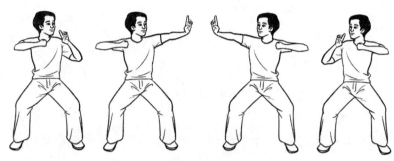

左右开弓似射雕

2.呼吸方法

以下左开弓为例，两掌向上交叉于胸前（吸），两手开弓（呼）。同时右掌向上向右向下划弧（吸），同时两掌分别由两侧下落捧于腹前（呼）。右开弓的呼吸方法同左开弓。

3.说明

动作为两个呼吸循环，其中搭腕与马步开弓为大呼吸，并步与上肢划弧为小呼吸。小呼吸动作较小，呼吸深度较浅，呼吸节奏稍快。本节呼吸以上肢动作为主。

4.作用

疏通肺经，同时治疗腰腿、手臂、头眼部等疾病。

四、调理脾胃须单举

1.动作要领

以左手按动为例，左手缓缓自体侧上举至头，翻转掌心向上，并向左外方用力举托，同时右手下按附应。举按数次后，左手沿体前缓缓下落，还原至体侧。右手举按动作同左手，方向相反。

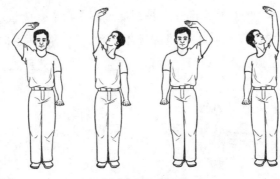

调理脾胃须单举

2.呼吸方法

两腿徐缓挺膝伸直，左掌上托至头上，掌心朝上；同时右臂内旋，掌心朝下（吸）。左上撑，右下按，力达两掌根，舒胸展体，拔长左腰体（暂时闭气）；松腰沉髋，身体重心缓慢下落；左臂屈肘外旋左掌经面前落于腹前（呼）。右单举呼吸方法同左单举。

3.说明

调理脾胃须单举，左右两式各为一个呼吸循环，中间加插一个闭气。

4.作用

调和脾胃两经的阴阳，增强人体正气，主治脾胃不和之证。

五、五劳七伤往后瞧

1.动作要领

头部微微向左转动，两眼目视左后方，稍停顿后，缓缓转正，再缓缓转向右侧，目视右后方稍停顿，转正。如此6次。

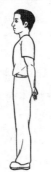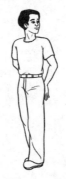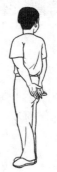

五劳七伤往后瞧

2.呼吸方法

以左后瞧为例，两臂充分外旋，掌心向外旋，头向左后转（吸）；两膝关节微屈，两臂内旋按于髋旁（呼）。右后瞧呼吸方法同左后瞧。

3.说明

五劳七伤往后瞧，左右两式各为一个呼吸循环。呼吸时，通过两臂的伸展外旋与内旋，带动肋间肌收缩而上提肋骨，使胸腔的上下、左右、前后经扩大与缩小，以增加肺活量。

4.作用

疏通带、冲二脉及胆经，治疗劳损引起的颈椎和腰椎疾病。

六、摇头摆尾去心火

1.动作要领

双手反按在膝盖上，双肘外撑。以腰为轴，头脊要正，将躯干划弧摇转至左前方，左臂弯曲，右臂绷直，肘臂外撑，臀部向右下方撑劲，目视右足；稍停顿后，随即向相反方向，划弧摇至右前方。反复6次。

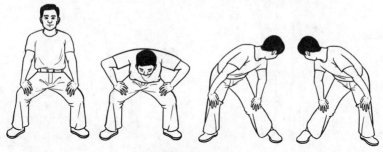

摇头摆尾去心火

2.呼吸方法

（1）过渡式，身体重心左移，同时两掌上托至头上方（吸），两臂向两侧下落两掌，附于膝关节上方（呼）。

（2）身体重心稍升起（吸），身体躯干向右倾，随之俯身（闭气）；上体由右向前向左旋转（呼）；头向后旋摇（吸），左摇头摆尾没有过渡式，呼吸方法同右式。

3.说明

左右两式各为两个呼吸循环。

4.作用

通心包经、心经、小肠经，治疗心火旺所致的气血两虚、头昏目眩和脚步不稳，增强腰力、腿力和眼力。

七、两手攀足固肾腰

1.动作要领

两臂平举自体侧缓缓抬起至头顶上方转掌心朝上，向上作托举劲。稍停顿，两腿绷直，以腰为轴，身体前俯，双手顺势攀足，稍作停顿，将身体缓缓直起，双手顺势起于头顶之上，两臂伸直，掌心向前，再自身体两侧缓缓下落于体侧。

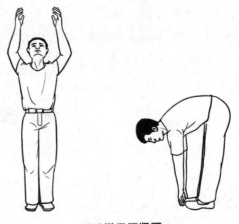

两手攀足固肾腰

2.呼吸方法

（1）过渡式，两手经侧上举（吸）；两臂屈肘，两掌下按胸前落于体侧（呼）。

（2）两臂上举（吸）；两臂屈肘，两掌下按经胸前（呼）；两掌心旋向上，掌指顺腋下向后插沿脊柱两侧向下摩运至臀部（吸）；上体前俯，两掌沿两腿后向下摩运经脚两侧置于脚面（呼）。

3.说明

每做一组两手攀足固肾腰动作需要两个呼吸循环。

4.作用

通肾经和膀胱经，强筋骨、固腰肾，治疗腰酸背痛，手脚麻木、腰膝酸软等症状。

八、攒拳怒目增气力

1.动作要领

双手握拳，拳眼向下。顺势头稍向左转，两眼通过左拳凝视远方，右拳同时后拉。与左拳出击形成一种"争力"。随后，收回左拳，击出右拳，要领同前。反复6次。

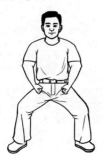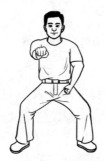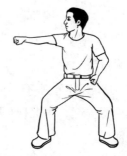

攒拳怒目增气力

2.呼吸方法

以左攒拳为例，两手抱拳于腰间（呼），身体重心微微提起（吸），左拳徐缓用力向前冲出（呼），左拳变掌外缠绕（吸），左掌变拳屈肘回收至腰间（呼）。右攒拳的呼吸方法同左攒拳。

3.说明

每一次攒拳旋腕动作需要两个呼吸循环。

4.作用

疏通肝经、胆经，治疗气血两虚、头昏目眩、头重脚轻，增强臂力、腰力、腿力和眼力。

九、背后七颠百病消

1.动作要领

两臂内旋，向两侧摆起；两臂屈肘，两掌相叠置于丹田处。两臂自然下落还原时则体态安详，周身放松，呼吸自然。

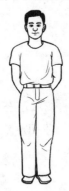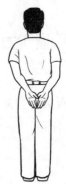

背后七颠百病消

2.呼吸方法

接上动，身体重心右移左脚并步（吸）；并步直立两拳变掌收于体侧（呼）；两脚跟提起，头上顶（吸）；两脚跟下落震动地面（呼）。

3.说明

收势动作在时间上可以稍微延长，增加两次呼吸循，后采用自然呼吸，每一次提踵与下震需要一次呼吸循环。

4.作用

利用颠使得脊柱得以轻微的伸展和抖动，祛邪扶正，接通任督二脉，贯通气血，消除百病。

十、收势

1.呼吸方法及动作要领

两臂内旋，向两侧摆起（吸）；两臂屈肘，两掌相叠置于丹田处（呼）。两臂自然下落还原时则体态安详，周身放松，呼吸自然。收势动作在时间上可以稍微延长，增加两次呼吸循，后采用自然呼吸。

2.适宜人群

（1）工作忙碌者：八段锦简单易学，没有时间、地点与年龄的限制，随时随地皆可锻炼。

（2）亚健康人群：有疏通血脉、健脾、益肺与去心火的作用，能够防病、抗老、调整免疫力。

（3）肥胖人群：促进循环系统的气血流通，预防心血管硬化，降低冠状动脉疾病(如心绞痛、心肌梗死)的发生率。

（4）胃功能不全者：练习时要求舌抵上颚，以加强唾液的分泌，唾液中的碳酸氢钠和黏液蛋白可中和胃酸，黏液蛋白也能附着于胃黏膜，形成保护膜，可治疗胃酸过多的疾病，增进食欲，帮助消化。

（5）肺功能不全者：八段锦采用的呼吸方法是"呼、停、吸"与"吸、停、呼"的内养功呼吸法，可增加肺的换气功能，有利于氧气和二氧化碳的交换。"起吸落呼，合吸开呼"，可增加胸廓的活动度，并按摩内脏，使呼吸道通畅，改善支气管痉挛、肺气肿等病症。

（6）内分泌功能紊乱者：八段锦可调节中枢神经，又能改善血液循环，因此对内分泌系统有双向调节良好的功用。包括使肾上腺素与副甲肾上腺素代谢水平下降、消化酶分泌增加、血中胆固醇浓度下降等。

（7）情绪紧张者：八段锦除了锻炼肌肉、关节外还可使全身的肌肉、骨骼放松，还有助于中枢神经系统特别是交感神经系统紧张性的下降，因而可以使内在情绪得到改善。

3.注意事项

（1）饭后1小时进行锻炼为佳。

（2）刚练完八段锦不要立即吃饭，否则易导致胃肠功能紊乱、呕吐、消化不良等情况。休息0.5～1小时后吃饭为好。

（3）练八段锦要不要过度用力，保持动作协调、到位。

（4）练习八段锦要注意应用正确呼吸吐纳方法。

（5）不明病因的急性脊柱损伤者忌练。患有脊髓症状者忌练。严重心、脑、肺疾病患者忌练。病症较轻的人群可以在咨询医生后练习八段锦。过于体虚者忌练。